KB265356

살림의
밥상

살림의 밥상

초판 1쇄 펴낸날 2010년 9월 15일

지은이 | 김선미
펴낸이 | 이건복
펴낸곳 | 도서출판동녘

전무 | 정락윤
편집 | 이상희 박재영 김옥현 구형민 이정미 김영아 이다희 윤현아
책임편집 | 이다희 박재영
미술 | 김은영
영업 | 이상현
관리 | 서숙희 장하나

인쇄·제본 | 영신사
라미네이팅 | 북웨어
종이 | 한서지업사

등록 | 제 311-1980-01호 1980년 3월 25일
주소 | (413-756) 경기도 파주시 교하읍 문발리 파주출판도시 532-5
전화 | 영업 (031)955-3000 편집 (031)955-3005
전송 | (031)955-3009
블로그 | www.dongnyok.com
전자우편 | editor@dongnyok.com

ISBN 978-89-7297-629-5 03800

* 잘못 만들어진 책은 바꿔 드립니다.
* 책값은 뒤표지에 쓰여 있습니다.
* 이 도서의 국립중앙도서관 출판시도서목록(CIP)은 e-CIP 홈페이지(http://www.nl.go.kr/ecip)에서 이용하
  실 수 있습니다. (CIP제어번호: CIP2010003309)

생명을 구하고 지구를 살리는

살림의 밥상

김선미 지음

동녘

올 정월, 처음으로 장을 담갔다. 세상에 태어나 마흔하고 두 번째 해였다. 시어머님이 여든다섯 번째 봄을 끝내 맞지 못하고 떠나신 해이기도 했다. 설을 쇠고 시골집 안방 처마 아래 대숲에서 불어오는 바람을 맞으며 짱짱하게 말라 있는 메주 일곱 덩이를 유품으로 안고 올라왔다. 어머님이 계시던 방 안에서 함께 잠을 자던 메주의 곰팡이 꽃은 당신의 핏줄기와 폐 속을 통과한 숨결로부터 태어났을 것이다. 진달래가 한창일 무렵 된장을 건져내고 간장을 달였다. 볕이 좋은 날 항아리 뚜껑을 열어놓으면 베란다에서 구수한 간장 냄새가 집 안으로 흘러들어온다. '눈물이 왜 짠지' 고개가 끄덕여지는 향기다.

지난해 가을 서울로 올라오셨던 어머님은 볕이 좋은 오후에 무심한 듯 한마디 하셨다.

"여기는 베란다에서 장 담가 먹어도 되겠다."

그러면서 우리 집에서 이용하는 생협에 메주가 나오는지 물으셨다. 그렇다고 하니, 믿을 수 있는 메주일 테니 그걸 사서 장을 담가보라 하셨다. 당신은 힘에 부쳐 더는 못하시겠다는 안타까운 소리였는데, 한편으론 이제 막내가 장을 담글 만하다고 칭찬하시는 것 같아 기뻤다. 그래서 무농약콩으로 만든 생협의 메주 한 말을 주문해놓았는데, 메주가 집에 오기도 전에 어머님은 영면하셨다. 더는 못하시겠다더니 기어이 마지막까지 메주를 빚어놓고 떠나신 것이다. 생협의 메주는 다른 집으로 보냈다. 어머님의 메주는 한동네 노인들이 관행대로 심은 콩으로 만들었을 것이다. 하지만 어떤 훌륭한 메주와도 비교할 수가 없는 것이 돼버렸다. 그렇게 한 시대가 끝나가고 있었다. 언젠가 어머님의 메주로 담근 마지막 된장찌개를 밥상에 올리게 될 날이 올 것이다.

그런데 우리가 눈물을 흘릴 사이도 없이 밥상 위에서 영영 사라져버리는 것들이 있다. 씨앗이 사라지고 아예 절멸한 작물들도 많다. 농부가 씨앗을 되받은 땅의 숨과 결에 따라 서로 다른 모습으로 자라온 수많은 품종의 작물들이 실험실에서 길러진 공장 씨앗으로 통일되면서, 세계인이 단일한 품종의 먹을거리들을 먹고 있기 때문이다. 수억만 년을 이어온 씨앗 하나가 사라지는 것은 하나의 우주가 소멸하는 것이다. 우리는 농부의 손에서 길러진 것이 아니라 씨앗에서부터 비료와 농약 그리고 동물 사료와 축산의약품까지 함께 만들어 파는 기업들이 지배하는, 거대한 농업 관련 산업자본 agribusiness이 만든 식품들로부터 포위당해 있다. 나는 그렇게 차려지는 이기적이고 위험한 밥상들에 반대한다.

이 책은 우리 땅에서 죽음이 아닌 '살림'의 밥상을 만들고 싶어한 한 편집자의 고민에서 시작되었다. 깊이 공감했지만 내가 그 책을 쓸 사람은 못 된다고 생각했다. 그 분야의 전문가도 아니고, 진짜 살림 잘하는 사람이 되는 게 '꿈'이라고 떠들고 다닐 만큼 부끄러운 처지였다. 또 우리 집 밥상머리에서는 "주장과 경향만 있고 맛은 없는 요리"라는 불평이 끊이질 않았으니 식구들 보기에도 민망했다. 2008년 여름부터 그런 핑계로 도망을 다녔다. 그런데 나는 나도 모르게 '밥상'이란 말이 들어간 온갖 책들을 들춰 읽고 있었다. 새로운 책을 읽을 때마다 절대 먹어선 안 되겠다고 다짐하는 식품들이 하나둘 늘어갔다. 슈퍼마켓에서는 식품에 든 성분표시를 꼼꼼히 읽다가 결국 도로 내려놓는 물건들이 많아졌다. 도대체 안심하고 먹을 수 있는 것들이 없었다. 또 밥상을 들여다보면 자연스레 우리 식생활이 변하게 된 역사와 경제구조들이 눈에 들어왔다. 밥상을 통해 나를 둘러싼 세상을 새롭게 공부하는 기분이었다. 밥상에 숨겨진 자본의 음모에 분노했고, 인류를 불행하게 만든 먹을거리들을 저주하기도 했다. 그렇게 맛이 사라져가는 인생은 얼마나 삭막한가.

그러다가 농부들을 만나게 되었다. 책을 읽으면 절망과 증오가 넘쳤지만 땅에서 씨를 뿌리는 사람을 만나면 새로운 희망이 솟았다. 그것이 씨앗의 힘인지도 모르겠다. 내가 만난 농부들의 땀방

살림의 밥상

울은 세계를 지배하는 곡물메이저와 다국적 식품기업의 자본과 싸우는 눈물이기도 했다. 하루하루 생명을 죽이는 것들과 싸우는 사람들이었지만 정작 그들은 누구보다 평화로웠다. 농부는 씨앗을 통해 생명을 살리는 사람이기 때문이다.

농부의 씨앗은 '나는 무엇인가' 하는 근원적인 질문에도 해답을 주었다. 어린 시절 세포라는 것을 처음 배웠을 때, 우리 몸의 세포는 끝없이 죽고 새로 태어난다는 사실에 충격을 받았다. 지금 이 순간도 내 몸 안에 소멸하고 생성되는 것이 있다면 어제 내 몸을 이루던 세포와 오늘 나를 지탱하는 세포는 전혀 다른 것인데, 어떻게 어제의 나와 오늘의 내가 같은 사람일까. 그러면 진짜 나는 뭐란 말인가, 잠이 들었다가 다음 날 아무렇지도 않게 깨어나는 내가 이전의 나라고 여겨지지 않은 적도 있었다.

그런데 내 몸의 세포를 만드는 것은 결국 내가 먹는 음식이었다. 밥이 내가 되고 김치가 내가 되고 된장찌개가 내가 된다. 논에 출렁이는 벼가 내가 되고, 들판의 무와 배추가 내가 되고, 소와 돼지와 닭이 내가 된다. 흙과 비와 햇빛과 바람이 씨앗을 키웠으니, 그것들이 모두 내가 되는 것이다. 우주와 내가 한 몸이다, 머리로만 이해하던 것을 비로소 가슴으로 깨닫게 되었다.

그러므로 농업이란 말은 유기농이란 수식이 따로 필요 없는 것이다. 본래 그렇게 세상 만물과 유기적으로 연결돼 있어야만 씨앗이 싹트고 열매를 맺기 때문이다. 유기적이라는 말이 정말 필요한 곳은 농부와 밥상을 차리는 주부 사이였다. 나는 생산자와 소비자 사이에 공생의 관계가 살아 있어야만 제대로 된 유기농업이라는 것을 이해하게 되었다. 그러므로 농부의 생활과 소비자의 생명을 책임지는 관계에서 태어나는 먹을거리만을 진정한 유기농 식품이라고 불러야 한다. 물론 3년 이상 농약과 화학비료를 사용하지 않고 길러내면 유기농산물 인증딱지를 받을 수 있다. 하지만 그것을 시장에서 사고파는 것만으로는 우리 밥상이 결코 안전하게 지속될 수 없다는 것을 깨달았다. 죽음의 밥상은 오로지 사고파는 것만이 목적인 밥상이고, 살림의 밥상은 관계를 소중하게 생각하는 밥상이다.

그런 마음으로 평소 우리가 먹는 밥과 반찬의 재료가 되는 먹을거리인 곡식과 채소 그리고 그것을 먹여 기른 고기와 그 부산물들에 대해 돌아보았다. 부끄럽지만 개인적인 이야기들이 늘어난 것은 나로부터, 우리 가족이 먹는 것으로부터 무엇을 고민하고, 어떻게 변하게 됐는지 솔직히 되짚어보고 싶었기 때문이다.

《살림의 밥상》을 만드는 데 수고한 동녘 출판사의 모든 분들과 밥상에 대한 공부와 취재를 도와준 많은 분들, 특히 신앙생활 하듯이 땅을 일구던 농부님들과 한살림운동의 숨은 실천가들, 그리고 착한 농산물들이 우리 밥상에서 살아남을 수 있도록 먼저 지갑을 열어 생산자들의 생활을 책임져온 선배 주부들에게도 감사드린다. 책을 쓴다고 정작 우리 집 밥상에 소홀했던 시간들을 참아준 식구들에게도 고맙다.

바람이 있다면 건강한 살림의 밥상이 우리 아이들의 학교급식에서 한 발 더 나아가 미래의 아버지가 될 젊은이들이 있는 군대급식으로, 그리고 무엇보다 교도소와 청소년 보호시설에 있는 이들에

게도 차려지는 것이다. 가장 외롭고 어두운 곳에 있는 사람들의 밥
상이 바뀌면 세상이 달라진다고 믿기 때문이다.

2010년 북한산이 보이는 부엌에서

김선미

차 례

밥이 정말 하늘인가

쌀, 곡식, 밀 이야기

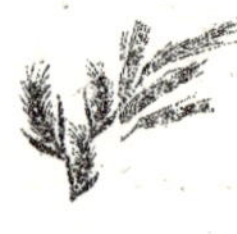

제철에 난 가까운 먹을거리가 지구를 살린다
채소, 과일 이야기

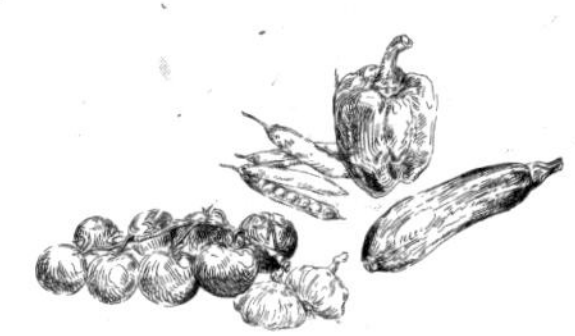

육식, 덜 먹고 함께 사는 길:

소, 돼지, 닭 이야기

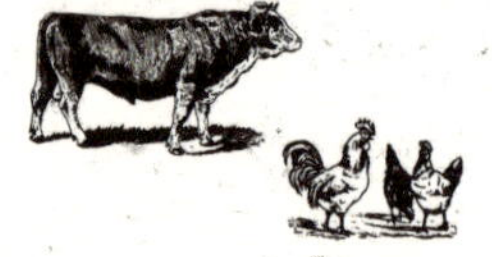

음식은 관계를 먹는 것:
우리는 무엇을 먹어야 하는가?

밥이 정말 하늘인가

쌀, 곡식, 밀 이야기

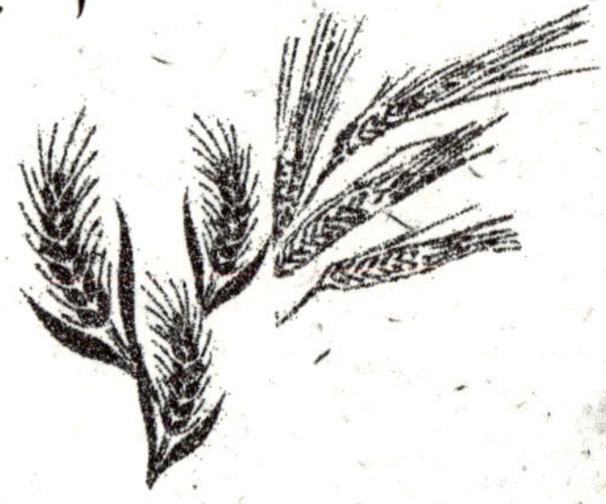

매일 먹는
밥에
생활이 보인다

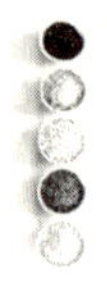

　나는 하루에 두 번씩 밥을 짓는다. 외식을 하거나 밥 대신 다른 것으로 끼니를 때울 때 말고도 어림잡아 1년에 700번 이상 밥을 하는 셈이다. 결혼생활 17년째로 대충 계산을 해봐도 1만 1,900번. 엄청난 숫자다. 쌀독에서 쌀을 풀 때 알갱이들이 싸르락거리는 소리, 뽀얀 쌀뜨물을 조물거리면 손가락 사이로 미끄러지는 쌀알의 촉감, 모락모락 김이 피어오르면 위장의 빈 벽을 살포시 쓰다듬듯 퍼져가는 밥 냄새, 윤기가 자르르 흐르는 밥을 주걱으로 풀 때의 오붓한 기분. 스스로 밥을 짓기 전까지 과연 이토록 오감을 자극하는 행복을 오롯하게 느껴본 일이 있던가. 한 가지 일을 이렇게 꾸준하게 마음을 모아 해왔다면 당연히 도라도 통해야 하는 것 아닌가 생각하니 갑자기 우울해진다. 나는 과연 밥 짓는 일상을 통해 깨달음을 얻을 수 있을까. 득도까지는 아니더라도 이 중요한 일의 의미를 제대로 이해하기라도 해야겠다는 마음에서 밥에 대한 공부를 시작했다.

보통 우리 가족 네 사람이 먹을 밥 한 끼를 짓기 위해서는 180밀리리터 계량컵으로 쌀을 두 컵 씻는데, 아침에는 남편이 싸는 도시락과 내가 먹을 점심밥까지 생각해 한 컵을 더한다. 그래서 우리 가족이 하루 평균 쌀 다섯 컵 정도를 소비하는데, 한 달이면 약 16킬로그램, 1년이면 192킬로그램이니 두 가마 반이 조금 못 되게 먹는 셈이다. 연간 1인당 평균 쌀 소비량이 75.8킬로그램2008년 기준이라는 통계청 자료에도 한참 못 미치는 양이다. 나는 신혼 초부터 '가족에게 아침밥은 꼭 먹이겠다'는 것을 생활의 원칙으로 삼아왔다. 식구들은 대개 특별한 일이 없는 한 '집 밥'을 하루 두 끼 이상 먹어왔다. 그런데도 쌀을 평균 소비량에도 못 미치게 먹고 있다니. 이제는 중고등학생이 된 아이들이 학교에서 보내는 시간이 많아지면서 집에서 먹는 밥은 점점 더 줄어들고 있다. 양이 적어지니 밥을 짓는 횟수도 하루에 한 번으로 줄어드는 일이 잦다. 우리가 너무 소식을 하는 건가. 하기야 사춘기, 외모에 부쩍 관심이 많아진 딸들이 매일 식탁에 둘러앉으면 "엄마, 밥 너무 많아!"하며 한 술씩 덜어내는 게 습관처럼 굳어졌으니 당연한 결과인지도 모르겠다.

굳이 '1인당 연간 쌀 소비량이 1998년 99.2킬로그램에서 2008년 75.8킬로그램으로 10년 사이에 4분의 1이나 감소'했다는 통계수치를 떠올리지 않더라도, 우리 가족의 쌀 소비량이 줄었다는 것은

밥이 정말 하늘인가: 쌀, 곡식, 밀 이야기

장을 보면서 실감한다. 나는 1993년부터 살림을 시작했다. 그때만 해도 한번에 20킬로그램씩 쌀을 샀다. 그런데 지금은 2주일 단위로 현미와 오분도미를 각각 4킬로그램 소포장으로 하나씩 산다. 시장에는 1, 2, 4, 8, 10킬로그램씩 다양한 소포장 단위 쌀들이 진열돼 있다.

신혼 초에는 무릎께 오는 항아리에 쌀을 담아두고 썼는데, 시어머님은 집에 오실 때마다 항상 항아리 뚜껑부터 열어보고 한 말씀씩 하셨다. 내가 한 번도 항아리 가득 쌀을 채워놓는 것을 못 봤다고 걱정하시는 소리였다. 살림하는 사람은 무슨 일이 있어도 쌀독부터 가득 채우고 있어야 안심이 된다는 게 보릿고개를 경험한 어른들의 생각이었다. 친정 엄마는 시어머님과 20년 이상 나이 차이가 난다. 그럼에도 외갓집 '대감항아리'의 추억을 이야기하며 내게 신성한 쌀의 존재를 상기시키셨다.

"안방에는 쌀 세 가마가 한 번에 들어가는 대감항아리가 있었는데, 추수가 끝나면 네 외할머니가 그 항아리에 제일 먼저 쌀을 가득 채워 넣었어."

대감항아리의 쌀은 집안 제일 좋은 자리에 모셔두고, 제사와 명절 같은 특별한 날에만 꺼내 썼다고 했다. 집안의 쌀이 모두 바닥난 다음에야 마지막으로 대감항아리에서 퍼낸 쌀이 밥상에 올랐다는 것이다.

그러나 요즘 내 또래 주부들에게 쌀이란 어머니 세대처럼 그렇게까지 신성한 존재가 되지 못한다. 오히려 쌀은 탄수화물 덩어리, 칼로리 조절을 위해 가장 먼저 양을 줄여야 하는 정리해고 대상

살림의 밥상

쯤으로 여겨진다. 나는 하루에 두 끼 이상 밥을 짓는 이웃들에게 쌀을 어떻게 구해서 얼마나 먹고 있는지 물어보았다.

올해 마흔일곱 살의 선배는 군에 간 큰 아들이 있고, 남편과 중학생 아들과 함께 경기도 고양시의 자기 소유 아파트에서 살고 있다. 얼마 전까지 일산의 유명 백화점 식당가에서 5년 이상 한식당을 운영하기도 했다.

"글쎄, 얼마나 먹지? 요새는 가까운 생협 매장에 가서 작은 포장으로 하나씩 사 오는데, 그게 몇 킬로그램이더라?"

그는 한살림 생협의 조합원이 된 지 1년 정도 되었다. 그 전에는 자신이 운영하는 식당이 있던 백화점 지하의 식품관에서 쌀을 사다 먹었다. 그때는 '가격'을 보고 쌀을 골랐다고 했다. 10킬로그램짜리 쌀들 중에서 가장 저렴한 것을 먼저 골랐고, 대신 특가판매 등으로 값이 싸게 나오는 것이 있을 때는 20킬로그램짜리 대용량을 구입하기도 했다. 특별히 유기농 쌀인지, 생산지가 어디인지는 따지지 않았다고 한다.

"가끔 누가 무슨 쌀이 맛있다고 하면 그걸 고르기도 했는데, 큰 차이를 모르겠더라."

한식당을 할 때도 쌀을 고를 때 가장 우선시한 기준은 가격이었다. 이웃 가게들도 마찬가지여서 가장 싸게 공급하는 쌀가게 한 곳을 정해놓고 쌀을 구입했다. 가게를 접고 다시 살림을 시작한 뒤로는 가족들 건강을 생각해 현미밥을 먹으려고 유기농 쌀을 사기 시작했다.

"그런데 생협 매장에 가도 사람들이 유기농 쌀은 잘 안 사는 것 같아. 주변 사람들도 쌀은 그냥 믿는 구석이 있어서 그런지 별로 안 따지고 먹는 것 같은데……."

또 한 사람, 서른아홉 살의 후배는 남편과 다섯 살 난 아들과 함께 경기도 파주시의 연립주택에 전세로 살고 있다. 아이를 낳은 뒤로는 맞벌이를 그만두고 집에서 프리랜서로 편집 일을 하는 주부다.

"고향 집에서 가져다 먹어요. 퍼도 퍼도 계속 나오는 쌀통이 있거든요."

그는 충남 홍성에서 친정 부모님이 농사지은 쌀을 한번에 20킬로그램~40킬로그램씩 가져다 먹는다고 했다.

"20킬로그램으로 한 두 달쯤 먹나? 사서 먹지 않으니까 얼마나 먹는지 신경을 쓰지 않아 잘 몰라요. 어쩌다 쌀이 똑 떨어지면 임시로 1, 2킬로그램씩 사본 적은 있어요."

아무래도 쌀을 그냥 받아먹기 때문에 어쩌다 직접 사 먹을 때면 쌀 사는 돈이 늘 아깝다고 여긴단다. 그러나 농사짓는 부모님의 노고를 잘 이해하는지라 농산물 값이 비싸다는 생각은 절대 안 한다고 했다. 그의 부모는 자식 여섯을 가르치느라 땅을 거의 다 처분했고 마지막 남은 열 마지기 논에서 1년 동안 40킬로그램들이 130가마 정도를 수확하는데, 대부분 자식과 친척들 집으로 퍼 나르기 바쁘다. 논농사가 생업은 아니고 고향 마을에서 작은 잡화점을 운영하기 때문에 다른 전업농들처럼 추곡수매가 때문에 마음고생을 하지는 않는 편이라고 했다.

그는 어린아이를 키우고 있기 때문에 어쩌다 사 먹는 쌀은 유

살림의 밥상

기농 쌀을 선호한다. 하지만 고향에서 올라오는 쌀은 부모님이 농사지었다는 것만으로도 충분히 가치 있다고 믿기 때문에 재배 방식을 따지지 않는다고 했다. 올해로 69세와 66세인 부모님 나이를 생각하면 언제까지 그 쌀을 얻어먹을 수 있을까 걱정하지만, 심각하게 먼 훗날까지 고민해본 적은 없다. 고향으로 돌아가 그 땅에 집을 짓고 텃밭을 가꾸며 정착할 꿈도 꾸지만 부모님이 했던 농사 규모를 유지할 수 있다는 생각은 감히 엄두를 내지 못한다고 했다.

어떤 쌀을 어떻게 먹고 있는가? 이것은 단순한 질문이었다. 하지만 그 대답 안에는 각자의 생활과 다양한 생각의 결들이 반영돼 있었다. '내가 먹는 것이 바로 나I am what I eat'라는 말의 의미를 곱씹어보게 된다. 우리의 주식인 쌀을 들여다보면 오늘 우리들의 모습이 잘 보일 것이다. 나는 더 많은 다른 이들이 과연 어떤 쌀을 어떻게 먹고 있는지가 궁금해졌다. 2007년 한국농촌경제연구원이 펴낸 《한국인의 식품소비 트렌드 분석》을 보면 20킬로그램 단위로 쌀을 구입하는 가정이 80퍼센트 이상으로 압도적으로 많았는데, 점점 그 수치는 줄어들고 있었다. 젊은 층일수록 20킬로그램보다 적은 양의 쌀을 구입하는 경향이 많았고 소포장 단위 소비가 빠르게 확대되고 있는 추세라고 했다. 쌀을 고르는 기준은 맛, 가격, 안전성 순이었는데, 계층마다 선택 기준이 달랐다. 대개 저소득층에서는 가격을 우선시하고 중간층은 맛, 고소득층에서 안전성을 중요한 선택 기준으로 삼고 있었다.

그 많던
쌀집아저씨는
다 어디 갔을까

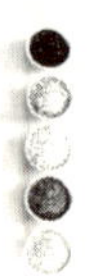

나는 신혼 초에 반 년 정도 시어머님과 한 집에서 살았다. 그 때는 쌀독에 대해 신경을 쓰지 않았다. 어머님은 그 연배 어른들이 해오던 대로 동네 쌀집에서 쌀알을 쓰다듬어보고 몇 알을 씹어본 뒤 좋다 싶은 쌀을 배달시키셨다. 쌀항아리 바닥이 드러나는 일은 결코 없었다. 1926년에 태어난 분이니 일제 때부터 우리 민족이 쌀 때문에 치른 갖은 수난을 몸소 다 겪어본 세대였다. 쌀독을 가득 채우는 것은 집안의 어떤 일보다 우선하는 중요한 일이었다. 그 세대에게 쌀은 단순한 식품이 아니라 신앙과도 같은 것이 아닐까. 전쟁과 보릿고개를 경험했고, 궁핍한 살림 때문에 봉지 쌀은 물론 외상 쌀까지 사다 먹어본 경험이 있었을 테니 달리 말할 필요도 없을 것이다.

　문제는 내가 살림을 독립한 뒤부터였다. 나는 어머님처럼 쌀집아저씨를 부르지 않았다. 경기도 안양의 작은 연립주택에 살았는데 주로 집 근처 아파트 단지 지하 슈퍼에서 장을 보면서 쌀도 같이 샀기 때문이다. 그런데 20킬로그램들이 쌀을 사는 일은 힘에 부쳤다. 혼자 힘으로 옮기기도 벅차 늘 남편과 함께 장을 보아야 했다. 또 한 번에 목돈이 나간다 싶어 쌀값이 부담스럽기도 했다. 그러던 중 집에서 멀지 않은 평촌 새 도시에 회원제 대형할인점인 '킴스클럽'이 생겼다. 1994년의 일이다참고로 우리나라 대형할인점의 역사는 1993년 서울 창동에 이마트가 생기면서 시작되었다. 지금과 달리 초창기 킴스클럽은 가입비를 낸 회원들만 이용할 수 있었다. 기저귀나 분유 같은 육아용품이 가계부 지출의 대부분을 차지하던 우리에게 일반 슈퍼와 비교하면 믿을 수 없을 정도의 싼 물건들이 있다는 소리에 귀가 솔깃할 수밖에 없었다. 아무튼 우리는 친구가 빌려준 회원카드를 손에 쥐고 신천지로 원정이라도 떠나듯 킴스클럽으로 장을 보러 갔다. 남의 카드를 빌려갔는데 혹시 본인 확인을 하면 어쩌지 하는 불안감조차 낯선 곳에 대한 설렘을 더해주었다. 그곳은 천장이 높은 건물에 탑처럼 쌓아 올린 물건들 사이로 통로가 미로처럼 연결돼 있고 바퀴가 달린 쇼핑카트를 밀고 다니는 사람들로 북새통을 이룬, 그야말로 쇼핑을 위한 신대륙이었다. 동네 슈퍼와 달리 대용량으로 포장된 묶음상품들을 보면서 눈이 휘둥그레졌다. 나는 다시 오기 힘들다는 생각에 분유며 기저귀, 이유식 등을 카트에 마구 담기 시작했다. 쌀을 할인점에서 산 것도 그때가 처음이었다. 똑같은 물건

밥이 정말 하늘인가: 쌀, 곡식, 밀 이야기

을 동네 슈퍼에서 비싼 값에 살 수밖에 없는 내 처지가 억울하다는 생각마저 들었다. 아무튼 쇼핑카트를 가득 채운 물건들을 들고 계산대 앞에 섰을 때, 바코드로 찍혀 올라가는 금액에 입이 다물어지지 않았다. 하지만 '그래도 돈 번 거야'라고 자위하면서 신용카드와 빌린 회원카드를 내밀었다. 생필품을 신용카드로 구매하기 시작한 것도 그때가 처음이었다. 그런데 킴스클럽 로고가 찍힌 커다란 비닐쇼핑백을 바리바리 싸들고서 집으로 돌아오는 길에, 내내 머리가 지끈거렸다. 가슴도 허했다. 창고 가득 쌓여 있던 그 많은 물건들로부터 내가 소외되어 있다는 느낌 때문이었을까.

그로부터 1년이 채 지나지 않아 우리 가족도 일산 새 도시 아파트 주민이 되었다. 1996년 그곳에서 둘째 딸이 태어났는데, 국내 유통시장이 개방된 해이기도 하다. 서울 외곽 지역 새 도시들을 중심으로 대형할인점들이 우후죽순 들어서기 시작했다. 주말이면 온 가족이 할인점에서 일주일치 생필품을 사고, 푸드코트나 근처 외식 식당을 찾아가 밥을 먹는 것이 새 도시 젊은 부부들의 생활패턴이 되었다. 아파트와 자가용, 신용카드와 대형할인점은 우리 세대의 생존방식을 대변하는 코드처럼 보였다. 그것이 경쟁력 있는 삶의 방식이고 합리적인 소비라고 유혹하는 자본의 최면이었다는 것을 그때는 깨닫지 못했다. 이마트, 까르푸, 월마트, 롯데마트, 2001아울렛……. 새로운 할인점들이 생겨날 때마다 우리도 주말 가족여행을 하듯 원정을 떠났다. 조간신문보다 두껍게 쏟아져 들어오는 전단지에서 파격적인 가격을 내세운 미끼 상품에 눈이 멀어 주중에도 혼자 차를 몰고 멀리 있는 할인점을 찾아가기 시작했다. 또래 주

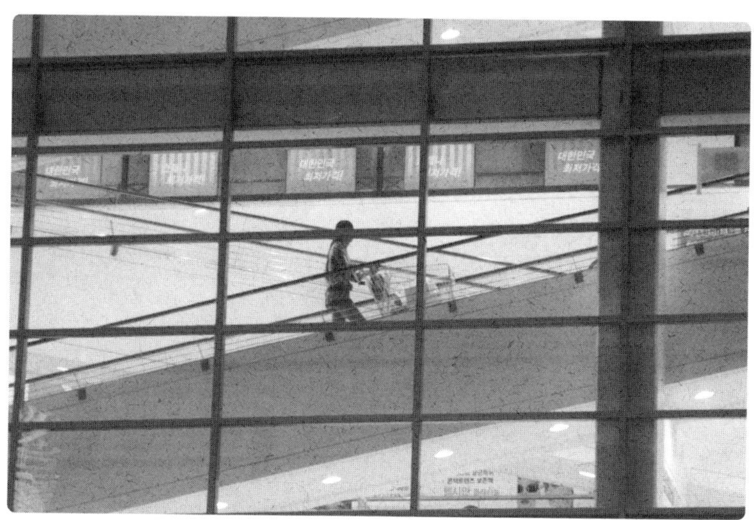

대형할인점은 언제부턴가 우리 세대의 생존방식을 대변하는 하나의 코드가 되어버렸다.

부들의 만남은 으레 할인점 푸드코트나 유통업체에서 운영하는 문화센터나 식당가를 중심으로 이루어졌다.[1]

쌀은 할인점 식품 코너에서 최저가를 찾아내 쇼핑카트에 싣는 게 당연한 일처럼 여겨졌다. 살림이 서툰 나는 쌀마다 맛이 다르다는 어른들의 말을 미처 이해하지 못했다. 할인점으로 고객을 유인하는 대표적인 미끼 상품이 쌀과 라면, 기저귀, 분유 등이었는데 단연 쌀의 인기가 높았다. 그러나 여러 전단지를 비교해 최저가를 찾아냈다고 해도 사실 그것으로 인한 이득은 많아봐야 1,000원~2,000원 정도가 고작이었을 것이다. 오히려 충동구매로 채워지는 과소비를 위해 써야 하는 자동차 연료비, 쇼핑으로 허기진 속을 채우는 데 드는 외식비 등을 따져보면 배보다 배꼽이 커졌다. 결국

밥이 정말 하늘인가: 쌀, 곡식, 밀 이야기

신용카드 지출이 늘었고 여러 장으로 늘어난 카드로 번갈아가며 결제를 하는 일도 벌어졌다. 당시 대형할인점 계산대 옆에서는 신용카드사마다 사은품을 쌓아놓고 회원가입 경쟁을 벌였다. 별 소득이 없어도 대부분 쉽게 신용카드를 만들 수 있었다. 카드를 발급받으면 현장에서 바로 물건을 살 수 있게 상품권을 주거나 평소 갖고 싶어하는 생필품들을 선물로 주었다. IMF 구제금융 사태 이후 경기 부양을 위해 카드 소비를 부추긴 플라스틱 버블의 소용돌이 속으로 나 역시 빨려 들어가고 있었다.

그 무렵 쌀은 할인점에 탑처럼 쌓여 있는 공산품들과 다를 바 없는 하나의 상품일 뿐이었다. 농부가 비바람과 씨름하며 흘린 땀방울과, 바코드에 가격이 찍혀 나오는 상표가 붙은 쌀부대를 소비하는 나 사이에는 소통이 불가능한 장벽이 가로막혀 있었다. 당시 나는 경기도 일산의 22평 아파트에 전세를 살던 20대 후반의 주부였다.

그런 내게 논과 밭이 있는 자연과 농부의 삶이 눈에 들어오기 시작한 것은 우연이었을까. 쌀을 다시 보게 된 것이 언제였나 짚어보자니 우리가 살던 시골집 이야기를 꺼낼 수밖에 없다. 지금 와서 돌이켜보니 쌀과 집은 근본적으로 다르지 않다는 생각이 들기 때문이다. 주택이 육체의 집이라면 쌀은 영혼과 생명의 집일 것이다.

새 도시 고층아파트 13층에 살던 우리는 1년도 안 돼 시골로 이사하는 꿈을 꾸었다. 도시를 떠나는 게 아니라 탈출하지 않으면 질식할 것 같았다. 세상은 카드를 남발하면서 소비가 미덕이라고 추켜세우고, 은행 대출로 아파트 평수를 늘려 집값으로 재산을 뻥

튀기하고, 누구나 주식 투자로 부자가 될 수 있다고 부추겼다. 시골 생활은 그 거센 물결에 휩쓸려가던 우리가 붙잡은 지푸라기였다. 남과 똑같이 살지 않고 다른 길을 선택하고 싶었다. 그게 도저한 현실의 흐름에 대한 우리 식의 저항이라고 생각했던 것 같다.

나는 가위를 들고 신용카드를 조각조각 잘라버렸고, 남편은 IMF 구제금융 사태가 터지고 대기업마다 구조조정이 시작되기 전에 스스로 사표를 던졌다. 그즈음 우리는 경기도 광주의 산골마을에 작은 집을 짓기 시작했다. 우여곡절 끝에 그 집에 안착한 것은 1998년 겨울이었다. 오로지 마당이 있는 시골집에서 강아지와 흙을 밟으며 아이들을 키우고 싶다는 꿈 때문이었다. 당시 또래 친구들은 청약통장으로 아파트를 분양받고, 차근차근 평수를 늘려가는 일에 '올인'하고 있었다. 친정과 시댁 식구들은 물론 친구와 선후배들까지 우리 부부를 철없고 경쟁력 떨어지는 사람으로 취급했다. 우리에게 그 무렵 새로운 영감을 준 책들은 헨리 데이비드 소로우의 《월든》과 스콧과 헬렌 니어링 부부의 《아름다운 삶 사랑 그리고 마무리》, 그리고 철학교수 대신 변산에 내려가 농부의 삶을 택한 윤구병 선생의 《잡초는 없다》와 누구보다 일찍 도시를 버리고 목수로 새 삶을 살아갔던 이대철 씨의 《애들아 우리 시골 가서 살자》 등이었다.

시골에 내려가 집을 짓고 살게 되었지만 여전히 서울로 왕복 네 시간 거리를 출퇴근하는 우리 부부의 생활은 친구들 사이에서 화제였다. 한동안 동물원 구경하듯 집으로 손님들이 몰려들었다. 그때 우리 집을 찾아온 손님들 가운데 가장 인상적인 집들이 선물을 준 선배가 있었다. 20킬로그램짜리 쌀 한 부대를 어깨에 메고 나타난 그는 처음 자기 집을 장만한 후배에게 왠지 쌀을 주고 싶었다고 했다. 난생 처음 선물로 쌀을 받았다. 가슴이 따뜻해졌다. 쌀을 준 그 사람도 다르게 보였다. 선배 역시 쌀을 선물한다는 것만으로도 자신이 얼마나 가슴이 뿌듯했는지 모른다고 했다. 또 한 사람, 우리 부부의 시골살이 길잡이를 해준 한동네 친구가 있었는데, 해마다 추수가 끝나면 시골에서 부모님이 보내준 햅쌀을 반 가마씩 짊어지고 우리를 찾아왔다. 포장된 쌀이 아니라 쌀자루에 담긴 쌀이었다. 그 쌀은 집에 있는 쌀독을 가득 채우고도 남아서 자루째 다락방에 두고 먹어야 했다.

그 쌀들은 더 이상 시장에서 사고파는 상품이 아니었다. 사람과 사람 사이의 정을 잇는 특별한 선물. 그것은 대대로 우리 민족의 유전자를 만들어온 곡식의 근본이기 때문에 더욱 각별했을 것이다.

살림의 밥상

어린 강아지를 잃고
제초제로부터
배운 것

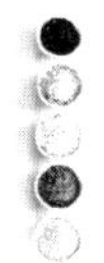

시골로 이사한 뒤로 내가 제일 좋아하는 일은 물을 댄 논에 하늘이 비치는 것을 물끄러미 바라보는 것이다. 양수가 가득 차 있는 임산부의 배처럼 대지가 생명의 기운으로 충만하게 부풀어 오른 느낌이었다. 그런 풍경 속에서 내 아이들이 마음껏 뛰어놀 수 있게 된 것을 감사했다. 새 도시에 남아 있는 친구들의 아파트 값이 폭등해 엄청난 돈을 벌었다는 소식 앞에서도 우리 부부가 흔들리지 않을 수 있었던 것은, 오로지 자연이 주는 선물 때문이었다.

그런데 그 아름다운 논에 모내기가 시작될 무렵부터 한여름 벼들이 왕성하게 자랄 즈음 괴로운 일이 생겨났다. 우리 집에서 마을 버스정류장까지는 양옆으로 계단처럼 펼쳐진 논 사이로 포장이

밥이 정말 하늘인가: 쌀, 곡식, 밀 이야기

안 된 길이 나 있었다. 남편이 매일 출퇴근할 때 새벽별과 저녁별을 보며 오르내리는 길이고 아이들이 유치원과 학교를 가기 위해 뛰어 내려가는 길이고, 우리 시골생활의 로맨스였던 강아지와 함께 산책하는 길이다. 오뉴월이 되자 그 길에서 머리가 어질어질해지는 일이 벌어졌다. 길을 걸으면서 이상한 냄새를 맡은 지 며칠이 지나면 새파랗던 논둑의 풀들이 누렇게 말라 죽어버렸다. 제초제를 뿌린 것이었다. 공기 좋은 곳을 찾아 시골로 내려온 우리가 집 앞에서 농약 냄새를 맡고 살게 될 줄이야. 한동안 아이들은 유리창을 닫은 차를 타고 그 길을 오르내려야 했다. 그래도 그런 일이야 며칠 지나면 수그러드드니 참고 견딜 수 있었다.

하지만 그즈음 동네에서 키우는 개 세 마리가 연달아 시름시름 앓다가 죽어버리는 일이 발생했다. 우리가 처음 길렀던 어린 진돗개는 태어난 지 3개월 만에 세상을 떠나고 말았다. 동물병원에서는 홍역 때문인 것 같다고 했지만 모두 예방접종을 마친 건강한 개들이었다. 개를 잃은 집들 모두 집 앞 논둑에 뿌려진 제초제 때문이라고 생각했다. 우리는 산책을 할 때 강아지의 목줄을 풀러준 것을 얼마나 후회했는지 모른다. 갑갑한 줄을 풀기 무섭게 꼬리치며 내달리다, 풀밭에 들어가 뒹굴면서 풀꽃을 뜯어 물고 장난치는 것을 보며 얼마나 흐뭇해했는데, 그곳이 농약 범벅인 곳일 줄이야.

그 땅에서 나고 자란 것을 우리가 먹고 살아야 했다. 어디 그뿐인가, 비가 오면 고스란히 씻겨 내려간 농약은 개울을 거쳐 강으로 간다. 실제로 제초제에 들어 있는 발암물질인 다이옥신은 풀을 죽이는 것으로 끝나는 것이 아니라 강으로 흘러가 바다까지 오염시

살림의 밥상

키고 있다. 우리는 그 바다에서 나는 멸치로 국물을 내고 생선을 굽고 김과 미역을 먹어야 한다. 더구나 우리 마을의 실개천들은 모두 한강의 상류인 경안천으로 흘러들어갔다. 우리 동네는 상수도 시설이 없어서 서울 사람들이 마시는 한강물까지 걱정할 필요는 없었다. 하지만 오염된 땅에서 끌어올리는 지하수라고 안전할까. 실제로 제초제 때문에 며칠 동안 마을에서 물을 먹지 못한 일도 있었다. 우리 집은 다섯 가구가 공동으로 판 지하수를 식수로 쓰고 있었는데, 관정을 묻은 집에서 마당 잔디밭에 제초제를 뿌린 일이 있었다. 뒤늦게 자신이 얼마나 위험한 일을 저질렀는지 깨달은 이웃은 생수를 박스째 사다가 집집마다 허겁지겁 나누어주며 사죄했다. 공동 우물은 지하 암반을 뚫고 내려갈 정도로 깊은 관정이 아니었다.

　농사짓는 사람들이야 풀과 생존경쟁을 벌이다시피 제초작업을 해야 하기 때문에 그 수고로움에 일면 고개가 끄덕여진다. 하지만 전원생활을 즐기겠다고 시골로 이사한 사람들까지 마당일 좀 편하게 하자고 겁 없이 제초제를 뿌리다니, 그 어리석음에 화가 치밀었다. 하지만 이웃들을 탓하기 전에 농약회사들의 책임을 묻고 싶었다. '안전하다, 저독성이다, 무해하다', 심지어 '환경친화적이다'라는 말까지 붙인 농약회사의 광고에 사람들이 속지 않고서야 그런 엄청난 일을 저지를 수 없을 것이다. 그나마 농부들은 농약중독으로 죽어간 사람들을 부지기수로 보아왔기 때문에 최소한의 두려움이라도 있다. 그래서 나는 빠르고 편리한 삶에 길들여진 채 몸뚱이만 달랑 시골로 옮긴 도시인들의 겁 없는 생태파괴 행위가 더욱 무섭게 느껴졌다.

밥이 정말 하늘인가: 쌀, 곡식, 밀 이야기

사실 농사는 풀과의 싸움이라고 해도 과언이 아니다. 논농사를 떠올리면 한여름 뙤약볕 아래에서 허리 펼 새도 없이 피 뽑기에 여념이 없는 농부의 고단한 모습부터 떠올리게 된다. 그러나 젊은 이들이 떠난 농촌에서 더 이상 늙은 농부들의 손만으로 직접 김을 매는 전통적인 농사 방법을 기대하기 힘들어졌다. 이는 농가의 부산물로 직접 유기질 퇴비를 만들던 농부의 손길을 화학비료로 대신해 생산량을 늘리고, 김매기 대신 제초제로 잡초의 씨를 말리는 새로운 농사 방식이 강요되었기 때문이다. 우리나라뿐 아니라 개발도상국들에 소위 녹색혁명이란 이름으로 도입된 근대농업은 화학비료와 농약 그리고 이를 기반으로만 자랄 수 있는 종자를 만들어낸 자본의 요구에 따라 차근차근 만들어진 것이었다.

제2차 세계대전의 여파로 독일의 이게파르벤이 붕괴하자 미국의 화학기업이 세계 최강으로 부상했다. 유수 기업들 — 듀폰, 다우케미컬, 몬산토, 허큘리스파우더 — 등이 전투용 폭탄과 탄환을 만들기 위해 생산한 질소화합물이 넘쳐나는 사태를 맞았다. 질소는 TNT 같은 고성능 폭약의 주성분이며, 질산염 비료를 만드는 데에도 쓰였다. 화학업계는 비료, 암모니아질산염, 무수암모니아 같은 형태로 남은 질소를 팔아먹을 수 있는 시장을 새롭게 창출하기로 했다. 자국 농업시장일 수도 있고 해외 농업시장일 수도 있었다.

《파괴의 씨앗 GMO》, 윌리엄 엥달

이게파르벤은 독일의 종합화학공업 회사로 우리에게 익숙한 아스피린을 만든 바이엘, 필름으로 유명한 아그파 같은 기업이 합작해서 세운 기업이다. 이들은 제1차 세계대전 중에 막대한 돈을 벌었다. 폭발물과 독가스를 만들어 팔았기 때문에 '죽음의 상인'이란 비난을 받았고, 실제로 히틀러가 전쟁을 일으킬 수 있었던 든든한 기반이 되기도 했다고 한다. 그런 독일이 패배하자 승전국인 미국 기업이 대신 돈을 버는 것이야 어쩔 수 없는 전쟁의 논리라고 치자. 그런데 전쟁이 끝난 뒤에도 교묘하게 보이지 않는 전쟁을 지속하게 만든 것이 바로 이들 화학기업이었다는 사실에 나는 분노하지 않을 수 없었다. 우리나라 사람들이 묘지나 정원 잔디밭의 잡초를 제거하기 위해 손쉽게 쓰는 농약 '근사미'는 바로 몬산토의 대표적인 제초제 라운드업Roundup의 다른 이름이었다. 몬산토는 베트남전에 쓰인 악명 높은 고엽제 '에이전트 오렌지'로 돈을 번 기업이다. 본디 살상용 무기로 태어난 것들이 마치 농부의 일손을 덜어주기 위해 태어난 기적의 손길인 양 다른 얼굴로 나타난 것이다.

우리가 고작 풀과 싸우려고 마당에 폭탄을 뿌리는 꼴이 돼버렸다니. 제초제는 단지 잡초만을 죽이는 것이 아니다. 그 땅에 기대 사는 뭇 생명의 목숨뿐 아니라 사람까지 위협하는 끔찍한 재앙이 된 농약이니, 생명체에 대한 폭탄과 다를 바가 없다. 아니, 농부의 시름을 덜어준다는 착한 가면까지 썼으니 사실은 본분에 정직한 무기보다 더 나쁜 것 아닌가. 나는 어린 강아지를 잃은 뒤로, 딸네 집에 오면 논두렁이나 밭둑으로 냉이나 쑥을 캐러 나가는 친정 엄마부터 붙들어 말렸다. 시골생활이 결코 안전하지만은 않다는 것을 배웠기 때문이다.

밥이 정말 하늘인가: 쌀, 곡식, 밀 이야기

　　결국 제초제 때문에 이 땅 위에서 함께 살아가는 모든 생명체가 유기적으로 연결되어 있다는 사실을 뼈저리게 깨달았다. 슬픈 일이다. 이렇듯 살면서 머리로만 이해하던 것을 가슴을 치며 깨닫는 일이 너무 많았다. 눈앞에 보이는 잡초와 해충을 죽이겠다고 농약을 뿌리다가 결국 사람 잡는 지경에 이르게 된 현실을 두 눈으로 똑똑히 본 것이다. 그러나 사람이란 이런 아픈 자각마저도 얼마나 쉽게 잊어버리는지. 그래서 우리는 시골로 이사하고 나서야 유기농산물 직거래운동을 하는 생활협동조합의 조합원이 되었다. 생활의 근본인 밥상을 바꾸지 않으면 너무 쉽게 잊고 외면하며 살 수밖에 없다는 것을 깨달았기 때문이다. 정작 도시에 살 때는 망설이고 뒤로 미루었던 일이었다.

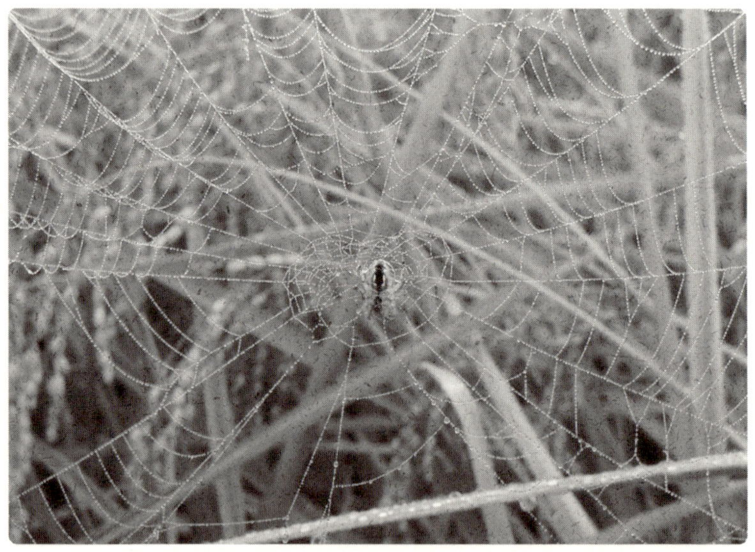

풀을 제거하기 위해 뿌리는 제초제는 뭇 생명의 목숨과 사람까지 위협하는 끔찍한 재앙을 불러일으킨다.

유기농 쌀은
'함께 살기' 위해
태어났다

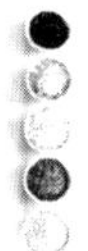

내가 조합원으로 가입한 생협은 한살림이다. 지금은 이름이 널리 알려져 마치 유기농 식품을 취급하는 기업처럼 생각하는 사람들도 있다. 하지만 풀무원의 '올가'나 대상그룹의 '초록마을'처럼 상품을 팔아 이윤을 만드는 영리 목적의 기업이 아니다. 협동조합은 생산자와 소비자의 직거래를 통해 서로를 돕고 살리기 위해서 만들어진 공동체 조직이기 때문이다. 한살림을 처음 알게 된 것은 신혼 초, 조합원이었던 형님 덕분이었다. 지금 생각해보니 1994년 첫아이를 낳았을 때 내가 먹은 미역국도 형님이 사다주신 한살림 사골로 국물을 낸 귀한 것이었다. 평소 형님으로부터 한살림 물건이 몸에 좋다는 소리를 귀가 따갑게 들었지만 빠듯한 신혼살림에는

밥이 정말 하늘인가: 쌀, 곡식, 밀 이야기

그림의 떡처럼 여겨졌다. 당시에도 몇 만 원씩 내야 하는 출자금도 부담스러웠고, 시중보다 물건 값도 다소 비싸 부자들을 위한 이기적인 소비라는 생각에 희미한 반감마저 들었다. 나는 풀무원에서 만들어 팔기 시작하던 세련된 포장의 된장과 두부, 콩나물 따위를 장바구니에 담으면서 위안을 삼았다. 조금 비싼 만큼 제값을 하겠거니 하며 그저 이미지로만 상품을 선택했다.

한살림을 제대로 알게 된 것은 아이들이 자라고 한참 뒤였다. 내가 조금만 일찍 생협운동에 눈을 떴더라면 내 몸에 차고 넘치는 모유를 일부러 말리지 않고 더 먹였을 것이고, 수입 이유식 따위에는 눈길도 주지 않았을 테고, 어떤 콩으로 만들어졌는지도 모르는 두유를 함부로 먹이지도 않았을 텐데……. 또 콩기름 식용유로 달달 볶아대던 기름진 요리들도 훨씬 덜 먹였을 것이다. 이런 늦은 후회가 지금 이 글을 쓰게 만들었는지도 모르겠다.

한살림 역시 생명을 위협하는 무서운 농업 현실에 대한 각성에서 출발했다. 나는 조합원이 된 뒤에도 한참 지난 2008년, 우연한 기회에 어린이를 위한 무위당 장일순 선생의 이야기인《좁쌀 한 알에도 우주가 담겨 있단다》라는 책을 쓰게 되었다. 전에는 단지 몸에 좋은 먹을거리를 골라 먹던 '무늬만 조합원'이었다. 하지만 이 책을 계기로 우리의 농업 현실과 밥상의 문제에서 출발해 사람과 사회 전체의 삶을 바꾸어 나가고자 한 한살림운동의 가치를 다시 생각하게 되었다.

장일순 선생은 우리에게 '나락 한 알 속에도 우주가 담겨 있다'는 가르침을 널리 일깨워준 생명운동의 큰 스승이다. 그는 1970

살림의 밥상

년대 강원도 원주에서 지학순 주교와 함께 사회개발위원회와 가톨릭농민회 활동을 이끌었다. 1972년 남한강 유역이 '하늘에 구멍이 뚫린 듯 쏟아진' 물난리로 아수라장이 된 일이 있었다. 13개 시군, 87개 읍면에서 수재민만 14만 5,000명이나 발생한 엄청난 재앙이었다. 이때 천주교 원주교구가 구호 요청을 하자 이에 화답해 독일의 미제레올, 까리타스 같은 가톨릭 기관들로부터 지원금이 답지한다. 이를 가지고 원주교구에서는 사회개발위원회를 조직해, 무너진 집터와 강물에 휩쓸려 내려간 논과 밭을 일으켜 세우면서 새로운 차원의 사회운동을 펼치게 된다. 장일순과 그 제자들은 이때 단순히 수재민을 위한 원조나 재난구호가 아니라 산업화 과정에서 무너진 우리 농촌공동체를 복원하는 협동운동의 기틀을 다졌다.

또 이들은 그 무렵 매년 1,500여 명씩 농약중독으로 사망하는 현실을 보면서 깊은 문제의식을 가졌다. 사람과 자연이 유기적인 생명의 끈으로 이어져 있는데 자연을 죽이고 사람만 온전히 살겠다는 것은 가당치 않은 생각이라는 문제의식이 깊어진 것이다. 원주 지역의 이 사회운동가들은 농부도 살리고 땅도 살리고 먹을거리도 살리는 생명공동체운동을 꿈꾸고 이를 실현하기 위해 나서게 된다. 이들은 1986년 원주소비자생활협동조합을 결성하고, 그 이듬해인 1986년 12월, 서울 제기동에 '한살림농산'이란 작은 쌀가게를 열었다. 이것이 오늘날 우리나라 최대의 생활협동조합으로 자라난 한살림의 출발이었다. 이 작은 쌀가게는 가톨릭농민회에 참여하며 충북 음성 성미마을에서 1978년부터 농약 없이 농사를 지어온 최재명, 최재영 형제의 무농약 쌀과, 강원도 횡성 공근마을에서 생산한

밥이 정말 하늘인가: 쌀, 곡식, 밀 이야기

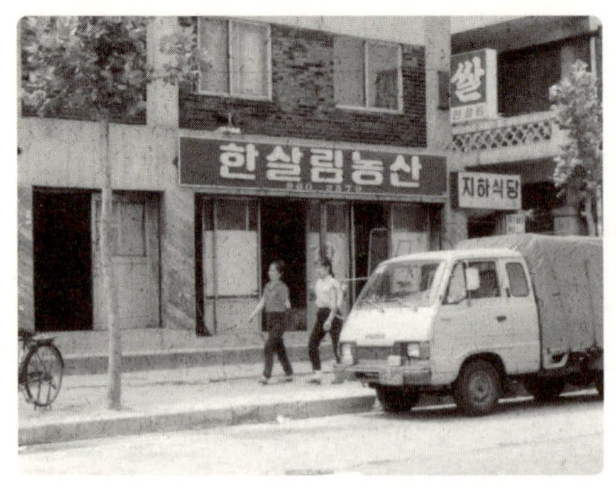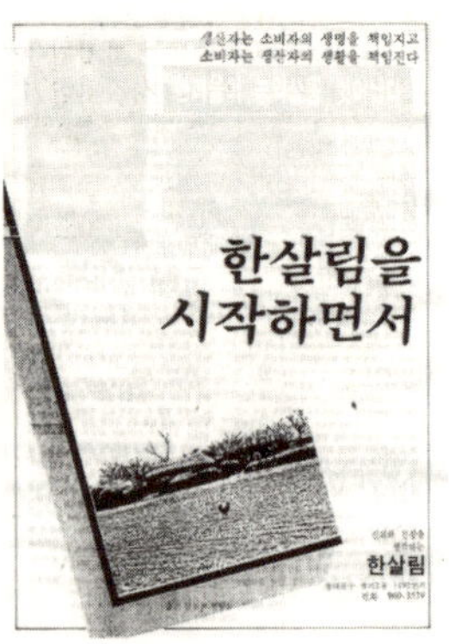

1978년 서울 제기동의 작은 쌀가게 한살림농산으로부터 생명이 살아 있는 밥상을 살려 우리 농업을 살리고 세상을 살리자는 한살림운동이 첫발을 내디뎠다.

유정란을 가지고 도시의 소비자들과 처음 만나기 시작했다. 최씨 형제들 역시 농약중독으로 죽을 고비를 넘긴 뒤 그때까지의 농사 방식에 회의하면서 생명농업을 실천해왔다고 한다.

우리나라는 1980년대만 해도 농민의 80퍼센트 이상이 농약중독을 경험했고, 1985년 한 해 동안 1,560명의 농민이 농약 때문에 목숨을 잃었다고 한다. 과거 농촌을 무대로 펼쳐지는 드라마나 소설에 농약을 마시고 죽는 사람들이 달리 단골로 등장한 것이 아니었다. 그러니 오늘 우리 밥상에 농약을 치지 않고 기른 쌀이 올라오기까지는 이름 모를 수많은 농부들의 희생이 밑거름되었을 것이다. 밥 한 술을 뜨면서 한 번쯤은 그 사실을 기억해야 하지 않을까.

그런데 농약중독은 단지 농부 개인의 무지와 잘못된 선택이 부른 재앙이 아니었다. 대한민국 경제성장의 그늘에는 농촌을 등지고 공장으로 몰려든 젊은이들이 저임금 노동자로 살아온 비참한 밑

바닥 삶이 있었다. 또 그들 뒤에는 외롭게 논과 밭을 지키며 힘에 부치는 노동력을 농약과 비료로 대신할 수밖에 없었던 노동자의 부모들이 있었다. 그들은 겉으로는 식량 자급을 이룬 녹색혁명의 주역이었지만 정부의 저곡가 정책에 손발이 꽁꽁 묶여버렸고, 농약과 비료, 농기계 구입 자금 등으로 생산비가 높아지면서 빚더미에 올라 벼랑 끝에 내몰린 농부들이었다. 이런 악순환이, 힘없는 사람들이 농약을 필연적으로 선택할 수밖에 없도록 만든 구조적인 모순이, 농부의 삶을 짓누르고 있었다. 한살림은 이렇게 모든 것을 사고팔아 이윤을 남기는 것만 중시하는 시장의 고리를 끊고서, 농촌과 도시가 서로 돕고 의지하며 살도록 태어난, 생명의 본성으로 돌아가려고 했다.

한살림운동이라는 것은 모두가 하나가 되자는 운동이란 말이지. 여직까지 산업문명에 있어서는 경쟁과 효율을 따지면서 일체가 이용의 대상이 되는데, 그렇게 해서는 살 수가 없게 된다 이 말이야. 생명이 존재하기 어렵게 되고, 생명이 무시된다 이 말이야.

《나락 한 알 속의 우주》, 장일순

밥이 정말 하늘인가: 쌀, 곡식, 밀 이야기

쌀에서
처음 농부를
보다

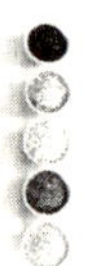

한살림 조합원이 된 뒤에도 우리 가족이 먹는 밥을 모두 유기농 쌀로 바꾸는 데는 적잖은 시간이 걸렸다. 집이 시골이다 보니 처음 조합원이 되었을 때는 집에서 물품을 공급받기 어려웠다. 생협에서는 '상품을 산다'고 말하지 않고 '물품을 공급받는다'고 표현한다. 생산자와 소비자는 사고파는 관계가 아니라 필요한 것을 서로 주고받는 관계이기 때문이다. 우리는 서울로 출퇴근하는 남편의 사무실에서 물품을 받아 퇴근길에 집으로 실어 날랐는데, 쌀처럼 무거운 것은 시키기가 쉽지 않았다. 그래서 쌀은 집 근처 슈퍼마켓에서 일반 쌀을 사다 먹었다. 직접 농약이 닿는 잎채소나 열매채소보다 껍질을 벗겨 도정하는 쌀은 좀 더 안전할 거라는 막연한 생각도 한몫을 했다. 집 앞에 있는 논에서 뿌려지는 제초제의 위력을 두 눈으로 보고서도 선뜻 유기농 쌀을 선택하지는 못한 것이다. 그러다가 건강도 건강이지만 어떤 책임감 때문에라도 유기농 쌀을 열심히 먹어야겠다는 결심을 하게 되었다.

지난 2008년 가을, 충남 아산과 당진 지역에서 생산한 쌀이 정부로부터 친환경농산물 인증을 받지 못하는 일이 발생했다. 농부들은 예년과 똑같이 농약과 화학비료를 일체 쓰지 않고 유기적인 방식으로 농사를 지었다. 하지만 근처 아산호와 삽교호의 수질에 문제가 생겼던 모양이다. 환경정책기본법에서 규정한 화학적 산소요구량과 질소와 인의 총량이 기준치를 넘어선 저수지물을 농업용수로 썼기 때문에, 한살림 생산자들 가운데 아산과 당진 지역 48만여 평에서 생산한 쌀 8,800가마의 친환경농산물 인증이 취소되었다는 것이다. 이 일대 다른 생협들의 생산지가 있는 홍성, 예산 등에서도 똑같은 문제가 발생했다.

어느 날 생협의 인터넷 장보기 사이트에 '아산, 당진 한살림 쌀에 날개를 달아달라'는 호소글이 올라왔다. 이전과 똑같은 방법으로 제초제와 화학비료 없이 힘겹게 벼농사를 지어온 농민들을 돕자는 캠페인이 벌어졌다. 1년 먹을 쌀을 미리 예약해서 그 쌀의 소비를 책임져 주자는 운동이었다.

이유야 어쨌든 인증을 받지 못했으면 문제가 있는 것 아닌가? 인증받은 다른 지역 쌀이 있는데 내가 굳이 미인증 쌀을 선택할 필요가 있을까? 처음엔 이런 생각이 들었다. 하지만 그 쌀을 길러낸 농부를 생각하지 않을 수 없었다. 그에게도 나와 같은 아내와 우리

밥이 정말 하늘인가: 쌀, 곡식, 밀 이야기

아이들 같은 자식이 있을 텐데……. 1년 농사에 그들 가족의 생계가 걸려 있을 것이라는 데 생각이 미쳤다. 만일 남편이 전과 다름없이 일했는데 갑자기 월급을 받을 수 없는 상황이 닥친다면 우리 집은 어떻게 될까. 하지만 농부에게 쌀값이란 도시 노동자의 월급과 단순히 비교할 수는 없다. 1년 노동의 대가이면서 이듬해 농사를 새로 준비해야 하는 생산수단일 것이다.

설령 그 쌀이 인증을 받은 쌀보다 품질이 떨어진다고 해도 기꺼이 먹어야겠다는 생각이 들었다. 내가 태어나 성인이 될 때까지 먹어온 쌀의 대부분은 농약과 화학비료를 뒤집어쓴 채 오로지 식량 증산을 목표로 수확량만 늘려온, 그래서 벼가 자라는 땅을 황폐하게 만들어버린 것들이었다. 그런 쌀도 아무렇지 않게 먹고 살았는데, 땅과 생명을 살리겠다고 구슬땀을 흘린 유기농 농부들의 결실을 외면할 수는 없는 노릇이었다. 정부가 내준 꼬리표 하나 받지 못했다고 그 쌀의 가치가 달라 보이지 않았다. 나는 비로소 농부와 쌀 그리고 그 쌀로 밥을 먹는 사람들 사이의 보이지 않는 끈에 대해 깊이 생각해보게 되었다.

'그런데 1년 먹을 양을 예약하려면 도대체 몇 킬로그램을 신청해야 하는 거지?' 나는 미인증 쌀을 예약하면서 처음으로 우리 가족의 쌀 소비량에 대해서도 생각해보았다. 처음에는 그냥 생협에서 제안하는 대로 고민 없이 40킬로그램을 소비하겠다고 약정했는데, 계절이 바뀌면서 금세 약정량을 다 먹고 40킬로그램을 더 신청해야 했다. 그렇게 1년이 흘러갔다. 그러면서 자연스럽게 우리 가족이 먹는 쌀을 온전히 생협에서만 해결하는 습관이 배었다. 심지

살림의 밥상

어 간혹 깜박 잊고 제 날짜에 주문을 하지 못해 쌀이 똑 떨어지더라도, 비상용으로 슈퍼에서 1, 2킬로그램짜리 일반 쌀을 사면서 버텨내가 예약한 양을 모두 소비하려고 애썼다. 그리고 이제는 쌀만큼은 반드시 100퍼센트 생협의 유기농 쌀을 먹게 되었다.

나는 매일같이 똑같은 쌀로 밥을 짓는 평범한 일상을 계속하고 있다. 하지만 그사이 많은 것이 변했다. 쌀에 대한 약속을 생각할수록 한살림운동의 원칙을 지키는 살림살이에 대한 고민이 깊어진 것이다. 귀한 쌀이다 보니 쌀 한 톨, 밥풀 하나도 정말 허투루 대하지 않게 되었다. 비로소 어른이 되는 느낌이었다.

아산과 당진의 미인증 쌀은 2008년 11월 10일부터 공급을 시작해 2009년 8월 31일까지 전체 수매량 8,860가마 가운데 95퍼센트 이상인 8,430가마가 소비됐다고 한다. 이는 '8,030명의 조합원이 40킬로그램 이상 소비하겠다는 약속을 통해 미인증 쌀에 첫 날개를 달아주었고, 5,800여 가마의 소비를 약속해준 조합원이 있다는 사실에 아산,

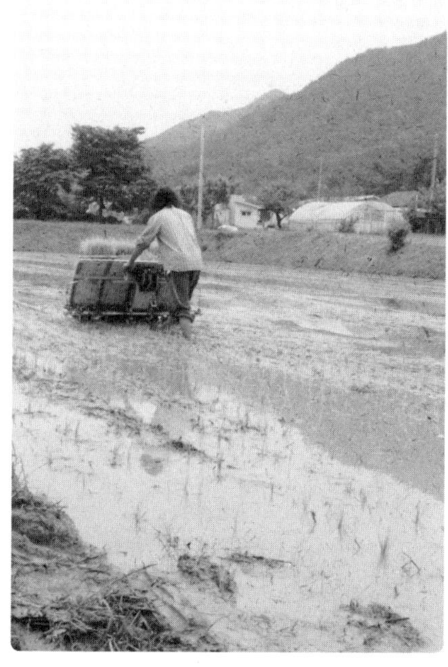

농사는 지구의 모든 물과 공기와 바람과 햇살까지, 어느 것 하나 따로 떨어져서는 결실을 맺을 수 없는 일이다.

밥이 정말 하늘인가: 쌀, 곡식, 밀 이야기

당진의 생산자들도 안정된 마음으로 다음 해 농사를 준비할 수 있었기 때문'이라고 한다. 나와 같은 생각을 가진 사람이 8,030명이나 있었다니! 그 사실을 확인하고 얼마나 뿌듯했는지 모른다. 우리는 서로 얼굴도 이름도 모르지만 매일 같은 쌀로 한솥밥을 지어 먹는 식구란 생각이 들었다. 또한 생산자들은 현장에서 농업용수로 쓰는 물의 수질을 개선하기 위한 노력을 기울였다. '하천에 도랑을 파고 모래와 자갈 등을 층층이 쌓아 물을 걸러내는 장치를 통해 논에 물을 대고, 일부 논에는 수확을 포기하고 수질정화 기능이 뛰어나다는 노란꽃창포를 심기도 했다.'

아무리 유기농 생산자가 자기 논에 농약과 화학비료를 쓰지 않으려고 갖은 노력을 기울여도 마을의 하천이 오염되면 소용없는 일이다. 농사는 지구의 모든 물과 공기와 바람과 햇살까지 어느 것 하나 따로 떨어져서 결실을 맺을 수 없는 일이기 때문이다. 미인증 쌀 사건은 온 우주의 생명이 하나로 연결되어 있다는 사실을 실감하게 해준 본보기였다.

살림의 밥상

쌀은
생명의 나라
계산법대로

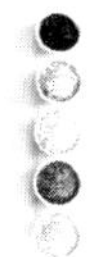

생활협동조합에서는 '생산자는 안전한 먹을거리로 소비자의 생명을 책임지고 소비자는 생산자의 생활을 책임지자'는 말이 익숙하다. 나는 20여 년 전부터 한살림 초창기 조합원으로 참여했던 윤선주 씨가 쓴 글에서 크게 감명받은 일이 있다. "생각해보라. 생활과 생명 중에서 어느 쪽이 더 값진 것인가를. 소비자는 생활을 책임진다는데 생산자는 생명을 주겠다는 약속 아닌가!" 그는 "물품에 정당한 값을 치르는 사람들이 많다는 것도 생협을 통해 알게 되었다. 생산자가 정성을 다해 키운 물품을 그분이 다음 해에도 계속 같은 방식으로 농사지으면서 생활할 수 있도록, 함께 값을 정하고 약속한 물량을 책임지고 소비하며 어떻게 농사를 지을까 같이 결정한다는 것. 생협이 만든 관계야말로 소비자도 똑같이 농사를 짓는다는 생각을 하게 만드는 것"[2]이라고 했다. 도시에 사는 내가 지갑을 열어 무엇을 고르느냐에 따라 우리 농업을 살릴 수도, 죽일 수도 있다는 말이었다.

또 가슴을 울린 농부의 이야기도 들었다. 예전에 한살림에서 벼농사를 짓는 생산자가 전국에 열 집밖에 안될 때의 일이다. 그때는 가을이면 한자리에 모여 다 같이 얼굴을 마주보고 쌀값을 결정했다고 한다.

"소비자는 생산자의 어려운 현실을 느끼고 쌀 가격을 높여야 한다고 했고, 생산자는 가계의 어려움과 소비를 생각해서 쌀값을 낮춰야 한다고 말한 적이 있습니다. 저는 지금껏 그게 가장 기억이 남습니다. 많이 어려웠지만 그런 생각이 고마워서, 그만둘 생각을 했다가도 소비자를 만나면 다시 힘을 내서 열심히 했습니다."

당진에서 공동체 농가 열 집과 함께 농사를 짓고 있는 정광영 씨의 이야기였다. 지금처럼 유기농 생산자들이 많이 늘어나기까지는 서로를 아껴주고 책임져 주는 소비자 조합원들이 있었기 때문에 가능했다는 것이다. 정광영 씨가 처음 유기농 벼농사를 시작하던 그 무렵에는 농촌지도소에서 시키는 대로 관행적인 농사를 지으면 벼를 수확할 때까지 아홉 번 이상 농약을 쳐야 했다고 한다. 하지만 이전에 담배농사를 지으면서 농약중독에 걸린 적이 있던 그는 아무리 어려워도 농약 없이 벼농사를 지어야겠다고 굳게 결심했다.

"처음엔 관에서도 말리고, 주변에서도 유별나다고 말렸습니다. 유기농을 시작하고 처음 3년은 실패를 했지요. 화학비료만 주었을 때보다 병충해가 오히려 더 심해졌습니다. 관행으로 했을 때보다 소득이 30퍼센트 줄었지요. 그러니까 형이 '네가 농약을 안주면 내가 죽겠다'라고 말할 정도였습니다. 하지만 저는 농약은 독약이라는 것을 알고 있어서 사용할 수가 없었습니다."

그와 같은 농부들이 용기를 잃지 않고 꿋꿋하게 유기농업을 계속할 수 있도록 해준 힘, 그것이 바로 소비자의 믿음이었다. 나는 유기농 벼농사가 지속될 수 있도록 먼저 그 쌀을 위해 지갑을 열었던 선배 주부들이 있었다는 사실이 고마웠다. 생산자와 소비자의 관계뿐 아니라 먼저 다른 살림을 고민하고 실천한 이들의 경험이 널리 이웃에게 전파되는 새로운 관계, 생협을 통해 쌀을 살 때 우리는 그런 보이지 않는 끈끈한 '관계의 힘'을 나누고 있다는 것을 깨달았다. 대형할인점에서 바코드에 가격이 찍히는 순간 거대 유통기업의 자본을 불리는 상품으로만 만나던 쌀과 한살림의 유기농 쌀은 하늘과 땅 차이였다.

지난 2009년에는 아산과 당진 지역 생산자들이 수질 개선을 위해 노력한 결과, 그 지역에서 생산된 쌀의 많은 부분이 다시 친환경농산물 인증을 받았다. 그럼에도 여전히 1,500가마가 인증을 받지 못했고, 전과 마찬가지로 사전 예약제가 실시되었다. 한살림에서는 쌀의 품질에 대한 믿음을 확인한 이상 더 이상의 가격 할인은 하지 않겠다고 했다. 나는 이번에도 미인증 쌀을 먼저 선택했다. 이것이 '생명의 나라 계산법'에 맞다고 느꼈기 때문이다.

무위당 장일순 선생은 생전에 한살림운동을 하는 사람들이 모인 자리에서 성경에 나오는 포도밭 이야기를 즐겨 인용했다. 포도밭 주인이 아침 일찍 일하러 온 사람이나 저녁 늦게 일하러 온 사람에게 똑같이 한 데나리온고대 로마 시대의 은화 단위의 품삯을 주었다. 그러자 일을 많이 한 사람이 불평을 하지만, 주인은 두 사람 모두에게 약속을 지킨 것이라고 말한다.

"포도밭이란 뭐냐, 하늘나라예요. … 이게 생명의 나라의 계산법이에요."

장일순 선생은 포도밭 주인이 준 품삯은 생명과 하느님 사이의 약속이라는 사실을 상기시키며, 한살림운동은 바로 이런 생명의 나라를 만들겠다는 약속으로 출발한 것임을 잊지 말라고 당부했다.

여러분이 농민과 생활을 한다고 하면, 여러분들은 농민의 입장이 돼야 한다 이 말이에요. 또 농민은 여러분의 입장이 되어보아야 하고. 그런데 이것이 처음부터 쉽게 되느냐? 잘 안 되지. 왜? 나쁜 습성 때문에 안 된단 말이야. 잇속을 계산하는 습성 때문에 안 되는 거라. 문제는 소비자는 생산자를 살게 해줘야 될 거 아니요. 우리 안에 들어온, 하늘나라에 들어온, 생명의 나라에 들어온, 먼저 왔건 나중에 왔건 다 먹고 살게 해줘야 되잖아요? 그게 포도밭의 말씀이라.

《나락 한 알 속의 우주》, 장일순

우리나라의 물은 하천수·저수지물·지하수·강수 등 수원에 따라 정부의 여러 부처가 각기 다른 법령으로 관리하고 있다. 댐이나 호수, 강 등 큰 단위는 환경부에서, 나머지 중소 단위는 한국농촌공사에서 맡는 식인데, 이때 하천과 저수지물은 '환경정책기본법', 지하수는 '지하수법'에 따라 관리되고 있다. 그런데 이 법령에 따른 수질 기준을 농업용수에 그대로 적용하면서 미인증 쌀 같은 문제가 생긴 것이다. 현재는 농업용수 자체만을 위한 별도의 관리 기준이 없기 때문에 자기 논에 어떤 물을 끌어다 쓰느냐에 따라 적용되는 법이 달라지는 것이다. 그런데 법령마다 수질 기준이 서로 배치된다. 지하수법에 따르면 농업용수로 사용되는 지하수는 1리터당 질산성 질소의 함량이 20밀리그램 이하여야 하면서 질소와 인의 총량에 대한 규제는 없다. 그러나 환경정책기본법상 농업용수로 사용되는 저수지물은 질산성 질소뿐만 아니라 유기성질소, 아질산성질소, 암모니아성질소 등을 모두 포함하는 총 질소 함량이 1밀리그램 이하여야 한다.

그런데 질소와 인은 농작물의 성장에 필요한 필수영양소임에도 이것이 서로 다른 기준에 따라 규제의 대상이 되고, 실제로 친환경농산물을 생산한 농민들에게 인증 취소라는 피해가 돌아간 것이다. 실제로 우리나라에 내리는 빗물의 경우 질소 함량이 1리터에 1.5밀리그램으로 환경정책기본법상의 호소수 기준치인 1밀리그램보다 높다고 한다. 결국

49

이대로라면 우리 땅에서 비를 맞고 자란 농산물은 모두 규제대상이 되는 모순이 발생하는 것이다.

결국 2008년 충남 지역의 친환경인증 벼 재배농가 100여 명이 이런 모순된 규제로 인증을 취소당한 사례는, 이후 농업용수의 수질 기준을 현실화하라는 요구를 낳았다. 농림수산식품부는 2009년 12월 14일 공포한 친환경농업육성법 시행규칙의 일부 개정안에서 친환경농산물 재배에 사용할 수 있는 수질 기준 항목 가운데 질소와 인의 함량 부분을 제외하기에 이른다. 그러나 이번 사태로 인한 농가의 피해와 친환경농산물에 대한 소비자의 불신은 여전히 상처로 남았다. 한살림 생산자들에게는 책임소비를 약속한 소비자들이 있었지만, 다른 농가들이 입은 피해는 적지 않다.

소비자로서 이 사건을 바라본 나는 애당초 정부의 인증딱지는 우리에게 그다지 중요하지 않다는 생각을 했다. 그동안 정부가 안전하다고 말해온 먹을거리들이 얼마나 많이 우리를 배신했는지 똑똑히 보아왔기 때문이다.

우리 국민의 건강을 책임져야 할 식품의약품안전청KFDA이 마치 만능해결사인 것처럼 맹신하며 자주 들먹이는 미국 식품의약국FDA의 기준들이란 어떤 것인가. 미국은 기업과 정부가 회전문 관행에 따라 서로 원활하게 자리바꿈을 하는 나라다. 특히 FDA와 몬산토의 간부들은 각별한 관계다. 실례로 GMO의 선두주자인 몬산토가 FDA 연구비의 상당 부분을 제공하고 있으며, FDA가 안전성을 검토했다는 GMO 옥수수 역시 몬산토 측이 제출한 실험결과를 토대로 검증한 것으로 알려져 있다. 이런 미국이 유럽과 달리 GMO 식품표시제를 시행하지 않는 것은 당연

살림의 밥상

한 일이다. 그런 미국이 안전하다고 선전하는 먹을거리를 고스란히 받아들이고 있는 정부만 믿고, 외롭고 고단하게 우리 농업을 지켜온 농민들을 외면할 수는 없는 노릇이다. 오히려 친환경 인증딱지보다 중요한 것은 소비자와 농민이 서로를 믿고 연대하는 것. 그것만이 우리 스스로가 서로를 지키는 일이라는 생각을 하게 된 값진 시간이었다.

우리나라는 우루과이라운드 타결 이후 농어촌구조개선대책과 농어촌발전대책의 일환으로 농산물 품질 인증제도를 처음 도입했다. 1992년 일반재배 농산물에 대한 품질 인증을 시작으로 이듬해 유기농산물, 1995년 축산물, 1996년 저농약재배 농산물, 1998년 유기농산물 가공품 등에 인증제도를 실시했는데, 2001년부터 일반 품질 인증제와 친환경농산물 인증제를 구분하기 시작했다. 이때 친환경농산물을 저농약, 무농약, 전환기유기2007년부터 폐지, 유기재배 등으로 구분하고 있다. 유기농산물은 다년생작물의 경우 3년, 그 외 작물은 2년 이상 유기합성농약과 화학비료를 일체 사용하지 않고 기른 것이다전환기유기농산물은 기준이 1년 이상. 무농약농산물은 농약은 사용하지 않고 화학비료를 가급적 사용하지 않는 권장시비량의 1/3 이내 것이고, 저농약농산물은 화학비료를 권장시비량의 절반 이내, 농약은 농약안전사용기준의 절반 이하로 정하고 제초제는 쓰지 않아야 한다. 이때 잔류 농약은 식품의약품안전청장이 고시한 '농산물의 농약잔류허용기준'의 절반 이하여야 한다고 되어 있다.

모두가 일반 소비자 입장에서 보면 한눈에 이해하기 힘든 내용들이다. 그러니 우리는 단지 친환경농산물이란 인증마크만 보고 안심하거나, 다른 것보다 비싼 값을 받아도 그만한 가치가 있다고 생각할 뿐이다. 그런데 이런 법적인 인증제도가 이전부터 묵묵히 유기농업을 실천

밥이 정말 하늘인가: 쌀, 곡식, 밀 이야기

해온 농가에 오히려 피해를 주기도 했고, 부실한 인증관리 때문에 소비자의 신뢰를 떨어뜨리는 일도 빈번하게 발생한다는 데 문제가 있다.

농가의 경우 유기재배와 무농약재배는 수확량과 재배 여건에서 큰 차이를 보이는데도 실제 가격 차이는 10퍼센트 내외다. 그렇기 때문에 힘든 유기재배보다 화학비료를 써서 수확량을 늘리는 무농약재배를 선호하게 된다. 소비자 입장에서는 그 차이를 꼼꼼하게 따지기보다 친환경농산물인증이란 딱지만으로 비슷하다는 인식을 하게 되고, 결국 두 가지 중에 유기재배보다 값이 싼 무농약을 선택하기 쉽다. 이윤을 높이고 싶어하는 유통업체에서도 물량확보를 위해 무농약재배를 선호하게 되고, 이런 것이 오히려 유기재배 방식을 확대하는 데 걸림돌이 되기도 한다. 일반 농가에서는 무농약 인증만 받아도 어느 정도 가격보장을 받기 때문에 굳이 힘겨운 유기재배로 전환해 수확도 줄고, 소득도 온전히 보장받지 못하는 위험을 꺼리기 때문이다.

그런데 정작 우리나라의 친환경농산물 인증제도로 인증을 받은 유기농산물이라도 국제 코덱스 기준에는 미치지 못해, 수출할 때는 유기농산물 딱지를 떼야 한다. 코덱스 기준에서는 공장에서 가축의 분뇨로 만든 퇴비를 쓰지 못하게 되어 있는데 우리나라는 이를 허용하기 때문이다. 또 친환경농산물 인증 과정에서 부실인증과 함께 분석비용을 부풀려 인증심사 보조금을 가로챈 인증기관 등이 검찰에 적발되는 부작용까지 터져 나오고 있다. 현재 인증기관은 정부 산하기관인 농산물품질관리원과 정부의 위탁을 받은 민간 인증기관인 흙살림, 유기농업협회 등 모두 다섯 개가 있다. 이런 사건이 터질 때마다 소비자들의 신뢰가 땅에 떨어져 애꿎은 유기농 농가들이 피해를 입게 되는 것이다.

살림의 밥상

　실제로 농산물 품질 인증제도가 생기기 전부터 친환경농업을 지켜온 이들은 각자의 철학에 따라 인증제도보다 까다로운 원칙을 고수하는 이들이 많다. 한 예로 한살림의 경우 물품의 생산원칙을 자체적으로 다음과 같이 소개하고 있다.

　단순히 농약이나 화학비료의 사용 여부를 떠나 한살림은 이 땅 모든 생명과의 평화로운 공생을 가장 우선시합니다. 때문에 한살림의 경우 유기농, 무농약, 저농약재배 등 친환경농산물 인증을 받았다 하더라도 생석회, 성장조절제, 후숙처리제, 수입농산물을 금지합니다. 생석회의 경우 토양의 통기성을 방해하여 장기적으로 토질을 저하시킵니다. 시장의 공급과 수요의 논리에 따라 작물에 침투하여 인위적으로 성장을 조절하는 성장조절제는 작물 본연의 성질과 구조를 변이시킵니다. 사람 편리에 따라 출시 시기를 조절할 수 있는 후숙처리제 역시 과실의 구조를 바꿔놓고 인체에 잔류할 가능성이 높습니다. 수입농작물은 유기농이나 무농약으로 재배되었다 하더라도 우리 땅과 그 땅 위에서 수많은 생명들이 더불어 사는 질서를 깨고, 생태계의 순환고리를 끊어놓습니다. 또한 농약이나 화학비료를 사용하지 않았다 하더라도 그것이 무수히 많은 중간업자들을 통해 수십만 킬로미터를 달려 우리 손에 전해지기까지 합성보존제 등 여러 화학물질에 노출되는 경우가 많습니다.

한살림 홈페이지 '물품이야기' 중에서

쌀 한 톨의 무게는
얼마나 될까

논생물과 함께 자라는 토종벼

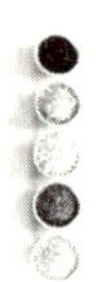

어릴 때 밥상머리에서 가장 많이 들었던 말이 "너는 밥알을 세니?"였다. 밥을 복스럽게 먹지 못하고 깨작거리는 나를 타박하는 소리였다. 그런데 나는 정말 밥알을 세어본 적이 있던가? 밥 한 술, 한 공기에 얼마의 쌀알이 들어 있는지 궁금할 법도 한데 말이다. 그런 나에게 실제로 밥알을 하나하나 세어 우리 논의 소중함을 알려준 이들이 있다.

2009년 가을, 생협의 장보기 사이트에 '논에서 만나는 살아 있는 친구들'이란 이름으로 조합원들에게 논 생태교육을 실시한다는 소식이 눈에 띄었다. 무심히 지나칠 수도 있었던 내용에 마음이 끌렸던 것은 왜일까. 서울로 이사한 뒤로 아파트 숲에서 갑갑해하

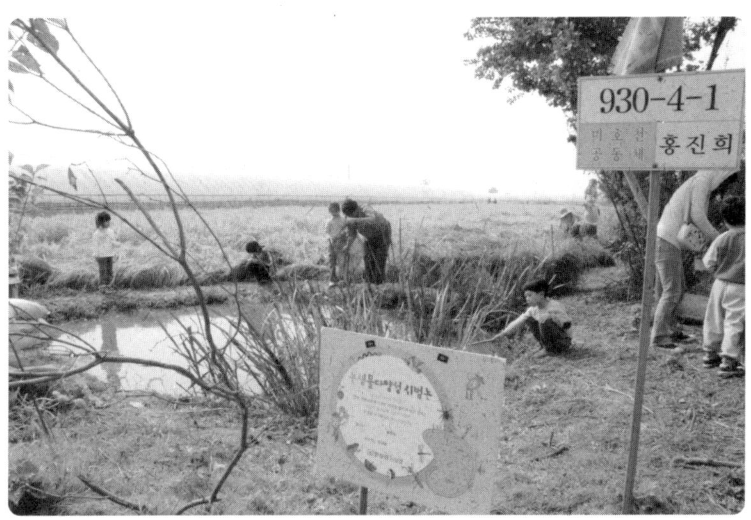

'논살림'에서 만난 평범한 엄마들과 아이들이야말로 우리 농촌, 우리 농민, 우리 땅을 지키는 생명의 파수꾼들이었다.

던 나를 절로 논이 부르고 있는 것 같았다.

논 생태교육에서는 논두렁에 사는 식물과 동물들에 대한 흥미로운 이야기들이 펼쳐졌다. 논에 사는 갖가지 풀꽃과 거기에 깃들어 있는 곤충과 수생동물들의 생태도 흥미로웠지만 그보다는 '논살림'이란 이름으로 활동해온 사람들이 나를 사로잡았다. 서울 장충동에 있는 한 빌딩에서 열린 생태교육 강좌에 모인 이들 대부분은 주부들이었는데, 서울뿐 아니라 과천, 원주, 청주에서까지 찾아왔다. 어린아이들을 데리고 온 이들도 여럿 있었는데 누구 하나 불편해하는 기색이 없었다. 너나할 것 없이 자식을 키워본 엄마들의 너그러움이랄까. 아무튼 이 평범한 엄마들이 주목하고 있는 것은 아주 특별했다. 그들은 0.02그램 정도인 '쌀 한 톨의 무게'를 이야기

밥이 정말 하늘인가: 쌀, 곡식, 밀 이야기

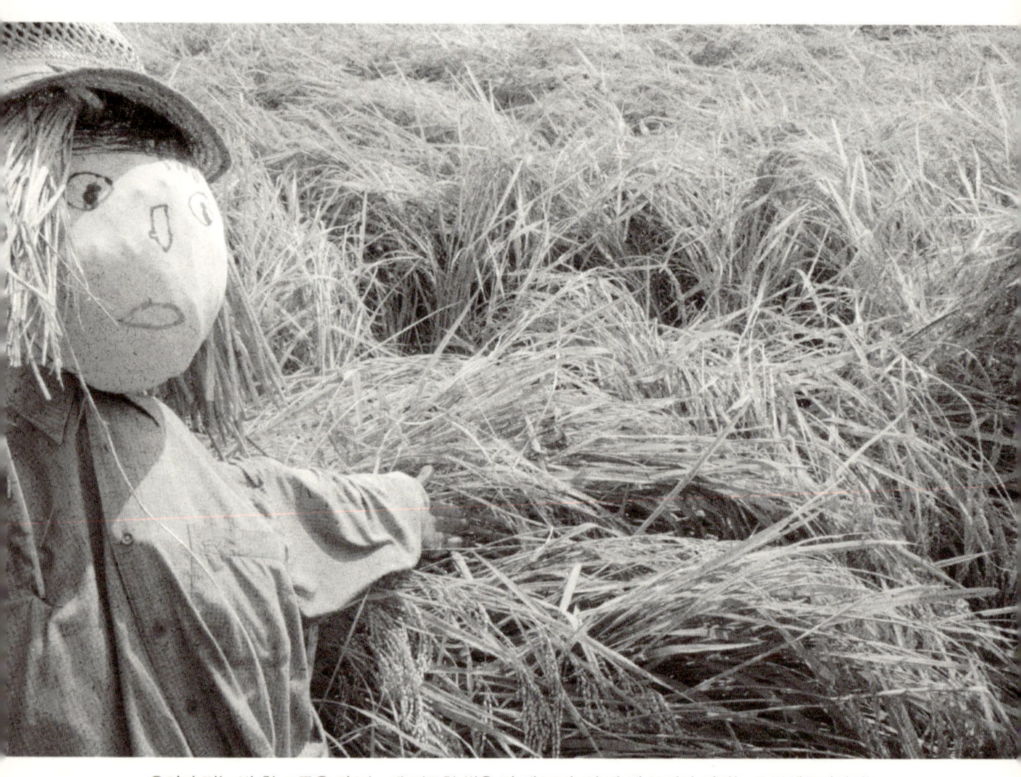

우리가 먹는 밥 한 그릇을 만드는 데 필요한 쌀은 벼 세 포기, 이 벼 세 포기가 자라는 0.15제곱미터에는 수많은 생명이 공존하고 있다.

하고 있었다.

우리가 먹는 밥 한 그릇에는 3,000알~4,000알의 쌀알이 있는데, 이것은 벼 세 포기에서 나오는 낟알의 수라고 한다. 이 벼 세 포기가 자라는 논의 면적은 대략 0.15제곱미터, 이 작은 공간에 무수한 생명이 살고 있다. 물벼룩 5,093마리, 투구새우 4마리, 올챙이 35마리, 풍년새우 11마리, 깔다구 168마리가 벼 세 포기, 즉 밥 한 그릇과 공존하는 개체수라고 한다. 반대로 논우렁이는 밥 2그릇, 미꾸라지는 46그릇, 청개구리는 67그릇, 애반딧불이 208그릇, 도롱뇽은 1,802그릇, 작은 백로 한 마리는 자그마치 15만 그릇의 밥을 생산하는 공간과 같은 의미를 지닌다고 했다.[3]

놀라웠다. 누군가는 분명 고집스럽게 밥알을 세었을 것이다. 그리고 작은 밥알들에서 출발해 생태계의 커다란 그물망을 읽어낸 것이다. 농부와 함께 논에 사는 식물과 동물들을 직접 조사하고 관찰한 '논습지네트워크' 활동가들이 주인공이었다. 이들은 2008년 경남 창원에서 열린 제10회 람사르 총회에서 한국과 일본 정부가 공동 제출한 '습지 시스템으로서 논의 생물다양성 증진 결의문' 채택에 실질적인 역할을 하기도 했다. 이 결의문은 지구의 습지를 보호하기 위한 국제회의에서, 인간이 만든 논도 생태계를 유지시키는 훌륭한 인공습지로 보호될 수 있도록 했다.[4] 한국과 일본의 NGO 단체들로 구성된 논습지네트워크의 뿌리에 유기농으로 생산된 쌀을 소비하는 주부들이 있었던 것이다. 이들은 논생물 조사를 위해 농부와 한 해 벼농사를 함께하다시피 했다.

밥이 정말 하늘인가: 쌀, 곡식, 밀 이야기

쌀 한 톨의 무게는 얼마나 될까.

내 손바닥에 올려놓고 무게를 잰다.

바람과 천둥과 비와 햇살과 외로운 별빛도 그 안에 스몄네.

농부의 새벽도 그 안에 숨었네.

나락 한 알 속에 우주가 들었네.

버려진 쌀 한 톨 우주의 무게를 쌀 한 톨의 무게를 재어본다.

　홍순관의 노래 '쌀 한 톨의 무게'를 배경으로 논살림의 활동을 보여주는 슬라이드 쇼는 가슴 뭉클했다. 나처럼 매일 밥을 지어 가족을 먹이는 평범한 주부들이 들려준 이야기였기에 더욱 그랬다. 특히 "우리가 유기농 쌀을 먹어야 사라진 제비를 불러올 수 있다"는 논살림 활동가 신현주 씨의 말이 가장 인상적이었다.

　일주일 뒤 청주 미호천공동체 홍진희 씨 논에서 현장교육이 있었다. 홍진희 씨는 논생물다양성 시범 논으로 농사지은 자신의 실제 경험을 2008년 람사르 총회에서 직접 발표했던 농부다. 그의 논은 집 마당 앞에 있어서 말 그대로 문전옥답이었다. 가을볕에 이삭이 굵은 벼들이 누렇게 익어 고개를 숙이고 있었다. 엄마를 따라 논으로 온 어린이들은 가을소풍을 나온 것처럼 신이 났다. 대부분 논살림 활동을 오랫동안 함께해온, 나보다 경험이 많은 어린 친구들이었다. 처음에는 물렁거리는 논바닥이 무섭다고 울던 아이들이 나중에는 말거머리를 만지작거리며 신기해할 정도로 논생물들과 친숙해졌다고 한다.

　누렇게 익은 벼들 사이로 조를 나누어 들어간 사람들은 뜰채

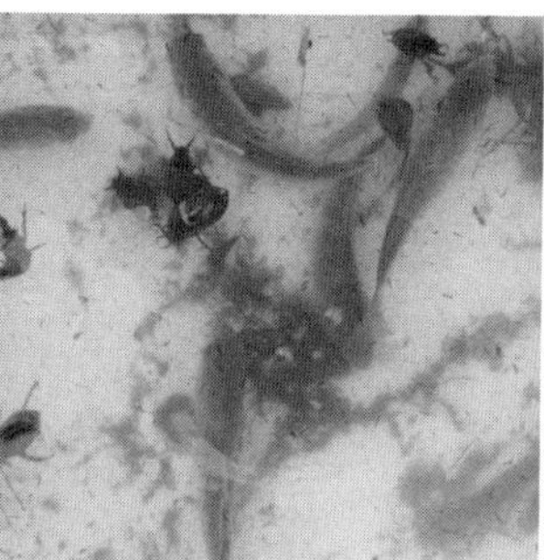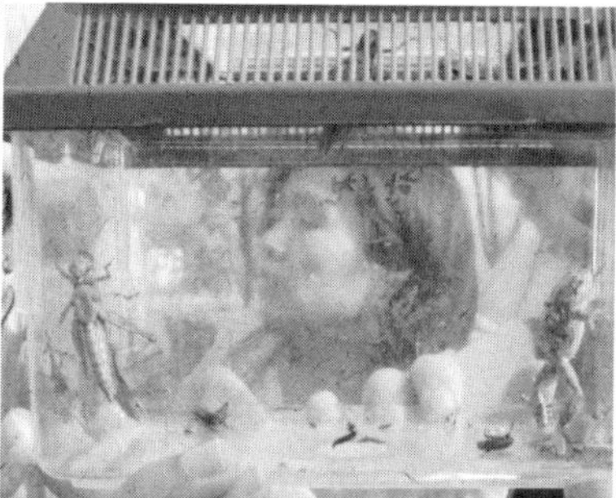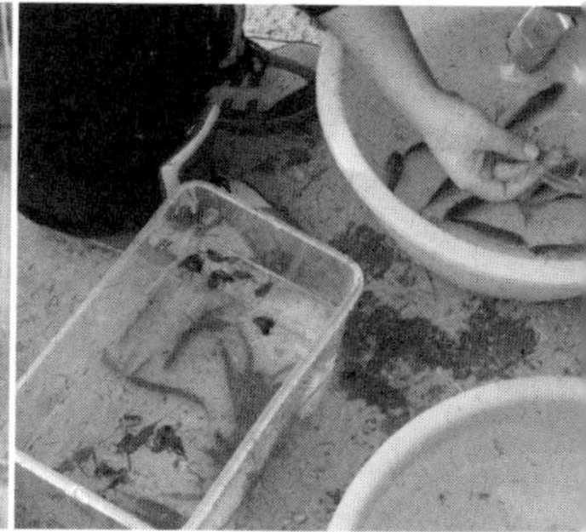

논에 사는 수많은 생물들은 죽여야 할 해충이 아닌, 벼가 건강하게 자라도록 도와주는 농사의 조력자들이다.

와 코트라트 등의 도구를 들고 논에 살고 있는 생물들을 채집했다. 수확을 앞둔 논이어서 논물이 말라, 수생동물 조사는 논 옆에 있는 둠벙에서 이루어졌다. 나는 벼 한 포기를 위쪽과 중간, 뿌리 쪽으로 나누어 털어내는 채집활동을 함께했다. 벼를 살짝 흔들었는데도 흰 채집쟁반이 새까매지도록 거미와 여러 곤충들이 쏟아져 나왔다. 놀라웠다. 관행농법에서 보면 모두가 살충제를 써서 박멸해야 할 존재들이었을 것이다. 꿈틀거리는 깨알 같은 곤충들 하나하나가 사랑스러워 보이기는 처음이었다. 오로지 상품으로써 팔아야 할 벼만 남기고 다른 생물들을 깡그리 죽여버리는 것이 이전의 농사였다면, 새로운 농사에서는 이들 모두가 논에서 함께 살아가는 식구이자 벼를 건강하게 자라도록 하는 농사의 조력자들이었다. 둠벙에 모인 어린아이들은 물속에서 보물을 건져내듯 퍼 올리는 갖가지 수생동물들을 보며 환호했다. 미꾸라지, 물방개, 게아재비, 붕어…… 논에 벼와 함께 이렇게 많은 생명이 살고 있다는 사실이 경이로웠다.

논생물다양성 농법은 일찍이 일본에서 먼저 보급되었다고 한다. 오리와 우렁이를 넣지 않고 논에 사는 생물들을 이용해 농사를 짓는 기술인데, 우리나라에서는 2006년부터 충남 홍성 지역 유기농 생산지를 중심으로 논생물 조사를 위한 한일교류를 함께하며 시작되었다. 교류의 중심에는 '더불어 사는 위대한 평민을 기른다'는 철학으로 문을 연, 우리나라에서 가장 오래된 대안학교인 홍성 풀무농업기술고등학교가 있었다. 《오리농법》, 《논, 생물다양성을 살리는 유기벼농사 짓기》 같은 유기농업의 본보기가 되는 일본 농업서적들을 국내에 소개한 사람도 풀무학교의 교장 홍순명 선생이다.

나는 2008년 겨울, 홍순명 선생을 찾아가 뵌 일이 있다. 홍성군 홍동면 갓골에 있는 그의 집 마당 앞쪽으로는 유기농업만 전문으로 배우는 2년제 대안대학인 풀무학교 전공부의 실습논이 있었다. 그곳에는 1급수에만 있는 말굽조개가 산다고 했다. 그는 당시 이런 이야기를 했다.

"농사일이 고되고 남는 게 없다는 계산은 맞는 말이기도 해요. 하지만 그것은 우리가 혐오하는 자본의 논리로 셈하기 때문이에요. 우리는 그걸 벗어나려고 농사를 짓는 거예요."

우리가 얼마나 많은 생물의 다양성을 지키고 있는가, 우리가 얼마나 많은 이들의 건강한 밥상과 생명의 세계를 지키고 있는가, 또 얼마나 평화로운 마음의 고향을 만들어가고 있는가 하는 가치는 돈으로는 따질 수 없는 성과들이라고 했다. 그가 사는 마을의 농부들은 현재 '풀무쌀생산위원회'라는 이름으로 '논에서는 지금'이란 논생물다양성 농법으로 농사지은 쌀을 여러 생협에 공급하고 있다.

그 쌀이 나는 '논에서는 지금', 풍년새우와 투구새우 같은 귀한 생명체들이 되살아나고 있었다. 풍년새우는 일반 논에서 이 새우가 보이기 시작하면 "논에 풍년이 든다"고 농부들이 좋아할 정도로, 논이 농약에 오염되지 않고 유기물이 풍부해졌다는 지표로 삼는 생물이다. 또 '살아 있는 화석'이란 별명이 붙은 투구새우는 환경부 지정 멸종위기 야생동물 2급 보호종이다.

제초제 대신 논에 오리와 우렁이를 풀어놓는 방법은 환경친화적이기는 하지만 근본적으로 벼를 제외한 모든 풀들을 제거해야 할 대상으로 바라본다는 점에서는 관행농과 크게 다르지 않다. 그러나 논생물다양성 농법은 논의 생태계를 있는 그대로 인정하는 데서 출발한다. 오리나 우렁이처럼 외부에서 인위적으로 다른 생물을 유입하는 것이 아니라 그 속에서 살아가는 여러 가지 수생식물과 동물들의 특성을 활용해 벼를 튼튼하게 자라도록 하는 것이다. 저절로 생겨난 투구새우와 풍년새우 같은 논 생물들이 잡초의 싹을 갉아먹어 농부의 일손을 돕게 하는 식이다. 그러나 우렁이는 원래 식용으로 길러온 외래종이기 때문에 이를 논에 풀어놓음으로써 지역 생태계를 교란시킨다. 오리는 워낙 먹성이 좋아 논에 있는 수많은 생물들을 모조리 먹어치우기 때문에, 다른 생명체에 대해서는 폭력적이기까지 하다. 또 엄청난 양의 오리 배설물이 오히려 쌀의 품질을 떨어뜨리는 문제들도 생겨나고 있었다. 때문에 논생물다양성 농법은 이러한 오리와 우렁이의 문제들을 개선하고 한 걸음 진일보한 방법으로 유기농 벼농사를 발전시키고 있었다.

홍진희 씨는 논에 들어가 직접 피를 뽑는 것으로 농사를 처음 시작해서, 오리를 풀어 풀을 뜯어먹게도 해보았고, 5, 6년은 우렁이로 편하게 제초하는 등 다양한 유기농 논농사를 두루 경험해보았다. 그런데 논생물다양성 농법을 해보니 "이제야 비로소 논농사의 근본을 좀 이해하게 되는 것 같다"고 했다.

"우리 벼는 다른 벼들보다 키가 크고 이삭이 실하고 알이 굵어요. 이게 우리 토종벼 조동지예요."

그는 이미 7, 8년 전부터 우리나라 재래종자로 벼농사를 지어왔는데, 논생물다양성 농법을 이용한 농사를 배우면서 마을과 지역마다 다양한 볍씨가 심어져왔다는 사실이 얼마나 소중한 일이었는지 깨닫게 되었다고 했다. 하지만 나는 다른 논의 벼를 눈여겨본 적이 없어서 실제로 그의 논에 있는 벼가 얼마나 키가 큰 것인지 알

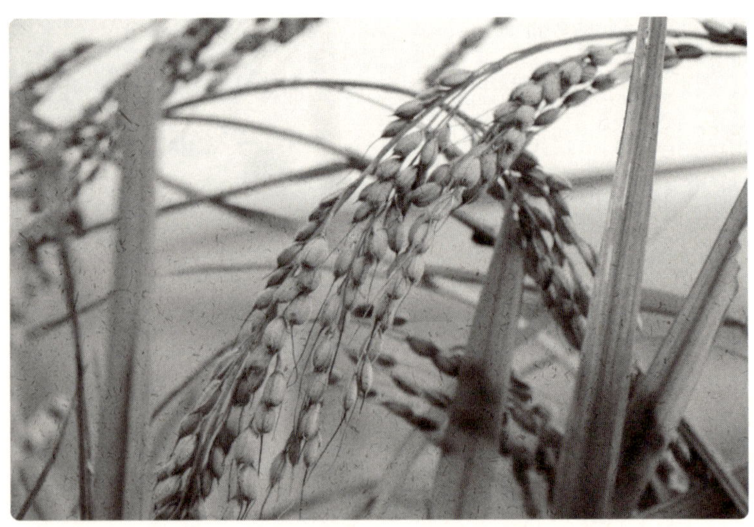

토종벼는 잡초들 속에서 살아남기 위해 오랜 세월 스스로 환경에 적응한 결과, 개량종보다 키가 크고 알이 굵게 자란다.

살림의 밥상

수 없었다. 그는 보통 벼들은 사람 허리 아래까지 오는데 토종벼는 가슴께까지 자란다고 알려주었다.

　"토종벼들이 개량종보다 키가 큰 것은 잡초들 속에서 살아남기 위해 오랜 세월 환경에 적응한 결과라고 생각해요. 하지만 개량종은 제초제를 써서 잡초와 경쟁할 필요가 없으니까 키를 키우지 않도록 육종돼왔을 거예요."

　그러면서 장마가 지나고 이삭이 패고 알곡이 영글 때까지 태풍에 잘 쓰러지지 않도록 키를 작게 만드는 것이 인위적인 육종의 큰 방향이라고 했다. 또한 해마다 초가지붕을 새로 엮고, 짚신이나 멍석, 망태기처럼 생활에 필요한 물건들을 만드는 데 요긴한 길쭉하고 튼실한 볏짚이 더 이상 필요 없게 된 생활방식의 변화도 중요한 이유라고 했다. 논에서 자라는 볍씨 하나가 이렇게 많은 것을 바꾸어놓았다니, 놀라운 사실이었다.

유기농 쌀,
정말
비쌀까?

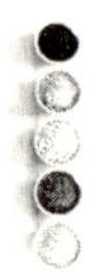

　나는 유기농 쌀을 먹으면서부터 많은 것이 달라지기 시작했다. 유기농 쌀 소비를 흔들림 없는 상수로 정하고 살림을 구조조정했기 때문이다. 물건의 가치를 단지 가격만으로 단순 비교하지 않고 거기에 스며 있는 관계, 만들어진 과정의 의미 등을 함께 생각하게 된 것이다. 가장 좋은 쌀을 먹는 대신 다른 외식비를 줄이고, 대형할인점에 갈 때마다 충동구매하던 불량 간식에 대한 소비도 자연히 줄었다. 전체적인 식비의 총액은 크게 달라지지 않고 오히려 질은 더 높아졌다. 그 변화의 중심에 쌀이 있었다. 이렇게 해서 이제는 쌀과 부식뿐 아니라 아이들 간식과 양념, 휴지와 세제 같은 생필품까지 거의 대부분을 생협 물품으로 바꾸었다.

나는 이런 과정을 통해 보통의 시장과 멀어지기 시작했고, 그래서 사람들이 피부로 느끼는 가격에 둔감해졌는지도 모른다. 그런 나에게 쌀값의 진실을 직접 확인해보게 만든 일이 있었다. 고등학교에 들어간 아이의 친구 엄마들끼리 점심을 함께 먹는 자리였다. 동네에 친환경농산물을 쉽게 살 수 있는 매장이 생겼으면 좋겠다는 대화가 오갔다.

"저는 생협에서 매주 주문한 대로 받으니까 편하고 좋던데. 마트보다 싸요."

내가 조심스럽게 운을 떼었는데 돌아온 반응이 한결같이 '비싸고 불편하다'는 것이었다. 그중 한 집은 최근에 나와 같은 한살림 조합원이 되었는데, 아직 생협보다 밖에서 구입하는 물건이 많다고 했다. 쌀도 마찬가지였다. 나머지 두 집은 가장의 건강이 나빠져 먹을거리에 특별히 신경을 쓰고 있었다. 그래서 다들 손쉽게 유기농산물을 구입할 수 있는 방법에 목말라 있었다.

"물건은 직접 보고 골라야 좋지. 유기농 매장이 여러 개 생기면 경쟁이 돼서 더 싸게 살 수 있을 텐데……."

입시경쟁에 목이 매여 있는 부모들은 유기농산물에도 경쟁이 없으면 안 된다는 생각을 하고 산다. 그게 우리의 현실이다. 그러면서 금세 회원제 도매클럽인 코스트코에서만 파는 수입 치즈와 초콜릿, 와인 등으로 화제가 바뀌었다. 생협 물건이 비싸다고 말한 사람들은 대개 자동차를 몰고 집에서 멀리 떨어진 대형할인점까지 가서 쇼핑을 하고 있었다. '그러면 차도 없는 우리가 생협 물품만 먹는 게 과소비인가?' 소심한 나는 묵묵히 이야기만 들었다.

밥이 정말 하늘인가: 쌀, 곡식, 밀 이야기

　그런데 정말 생협에서 파는 유기농산물이 비쌀까? 비싸면 도대체 얼마나 비쌀까? 나는 결국 집으로 돌아오자마자 인터넷 검색창을 두드려보았다. '대한민국 1등 할인점'이라 자랑하는 이마트 온라인쇼핑몰을 통해 쌀값 비교에 들어갔다. 우선 주부들이 가장 선호하는 쌀의 포장 단위인 20킬로그램짜리를 기준으로 최저가와 최고가를 찾아보았다. 가장 싼 쌀은 '이마트 이맛쌀'로 3만 4,900원이고, 가장 비싼 것은 친환경유기농 쌀인 '지평선 상상예찬'으로 6만 1,000원이었다. '이맛쌀'은 미곡처리장에서 일괄 구입한 쌀을 이마트 자체브랜드로 포장한 것이고, '지평선 상상예찬'은 김제평야에서 왕겨숯과 왕초액을 가미한 우렁이농법으로 전량 계약재배로 생산한 제품이었다. 내가 생협에서 구입하는 쌀은 최대 포장이 8킬로그램이기 때문에 동일한 기준으로 가격을 비교할 수가 없었다. 그래서 4킬로그램 단위포장 제품을 기준으로 가격 비교를 해보았다. 이마트에서 판매하는 제품뿐 아니라 생협연합회인 iCOOP 생협과 대기업에서 운영하는 유기농 식품 전문매장인 올가, 초록마을도 함께 비교해보았다.

　한살림의 유기농 쌀은 이마트에서 파는 가장 싼 관행재배 쌀보다 3,700원 비쌌다. 100g당 단가 차이는 92.5원이었다. 나는 예상했던 것보다 가격 차이가 크지 않다고 느꼈다. '뭐야? 일주일에 커피 한 잔 안 마시면 되는 값이네!' 오히려 내가 놀란 것은 이마트에서 파는 일반 쌀 가운데 경기농협과 여주농협의 브랜드 쌀이 생협의 유기농보다 비싸다는 것이었다. 그리고 유기농 쌀만 놓고 보면 생협보다 이마트가 비쌌고, 기업에서 운영하는 유기농 전문매장

쌀 4킬로그램 가격 비교 2010년 3월 3일 가격 기준임

제품명	가격	단가(100g)	판매처	비고
GAP새만금 쌀	12,000원	300원	이마트	전북 김제
춘하추동	12,800원	320원	이마트	옥천농협
우리영농 수레의산	13,400원	335원	이마트	충북 음성
동의보감	14,500원	362.5원	이마트	경남 진주 주흥미곡 종합처리장
옥답미	14,800원	370원	이마트	새만금 농산 평택
초록마을 무농약 백미	14,900원	372.5원	대상 초록마을	전북 고창 외
한살림 유기농 백미	15,700원	392.5원	한살림 생협	홍천, 횡성, 여주, 음성, 아산, 당진, 예산, 연기, 부여, 과산, 상주, 의성, 산청, 부안, 보은, 진천, 충주, 함양 등
[-199]라이스	16,500원	413원	이마트	경기 농협
자연주의 유기농 철원 오대쌀	16,800원	420원	이마트	철원 유기농
백미자연드림 논생물 쌀	19,000원	475원	iCOOP 생협	충남 홍성 풀무쌀생산위원회
가을보석	19,000원	475원	이마트	여주점동영농조합
철원 오대쌀	19,740원	493.5원	이마트	철원친환경영농조합 유기농
철원 유기농 백미 4킬로그램	21,000원	525원	대상 초록마을	강원 철원 유기농
3일 도정 유기농 백미	24,000원	600원	풀무원 올가	경기 여주 식물나라 작목반
올가 밀키퀸	32,000원	800원	풀무원 올가	강원 철원 친환경영농조합
*칼로스 4kg	8,500원	212.5원	인터넷 쌀집	미국 쌀
*이맛쌀 20kg	34,900원	174.5원	이마트	국내산 20킬로그램 단위

밥이 정말 하늘인가: 쌀, 곡식, 밀 이야기

이 가장 비쌌다. 올가에서 판매하는 유기농 쌀인 밀키퀸은 3만 2,000원으로 무려 생협의 두 배 가격이었다. 대기업이 운영하는 친환경 매장의 경우 광고비와 유통마진 등으로 빠져나가는 비용 때문에 생협의 직거래 방식보다 비싸다는 것을 예상했지만 그래도 차이가 너무 크다는 생각이 들었다.

그러면 이런 쌀값의 단순 비교를 소비자가 아닌 농민의 입장으로 바꾸어 생각해보자. 과연 제일 비싼 값을 받는, 대기업에 납품하는 쌀을 기른 농민에게 가장 많은 이익이 돌아갈까? 시장의 쌀값을 무너뜨리는 주범으로 지역 농민들의 원성을 사고 있는 이마트의 경우는 어떨까.

실제로 2009년 10월 국회 농림수산식품위 발표에 따르면 '각종 농·수·축산물을 소비자가 100원에 구입한다고 가정하면 이중 57원가량만 농민에게 돌아가고 나머지는 물류 등 유통비용으로 지불되고 있는 것'으로 드러났다. 이것을 품목별로 세분화해서 보면 '100원 중 파의 경우 18원, 당근 25원, 생강 26원, 양파 28원, 무 29원, 감귤 44원, 닭고기 51원, 돼지고기는 59원만이 생산자에게 지급되고 있다'고 한다.[5]

한살림의 경우 쌀을 생산한 사람에게 판매가격의 75.5퍼센트가 돌아가도록 원칙이 정해져 있다. 그러면 누가 계속 안정적으로 벼농사를 지을 수 있을까? 생협의 쌀값에는 값싼 수입 쌀이 밀려들어오는 현실에서도 농사를 포기하지 않도록 해주는, 우리 쌀을 지키는 최소한의 보험료가 포함되어 있는 것이다. 시장개방의 압력 앞에 정부가 휴대전화와 자동차를 내다 팔겠다며 포기하고 내팽개

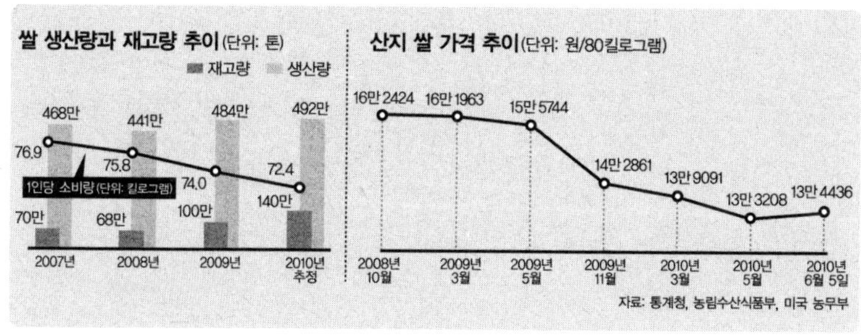

친 쌀을, 조합원들이 지갑을 열어서 겨우 지키고 있는 셈이다. 뿐만 아니라 제초제를 쓰지 않는 유기농 쌀의 경우 논과 강, 더 나아가 바다의 생명까지 안전하게 지키는 역할을 한다. 우리가 유기농 쌀에 지불하는 돈에는 농부를 살리고, 땅과 강물과 바다를 살리고, 다시 우리 식탁으로 올라올 수많은 다른 먹을거리를 살리는 비용까지 포함된 것이다.

실제로 우리가 유기농 쌀 한 말을 사 먹으면 논 6.5평을 살릴 수 있다고 한다. 4인 가족이 1년 동안 1인당 80킬로그램씩 쌀을 먹으면 논 300평이 살아날 수 있다. 이렇게 살아남은 논은 토양의 유실을 막아주는 대지의 그릇 역할을 하고, 대기 중의 이산화탄소를 흡수하고 산소를 공급하는 천연 공기정화기가 되고, 전 국민이 사용하는 수돗물의 2.7배에 이르는 막대한 양의 지하수를 저장하는 물탱크의 기능도 하고 있다. 또한 그 논과 함께 살아 숨 쉬는 생명체의 가치를 따져보자. 만일 이 모든 것을 돈으로 환산해 유기농 쌀값에 반영한다면 지금의 가격은 터무니없이 싼 것이 되지 않을까? 이런 기준으로 유기농 쌀이 정말 비싼 것일까 다시 물어보아야 한다. 그리고 그 쌀값으로 농민과 유통업자 중 누구를 먼저 살려야 할 것인가도 고민하지 않을 수 없다.

지난 2009년에도 추곡수매가 때문에 여주군에서 30여 년째 벼농사를 지어온 여주군 농민회장과 농민 두 명이 트랙터로 벼를 갈아엎어버린 일이 있었다. 우리가 자식 같은 벼를 갈아엎는 농민의 심정을 얼마나 이해할 수 있을까. 단위면적당 생산량인 쌀 단수가 10에이커약 300평당 534킬로그램으로 평년 단수인 496킬로그램보다 38킬로그램이나 많아 생산량 통계를 작성한 이래 사상 최고치를 기록한 대풍년이었다는데, 농민들은 분노하며 시장에 내맡겨진 쌀값을 저주해야만 했다. 이런 풍경이 어제오늘만의 일이 아니다.

지금 우리는 쌀의 관세화를 미룬 대신 일정량을 의무적으로 수입하고 있다. 그 물량은 갈수록 산더미처럼 늘어나는데, 2007년 12월에는 북한에 대한 쌀 지원마저 중단돼버린 상태다.[6] 거기다 쌀 소비는 줄어드는데 풍년까지 들고, 유통업체마저 가격 후려치기를 하고 있으니 쌀값이 폭락하지 않으면 오히려 이상한 일이다. 이렇게 쌀 재고가 넘쳐 쌀값은 점점 떨어지지만, 인건비와 비료값 등 농가의 생산비는 10년 사이 세 배 이상 올랐다.

농민들이 논에서 벼를 갈아엎은 그해 12월에는 할인점에서 부동의 매출품목 1위 자리를 지키던 쌀이 커피믹스에 자리를 내주었다는 기사가 신문마다 쏟아져 나왔다. 이때 이마트 이맛쌀의 가격이 3만 6,800원이었는데 이는 전년 4만 1,900원에서 15퍼센트나 저렴해진 가격이었다. 내가 가격 비교를 한 지 불과 세 달 정도 지난 뒤였는데 그사이 1,800원이나 더 내려갔다. 이마트는 '지역경제 활성화에 앞장서고 있다'는 광고를 하면서 전국 방방곡곡으로 점포를 늘리고 있다. 하지만 정작 현지 농민들에게는 쌀을 미끼로 호객행위를 한다는 항의를 받고 있었다. 결국 이런 가격의 유혹은 소리 소문 없이 중국 쌀과 미국 쌀의 판매량이 늘어가는 현실로 이어지고 있다.[7]

그런데 지난 2006년 추석을 앞두고 전남의 한 미곡처리장에서는 중국 쌀을 전남브랜드 쌀로 둔갑시켜 팔다가 적발되는 사건도 있었다. 일반 소비자를 대상으로 수입 쌀 판매를 시작한 첫해에 일어난 일이었다. 국산 쌀과 수입 쌀을 섞어서 팔 경우 소비자가 육안으로 구분할 방법은 없다고 한다. 유전자검사를 하지 않는 한 쌀의 원산지를 확인할 방법이 없기 때문이다. 현실이 이런데 국산 쌀만 쓴다고 써 붙인 식당과 학교급식의 원산지표시를 우리가 과연 믿을 수 있을까. 내가 직접 고른 국산 쌀의 성분도 의심해야 하는데 말이다.

정부의 추곡수매제도가 폐지된 것이 2005년. 그간 시장에 내맡긴 쌀의 운명이 어떻게 몰락하고 있는지 평범한 주부의 눈에도 보인다. 그러니 물건 값이 싸지는 것을 좋아해야 할 소비자의 입장이면서도 쌀값 앞에서는 가슴이 먹먹해질 뿐이다.

그런데 우리나라에 과연 언제까지나 쌀이 남아돌기만 할까? 우리가 계속 값싼 쌀을 찾는 동안 힘없는 농민들은 하나둘 논을 포기하게 될 것이다. 가뜩이나 고령화된 농촌을 생각한다면 우리 부모와 할머니 할아버지들이 언제까지 살아남아 벼농사를 계속할 수 있을까. 유산으로 물려받은 고향의 논과 밭을 고스란히 농사짓는 일에 쓸 자식들이 몇이나 있을까. 고향의 땅값을 올려줄 개발 호재만 기다리며 눈이 벌겋게 기다리고 있는 자식들이 더 많은 게 우리 농업의 현주소다. 그렇게 쌀 종주국 필리핀이 무너졌다.

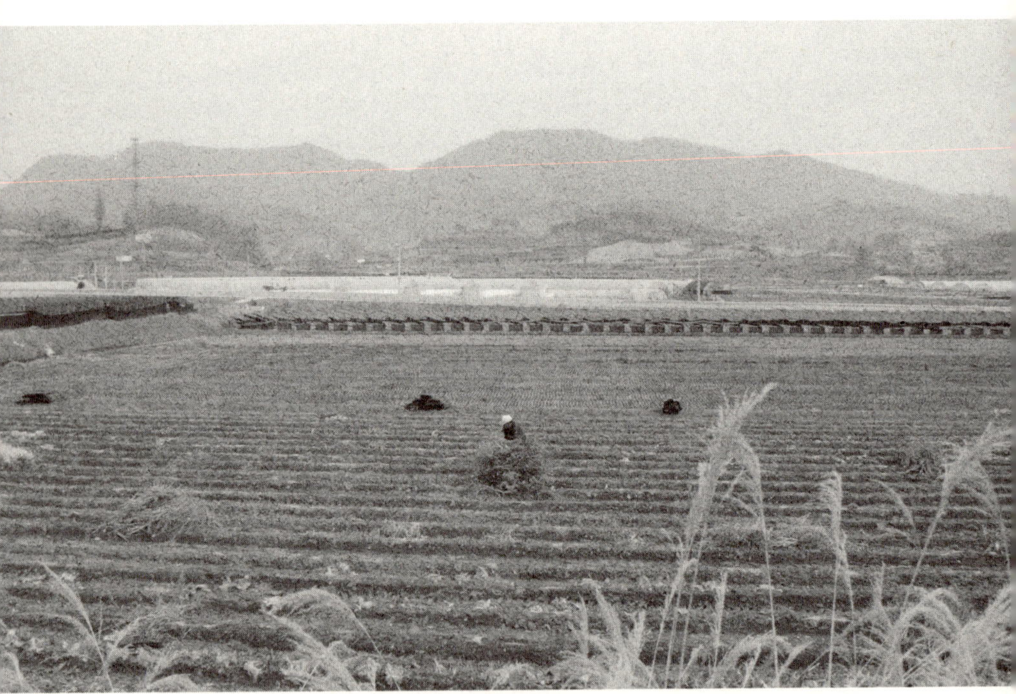

우리가 유기농 쌀 한 말을 사 먹으면 논 6.5평을 살릴 수 있고, 이 논은 대지의 그릇이자 천연 공기정화기, 천연 물탱크의 역할까지 하게 된다.

살림의 밥상

빵이
밥을 밀어내는
사이

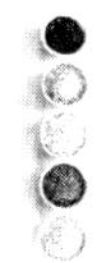

나는 일주일에 서너 번 남편의 도시락을 싼다. 요리책이나 포털사이트 메인에 뜨는 그런 화려하고 예쁜 도시락은 아니다. 그저 아침 밥상에 올라온 새로운 반찬 한두 개가 따끈한 밥과 함께 도시락에 담길 뿐이다. 그래도 어지간히 신경 쓰이는 일이 아니어서, 잠들기 전 다음 날 만들 반찬의 밑그림이라도 그려놓아야 아침 부엌이 덜 부산하다. 그런데 한때 남편이 매주 월요일마다 직장동료들과 '점심 굶기'를 실천하면서 내 일손을 덜어준 일이 있다. 밥을 굶는 대신 5,000원씩을 모아 굶주린 이북 동포들에게 보내기를 한 것이다. 일상의 밥 한 끼에서부터 평화의 징검다리를 놓는, 작지만 의미 있는 실천이라고 했다.

“겨우 한 끼를 굶는데도 손이 저릿저릿하고 현기증이 날 정도야.”

남편은 덕분에 늘 당연하게 받아먹는 밥에 대해 깊이 생각하게 되었다고 했다. 한 끼를 굶고 나서야 굶주림이 일상이 된 남의 밥상 형편도 생각해볼 수 있었다고. 그 하루만큼 나는 도시락 걱정을 하지 않아 아침 시간이 편안했다. 짧은 시간이었지만 평화를 위한 굶기는 안팎으로 좋은 경험이었다.

그런데 나는 가족 모두에게도 차라리 ‘평화를 위해 굶자!’고 말하고 싶을 때가 종종 있다. 솔직하게 말하자면 이 땅의 평화를 위해서라기보다 우리 집의 평화를 위해 ‘차라리 굶자!’는 것이다. 아이들이 사춘기에 접어들면서 밥상 앞에서 언짢게 부딪히는 일이 잦아졌기 때문이다.

나는 큰아이가 중학교에 입학할 무렵부터 직장을 그만두고, 집에서 살림을 하며 글을 쓰고 있다. 매일 출퇴근하는 생활을 접으면서 적게 벌더라도 평화롭게 살자고 결심했다. 그 평화 중에서도 무엇보다 밥상의 평화가 우선이라고 생각했다. 출근 시간에 쫓겨 그저 끼니를 때우기 위해 허겁지겁 차리는 밥상이 아니라, 아침 해가 떠오를 때의 충만한 우주의 기운을 온전히 담아낸 것처럼 정성스럽게 지은 가마솥 밥, 언 땅을 뚫고 올라온 여린 쑥으로 끓여낸 향긋한 된장국처럼 철 따라 자연의 숨결을 느끼게 하는 국과 찌개, 그리고 흔한 콩나물무침 하나도 조물조물 정갈하고 맛깔스럽게 차려내고 싶었다.

해월 최시형 선생님은 ‘밥은 우주의 젖’이라고 했다. ‘젖은 사

살림의 밥상

람의 몸에서 나는 곡식이고, 곡식은 천지에서 나는 젖'이다. 그래서 '부모가 아기를 잉태하는 것은 천지를 잉태하는 것이니, 사람이 어렸을 때 어머니의 젖을 빠는 것이 곧 천지의 젖을 먹는 것이고, 자라서 오곡을 먹는 것 또한 천지의 젖을 먹는 것'이라고 했다. 나는 그런 밥상을 차리고 싶었다. 하늘과 땅의 숨과 결을 담은 우주의 밥상을 차리는 그런 멋진 사람이 되고 싶었다. 오랜 직장생활 끝에 보란 듯이 사표를 쓰고 살림하는 자리로 돌아오면서, 만일 이런 꿈마저 없었다면 몹시 우울했을 것이다.

하지만 실상은 달랐다. 주부로서의 자존심에 상처받는 경우가 너무 잦았다. 다른 가족들보다 한 시간 일찍 일어나 아침상을 준비하고 하루 중 많은 시간을 부엌에서 보내는데도 그다지 보람이 느껴지지 않았다. '내 정성이 부족한 탓일까, 아침에 일어나 물이라도 떠놓고 절이라도 하고 밥을 지으면 좀 나아질까' 밥상 앞에서 고마움은커녕, 밥이 무슨 자기 인생을 고통스럽게 하는 짐인 양 투덜거리는 아이들 앞에서 나는 부끄러움마저 느꼈다.

"엄마, 나 밥 많아!"

"왜 언니보다 항상 내 밥이 많은 거야!"

중학교에 들어간 뒤로 딸들의 아침 인사는 늘 이런 식이었다. 정말이지 어른들 밥숟가락으로 서너 숟가락도 안 되는 양을 공기 바닥에 깔릴 정도로만 덜어주는데도 불만이다. 잠이 덜 깬 상태에서 입맛이 없는 것도 이유지만, 무조건 자신이 뚱뚱하다고 생각하는 요즘 소녀들 특유의 강박관념 때문이다. 물론 솜씨 없는 나의 요리 탓도 크다.

밥이 정말 하늘인가: 쌀, 곡식, 밀 이야기

아무튼 밥상 앞에서 늘 '더 먹으라'는 부모와 '싫다'는 딸들 사이에 실랑이가 끊이질 않았다. 아무리 밥상 앞에서 "밥은 하늘이고 우주의 젖이니 이 밥을 주신 온 생명에 감사하며 먹겠습니다" 하는 기도를 생각한들 뭐하나? 한동안 우리 집 식탁에서 평화는 공허한 메아리일 뿐이었다. 평소 네 식구의 한 끼 밥을 짓기 위해 쌀 두 컵을 씻었는데, 그것마저 한 컵 반으로 줄여도 밥이 남는 걸 보면서 나는 한숨만 늘었다.

쌀 소비량이 줄어든 것은 비단 우리 집만의 문제가 아니었다. 실제로 식생활 변화로 인한 급격한 쌀 소비 감소는 국내 쌀 시장의 위기로 작용하고 있다. 그런데 밥이 많다고 투덜대는 우리 집 딸아이들도 식탁에서 일어선 지 오래지 않아 출출하다며 빵을 찾는다. '밥 배랑 빵 배는 따로 있다'는 말도 안 되는 이유를 댄다. 학교에서 돌아오면 저녁식사 전에 간식으로 으레 빵을 찾는다. 학교에서도 심심하면 학부모회 이름으로 빵과 햄버거 같은 것을 나누어주는 일이 잦다. 그러니 빵으로 '빵빵하게' 배가 부른 아이들이 밥을 '쌀쌀맞게' 대하는 것은 자연스런 일일 수밖에.

그런데 빵은 단순히 밥 대신 배를 불리는 것 이상으로 우리 생활에 많은 변화를 가져왔다. 우리는 밥은 밥상에 둘러앉아 가족이 함께 먹는 것이고, 모든 교육의 기본은 밥상머리에서 나온다고 믿었다. 하지만 빵은 간편하게 손에 들고 이리저리 돌아다니면서도 먹을 수 있다. 밥처럼 굳이 한데 모여 반찬과 찌개를 나누어 먹어야 할 필요가 없다. 또 엄마의 물기 묻은 손길이 없어도 제과점에서 사서 바로 먹을 수 있다. 그러다 보니 빵은 각자 책이나 텔레비전을

살림의 밥상

보면서, 심지어 길을 걸어가면서도 먹을 수 있는 간편한 식사가 되었다. 갑자기 카드놀이에 빠져 제때 식사를 못하던 샌드위치 백작이 식사 중에도 노름을 계속할 수 있도록 만들어냈다는 샌드위치 이야기가 생각나는 것은 왜일까. 오늘날 밥상공동체의 위기와 가족 간의 대화 단절을 불러온 주범이 빵이 아닌지 돌아보게 된다.

그렇다면 빵이 주식인 외국 사람들은? 하는 생각이 들 수도 있다. 그런데 내가 좋아하는 요리책, 요리책이라고는 하지만 스스로를 '요리하지 않는 요리사'라 부르기 좋아하는 헬렌 니어링도 빵에 대해 이런 이야기를 한 적이 있다.

굽는 음식은 보통 생명력이 없는 덩어리다. 빻고 도정한 곡물과 소금, 설탕, 이스트, 베이킹파우더를 섞어서 반죽으로 만들어 오븐에 넣고 죽을 때까지 굽는다. 또한 빵은 바탕 구실만 할 뿐 보통은 버터, 치즈, 잼, 굴, 마요네즈 등이 뒤범벅이 되어 건강에 좋지 않다. 첨가물 없이도 배불리 먹을 수 있을까? 배고프면 빵 말고 아삭아삭한 셀러리나 레디시, 사과를 먹으면 안 될까? 말랑말랑한 빵으로 배를 채우기는 참 쉽다. 빵은 별로 씹을 필요 없이 간단히 목구멍으로 넘길 수 있다. 갓 구운 따끈한 빵을 먹으면 입과 위에서 소화가 잘 안 되는 반죽덩어리가 만들어진다.

《소박한 밥상》, 헬렌 니어링

그런데 이런 빵이 우리나라 쌀 소비를 줄어들게 만든 원인제공자라는 데 문제가 있다. 동네마다 골목마다 가장 목 좋은 자리에는 빵집이 들어서 있다. 대신 쌀집은 사라지고 '쌀집아저씨'란 존재는 유명 예능프로그램 PD의 별명으로 희화화되고 있을 뿐이다. 아침밥 대신 토스트를 먹고, 출출하면 제일 먼저 제과점으로 달려가 허기를 채우는 게 많은 이들의 일상이다. 사실 바쁘면서도 한편으론 게으른 주부들에게 빵만큼 고마운 음식이 없을 정도다. 그런데 빵이 밥의 자리를 대신하기까지 계산된 음모가 있었다면?

밥 대신 빵! 밥 대신 라면과 국수를 찾으면서 자연히 우리 국민의 쌀 소비는 줄고, 밀 소비량은 놀라울 정도로 늘었다. 1인당 연간 밀 소비량은 1970년 26.1킬로그램이던 것이 1980년 29.4킬로그램으로 늘었고 2008년에는 33킬로그램에 달했다. 나는 이것이 1인당 연간 쌀 소비량의 40퍼센트에 달한다는 사실에 입이 다물어지지 않았다.[8] 이제는 밀이 제2의 주식이 된 현실을 인정하지 않을 수 없는 상황이다. 그런데 이렇게 당당한 주식이 된 밀의 99퍼센트가 수입 밀이다. 이제 밀 문제를 해결하지 않고 식량 자급을 이야기할 수 없게 된 것이다. 쌀과 밀은 따로 떼어놓고 생각할 수 없도록 같은 운명으로 얽혀 있기 때문이다.

수입 밀이 우리 농가의 밀농사를 깡그리 사라지게 만들었다는 것은 익히 알고 있는 사실이다. 원래 밀은 벼를 수확하고 난 뒤 가을 논에 심어서 이듬해 모내기하기 전에 수확하는, 우리 농가의 중요한 이모작 작물이었다. 그런 밀이 값싼 수입 밀에 떠밀려 하나둘 자취를 감추자 마침내 1984년에는 정부 수매를 중단할 정도로 씨가 말라버린 것이다. 그런데 수입 밀이 마냥 값싸게만 공급되는 것이 아니라는 사실은 주부들이 먼저 피부로 느끼고 있다. 지난 2008

년 국제곡물가격 폭등 때는
치솟는 밀가루 값 때문에 빵
은 물론 과자와 라면, 자장면
값이 줄줄이 올라 가계부를
위협했다. 설사 가격을 그대
로 두었다 해도 과자봉지의
무게가 턱없이 줄어든 것을
똑똑히 지켜본 것이다.

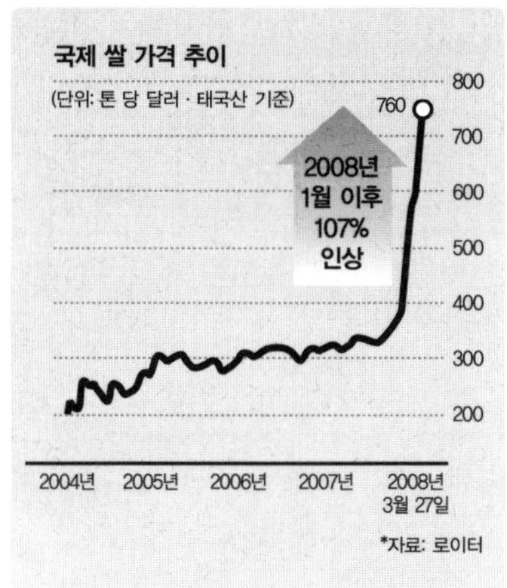

　그런데 라면이나 자장면 값의 변동보다 큰 문제는, 밥을 밀어낸 밀가루 음식들 때문에 가뜩이나 벼랑 끝에 내몰린 우리 쌀의 처지까지 위험하다는 것이다. 그래서 우리밀이 사라진 역사를 돌아보는 것은 우리 쌀의 미래와 식량의 미래를 내다보는 창이 된다.

앉은뱅이 밀 씨가
만든
희망과 기적

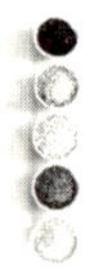

1969년생인 나는 우리 식탁에서 빵이 밥을 대체하는 역사를 온몸으로 체험했다. 분식장려운동으로 몸이 만들어지고 자란 세대이기 때문이다. 내가 태어난 해 1월에는 쌀 소비를 억제하기 위한 행정명령이 내려지기까지 했다. 모든 음식점에서 반식飯食에 25퍼센트 이상 보리쌀이나 면류를 섞어 팔아야 했고, 매주 수요일과 토요일 11시부터 오후 5시에는 쌀을 원료로 하는 음식을 팔지 못했고, 관공서, 국영기업체의 구내식당에서는 일체 쌀을 원료로 하는 음식 판매를 금지했다. 이와 함께 쌀밥만 먹는 집은 촌스럽고 빵을 먹는 것이 세련된 선진국민이 되는 길인 양 나라에서 팔을 걷어붙이고 국민들을 세뇌시키기까지 했다.

한국전쟁 이후 우리나라에 쌀은 절대적으로 모자랐고, 미국은 넘쳐나는 밀 때문에 골치를 앓고 있었다. 이때 미국 정부와 곡물기업의 로비 단체가 만들어낸 PL480 Public Law 원조가 구세주 행세를 하며 등장했다. 1954년 통과된 이 법은 '평화를 위한 식량' 법이라 불리며 미국에 남아도는 농산물을 원조 형식으로 처분할 수 있는 길을 열어주었다. 미국으로부터 쏟아져 들어온 원조 물자의 대부분이었던 밀, 면화, 보리, 그중에서도 밀은 철저하게 우리 국민의 식성을 개조하고 농업구조를 바꾸도록 한 일등공신이다. 그런데 PL480은 원조 식량의 판매수익금을 군사비 용도로만 쓰도록 제한함으로써 실제로는 평화와는 거리가 멀었다. 결국 배고픈 우리 국민들이 미국에 남아도는 밀가루를 먹어치우고, 정부는 원조 밀가루를 판 수익금을 고스란히 주한미군을 부양하고 미국 무기를 사들이는 데 써야 했다.[9]

《누가 우리의 밥상을 지배하는가》라는 충격적인 제목은 세계 곡물시장의 75퍼센트를 장악하고 있는 다국적 곡물기업 카길의 활동을 파헤친 책이다. 카길은 미국 정부의 대리인으로 PL480 보조금의 제1의 수혜자였는데, 나는 이 책에서 우리 식탁이 바뀐 역사에 대한 의미심장한 대목을 읽을 수 있었다. '식량 원조, 특히 밀 원조는 유아식과 흡사한 형태로 활용되었다. 처음에 한번 입맛을 들여 회사 상품을 평생 팔아먹을 시장을 만드는 것이다.' 우리가 수입 밀에 입맛을 들이는 사이 우리 농촌의 밀밭이 거의 자취를 감추게 된 것이다. 밀뿐 아니라 보리와 목화의 처지도 마찬가지였는데 이는 1956년부터 PL480에 의해 밀려들어온 미국의 잉여농산물 대

밥이 정말 하늘인가: 쌀, 곡식, 밀 이야기

부분이 밀, 원면, 보리 등이었기 때문이다. 국어교과서에 나오던 '강나루 건너서 밀밭 길을 구름에 달 가듯이 가는 나그네'라는 시와 '우리 처음 만난 곳도 목화밭이라네. 우리 처음 사랑한 곳도 목화밭이라네'란 유행가 가사에도 등장하던 흔하디흔한 밀밭과 목화밭이 농촌의 풍경 속에서 사라져버린 진짜 이유였다.

정부 주도하에 이루어진 '수입밀먹기장려운동'으로 우리밀이 사라졌다면 그 밀을 살려낸 것은 평범한 사람들이었다. 1984년 정부의 밀 수매가 중단되었다. 그 뒤로 우리밀은 종자조차 구하기 힘든 상황이 되었다. 그대로 씨가 마를 뻔했던 우리밀은 1989년 가톨릭농민회와 한살림이 손을 잡고서 경남 고성군 두호마을의 24개 농가가 1만 500평에 우리밀 씨를 뿌리면서 다시 싹을 틔우기 시작했다. 그해에 심은 밀 씨로 이듬해 227가마를 거두었다. 이것을 한살림에서 모두 수매해 소비자 조합원들에게 공급한 것이 바로 우리밀 살리기운동의 시작이다. 처음 밀 씨를 뿌린 이태 뒤인 1991년 5월에는 '우리밀살리기운동 준비위원회'가 만들어졌다. 당시는 우루과이라운드 농산물 협상이 진행되던 시기로 농민들의 생존에 대한 위기의식이 고조돼 있었다. 기억해보면 그 시절 대학생이던 내 기억 속에도 교정과 거리마다 우루과이라운드 반대를 외치던 날선 구호들이 생생하게 살아 있다.

우리밀살리기운동은 겨울철에 자라는 우리밀의 특성 때문에 농약을 치지 않아도 되고, 벼 수확이 끝난 겨울 논에서 자라는 푸른 밀이 공기를 정화하고 토양의 수분을 보존하며 무엇보다 수확 후 농약이 뿌려진 채 배를 타고 장거리를 이동해 들어온 수입 밀로부

살림의 밥상

터 건강을 지킬 수 있다는 장점을 설명하면서 국민들 사이에서 높은 호응을 얻었다. 결국 준비위가 꾸려진 그해 가을에는 전국 65개 마을 25만 평에 우리밀 씨앗이 뿌려졌고, 11월 명동성당에서 우리밀살리기운동본부 창립총회가 열리게 되었다. "'주름살 깊은 농촌에 새로운 희망을'과 '공해식탁을 생명의 밥상으로'를 슬로건으로 내세운 이날 창립총회에서 김수환 추기경은 격려사를 통해 '벼랑 끝에 몰려 있는 농업을 살려내기 위해 애쓰시는 여러분을 진심으로 사랑한다'고 말하고 '특별히 공해식탁을 생명의 밥상으로 만들어 내기 위해 사라진 밀밭을 되살려내려는 의지는 깊은 감명을 주고 있다'"고 말했다.[10] 1992년에는 우리밀 7,000가마40킬로그램들이를 수확하게 되었다. 한줌에서 시작한 밀 씨가 3년 만에 7,000가마가 된 힘, 그것이 바로 씨앗의 기적이다.

그 씨앗은 경남 남해군 아산리 오동마을 주민들의 손에서 겨우 살아남았던 앉은뱅이 밀 씨였다. 지난 2006년에는 '풀꽃세상을 위한 모임'이라는 시민단체에서 '우리 씨앗 앉은뱅이 밀 씨'와 그것을 재배하고 있는 오동마을 주민들에게 제12회 풀꽃상을 '드리며'고 마음을 전하기도 했다. '우리 씨앗을 잃어버리면 우리도 허깨비가 되어버리고 맙니다'로 시작되는 풀꽃상의 내용을 여기 옮겨본다.

우리 땅, 우리 기후에 맞는 수천여 종의 우리 씨앗은 할머니의 거친 손끝에서 어머니에게 전해지며 우리 문화와 삶의 근본을 이루어왔습니다. 그러나 다수확을 앞세우는 다국적 종자회사가 내놓는 씨앗으로, 농부가 되받아 이듬해에 뿌려오던 우리 씨앗은 사라져만가고 있

밥이 정말 하늘인가: 쌀, 곡식, 밀 이야기

습니다. 농약 없이는 환경변화를 이기지 못하는 단순한 유전자의 일회용 공장 씨앗이 점차 늘고 있고, 생태나 문화적으로 우리 땅과 맞지 않게 유전자가 조작된 파국적 씨앗마저 기회를 엿봅니다. 그리하여 유구한 역사를 지닌 이 땅의 농업은 그 기반이 뿌리째 흔들리며 다국적 종자회사에 예속될 위기에 처해 있습니다. 또한 이 강토에 내려앉는 농약의 두께는 사람과 자연의 공생관계마저 차단하고 내일을 기약할 수 없도록 하고 있습니다.

풀꽃세상은 이렇게 '우리 씨앗의 절박한 위기를 초래한 데 대한 자기반성과 더불어, 우리 문화와 살림살이의 역사를 고스란히 기억하고 있는 씨앗에게 감사의 마음을 전달'하려는 마음이라고 풀꽃상 선정 이유를 밝혔다.

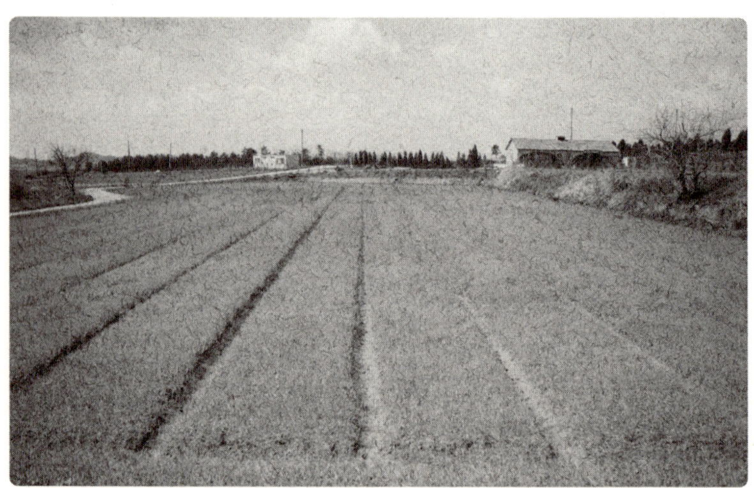

수확이 끝난 겨울 논에서 자라는 우리밀은 우리가 마실 공기를 정화하고 토양의 수분을 지키는 대지의 파수꾼이다.

살림의 밥상

이 뜻 깊은 씨앗이 싹 트고 열매 맺을 수 있게 한 것은 물론 바람과 햇빛, 물과 농부의 땀이다. 그러나 우리가 기억해야 할 것은 이 씨앗이 계속 뿌려질 수 있었던 데는 수입 밀에 비해 좀 더 비싼 값을 치르고도 우리밀을 선택한 소비자들, 바로 주부들의 속 깊은 선택이 밑거름이 되었다는 점이다.

1994년 엄마가 된 내가 맨 처음 의식적으로 선택한 먹을거리도 우리밀 밀가루과 우리밀국수였다. 그때는 동네에 있는 성당 구판장에 가면 우리밀 제품을 살 수 있었다. 주말이면 거무스름한 우리밀로 칼국수와 수제비를 만들어 먹는 것을 우리는 신혼살림의 이벤트처럼 생각했다. 그 맛에는 값이 다소 비싸더라도 그래봐야 밀가루 한 봉지 사는 데 1,000원 조금 더 쓰는 것 아닌가 세상을 위해 뭔가 뿌듯한 일을 하고 있다는 기쁨이 더해졌다.

모태신앙이 있었지만 오랜 냉담자였던 나는 오로지 몸에 좋은 먹을거리를 사기 위해 성당을 찾곤 했다. 돌이켜보면 가톨릭농민회가 우리 농촌을 살리기 위해 제일 먼저 발 벗고 나섰던 것, 그리고 한살림운동의 스승이었던 지학순 주교나 무위당 장일순 선생 모두 온 우주의 생명체 안에 살아 있는 영성을 되찾고자 하는 깨달음으로부터 출발했다는 것을 그때는 알지 못했다. 또 내가 우리밀을 사 먹을 수 있게 된 것도 먼저 깨달은 선배 주부들이 희망의 씨앗을 퍼뜨린 덕분에 가능했다는 사실도 뒤늦게 알게 되었다.

우리밀을 선택하면서부터 세상에는 좋은 먹을거리와 꼭 그렇지만은 않은 먹을거리가 있다는 생각을 하게 되었다. 심지어 시중에서 파는 하얀 밀가루를 보면 화공약품 같다는 생각이 든 적도 있

밥이 정말 하늘인가: 쌀, 곡식, 밀 이야기

었다. 하지만 집 밖에 나오면 온통 수입 밀로 만든 자장면에 국수, 빵과 과자들로 넘쳐나는 세상인데 혼자 힘으로 그것들을 온전히 피해가며 살 수는 없는 노릇이었다. 실제로 우리 국민은 1년 동안 3만 3,700그램2007년 기준의 밀을 먹고 있는데 그중 우리밀로 소비하는 것은 단 7그램에 불과하다고 한다. 물론 수입 밀이라고 해서 재배기간 중에 특별히 농약을 많이 치는 것은 아니라고 한다. 다만 배에 싣고 태평양을 건너와야 하기 때문에 부패와 벌레 피해를 막기 위해 수확한 뒤에 농약 처리를 한다. 그리고 밀을 알곡 상태로 수입해서 국내 제분회사에서 밀가루로 만든 제품에서는 잔류 농약 성분이 거의 검출되지 않는다고 한다.

그러므로 우리가 눈여겨봐야 할 점은 밀가루 제품이 안전한가보다 '밀이 우리의 식탁에 오르기까지 어떤 과정을 거치는가' 일 것이다. 우리밀 1킬로그램을 소비하면 우리 국토에 밀밭 3.3제곱미터가 늘어나는데, 그만큼 농가의 소득이 느는 것도 의미 있겠지만 밀이 자라는 동안 광합성을 해 우리가 마실 산소 2.5킬로그램을 만들고 대기 중의 이산화탄소를 3킬로그램이나 흡수한다고 한다. 반면 수입 밀은 미국이나 호주의 대규모 밀 농장에서 자라는 동안 최소한 한 번은 헬기로 농약을 뿌렸을 것이고, 수출용 컨테이너에 싣기 전에 살충제를 듬뿍 뿌리고, 두 달 넘게 태평양을 건너오는 동안 화물선의 동력으로 엄청난 석유를 태운 뒤 국내 제분공장에 도착한다. 그 밀이 우리 땅에 도달해 밀가루가 되기까지 쏟아붓는 화석연료와 화학약품의 양을 생각하면, 차마 밀가루에 매겨진 가격만 보고 선택하기는 어렵다. 요즈음 우리 땅에서 자라는 농산물들도 대

살림의 밥상

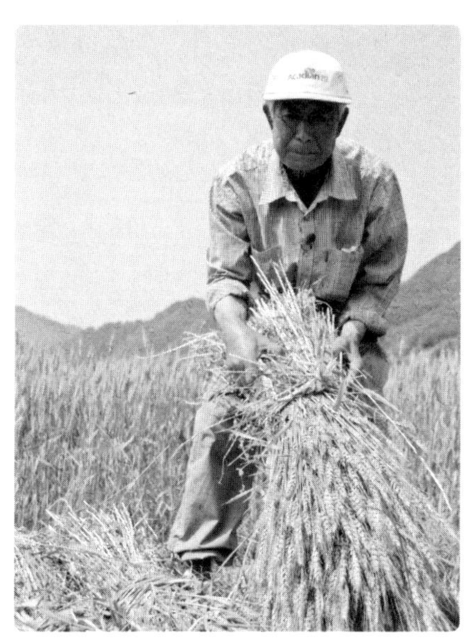

우리 농민을 돕고 우리의 식량주권을 회복하기 위해서라도 어렵게 되살린 우리밀을 지켜야 한다.

부분 석유를 먹고 자라는 작물이다. 그러니 수입 밀가루야 말해 뭐하겠는가? 지금은 우리밀이 수입 밀에 비해 두 배 정도 비싸지만 석유로 기르고 운반한 수입 밀이 언제까지나 싼값에 공급되지는 않을 것이다. 우리는 2008년에 고유가에 이어 200퍼센트씩 국제곡물 가격이 폭등하자 식량을 얻기 위해 폭동이 일어나던 나라들을 목격했다.

밀농사는 파종을 하고 나면 수확할 때까지 거의 손이 가지 않는다고 한다. 그런데 밀 생산원가의 50퍼센트를 차지하는 것이 종자 가격이다. 수입 밀 종자들은 거대 다국적 종자회사들이 장악하고 있다. 세계 최대 종자회사 몬산토는 2004년에 이미 유전자조작 밀 종자를 개발했다. 그러나 안전성을 의심하는 NGO들의 거센 저

항에 부딪치자 상품화를 보류해놓고 있다. 하지만 한국농어촌사회 연구소 부소장 윤병선 씨에 따르면 이들은 미국의 아이다호와 캘리포니아 일부 지역에서 GMO 밀의 시험재배를 계속하면서 시장의 여건이 호전되기만을 호시탐탐 엿보고 있다고 한다. 그래서 해마다 농부가 스스로 가꾼 밀에서 씨를 받아 다음 해 다시 뿌리는 일을 지속하기 위해서라도 어렵게 되살린 우리밀을 굳건히 지켜야 할 것이다. 그나마 지금은 우리밀 밀가루를 대형할인점 진열장에서 드물지 않게 발견할 수 있다. 또 유명 제과업체에서도 우리밀로 만든 빵과 과자를 선전하고 있다. 다행스런 일이다. 그렇지만 우리밀의 자급률은 단 1퍼센트에 불과하다. 아직도 갈 길이 멀다. IMF 구제금융 사태 때는 가격경쟁력에서 밀린 우리밀의 소비량이 줄어든 탓에 우리밀살리기운동 자체가 좌초할 위기에 빠지기도 했다.

우리밀이
강과 바다를 살린다

옥천의 우리 밀

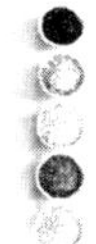

　　서울역에서 옥천 행 무궁화호 기차를 타고 두어 시간 달린 뒤, 옥천역에서 다시 안남면으로 가는 한 시간에 한 대꼴인 시내버스를 타고 40여 분을 달렸을까. 오전 열 시 서울에서 집을 나서 충북 옥천군 안남면 연주리에 도착한 때는 오후 세 시 전후였다. 자동차를 몰고 가면 두어 시간 남짓할 거리를 일부러 대중교통으로 에돌아간 것은, 그 마을에 사는 어르신들의 리듬에 맞게 찾아가보고 싶다는 생각 때문이었다. 대청호로 이어지는 금강줄기가 굽이치며 휘감아 돌아가고, 길을 따라 가 닿는 마을이 옥천군 안남면 연주리다. 우리 가족이 먹고 있는 우리밀이 자라는 곳이다.

　　그곳에서 우리밀을 기르는 주교종 씨를 만났다. 그는 마을의

밥이 정말 하늘인가: 쌀, 곡식, 밀 이야기

옛 지명인 '배바우'의 이름을 딴 지역공동체를 이끌어가고 있다. 옛날 이 마을의 다른 이름인 덕실부락 앞 냇가에 배처럼 생긴 주암 舟岩이라는 바위가 있었다고 한다. 일제시대 때 그 바위가 둘로 쪼개졌다고도 하는데 확인할 길 없는 소문이고, 배바우가 마을의 신령한 상징인 것만은 분명하다.

"여기가 대청호 수몰 지구예요. 장마철이면 모두 물에 잠기는 곳이죠."

주교종 씨가 안남면사무소 앞쪽으로 펼쳐진 초록빛 너른 들판을 가리키며 말했다. 대청댐이 들어서기 전에는 집집마다 쌀과 밀, 보리의 이모작이 이루어지던 문전옥답이었다. 지금은 마을 주민들이 홍수조절용지로 쓰이는 국토해양부 소유의 땅을 빌려, 물이 빠진 동안만 보리와 밀농사를 짓고 있었다. 밀을 30퍼센트, 보리농사를 70퍼센트 정도 짓고 있는데, 특히 안남 보리가 유명해서 외지로 팔려 나갈 겨를 없이 옥천군 일대에서 모두 소비된다고 한다. 농사에 문외한인 내가 얼핏 보기에는 다 똑같은 초록 들판으로만 보여, 보리와 밀은커녕 바랭이 같은 잡초 밭과도 구별하기 어려웠다.

"밀 사이사이 풀이 많은 데가 우리 밭이에요."

그의 설명을 듣고 자세히 들여다보니, 가지런히 줄을 맞춘 밀 사이사이로 바랭이 같은 풀들이 낮게 깔린 곳이 있는가하면 밭고랑에 풀 한 포기 없이 깨끗한 곳도 있었다. 잡풀이 없는 곳은 제초제를 쓴 밭이라고 했다. 그는 홍수조절용지로 쓰이는 이 땅을 거쳐 물줄기가 곧바로 대전시 등의 상수원인 대청호로 흘러들기 때문에, 친환경농업에 대한 정책적인 지원이 절실히 필요하다고 했다.

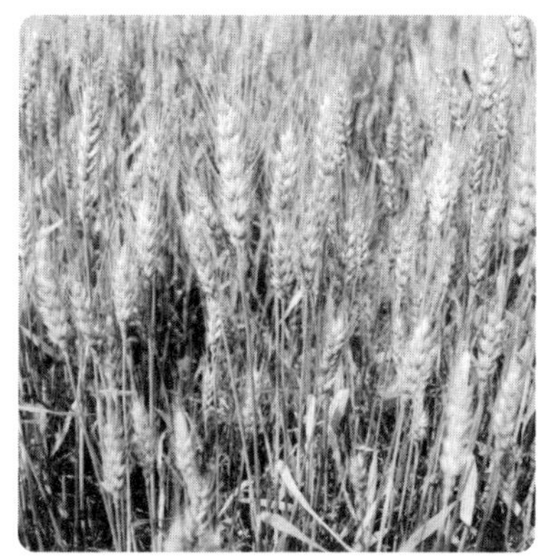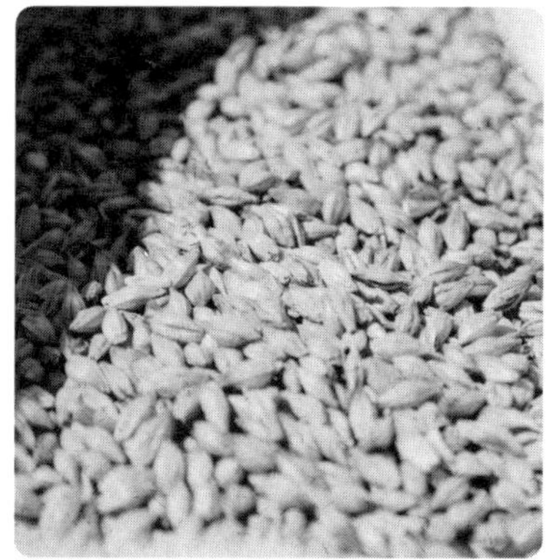

비록 우리가 먹는 밀과 보리에서 농약이 검출되지 않는다 해도, 땅에 제초제가 뿌려지면 강과 바다와 지하수가 오염돼 다시 우리에게 돌아온다.

겨울 동안 자라는 밀과 보리에는 농약을 거의 쓰지 않지만 충청도 이남 지역에는 겨울에도 잡초가 무성하게 자라기 때문에 관행농의 경우 한 번 정도 제초제를 사용한다고 한다. 물론 제초제를 뿌리고 나서 여섯 달가량 지난 뒤에 수확을 하기 때문에 잔류 농약 검사에서 농약이 검출되는 경우는 드물다. 하지만 주교종 씨는 먹는 사람에게는 안전할지 몰라도 제초제가 빗물에 씻겨 강과 바다로 흘러들고, 땅속에 스며들어 지하수를 오염시키는 문제는 그냥 지나칠 수 없었다고 했다.

"제초제를 안 뿌리면 우선 내 몸이 덜 망가져 좋아요."

그는 제초제를 뿌린 뒤의 이웃들을 만나보면 몰골이 말이 아니라고 했다. 그러나 그가 제초제를 쓰지 않는 것은 단지 자기 몸에 대한 걱정 때문만은 아니었다.

"손으로 풀을 매는 것은 아주 작은 실천이지만 그것은 거대

밥이 정말 하늘인가: 쌀, 곡식, 밀 이야기

자본의 손아귀에서 벗어나 자유롭게 살겠다는 의지의 반영이기도
해요."

그는 제초제를 치면서 진행되는 대규모 농업은 다국적기업의
이해에 얽매여 있을 수밖에 없기 때문에 힘이 들더라도 친환경농
업의 원칙을 지키고 있다고 했다. 또 자기 밭을 통과해 대청호로
흘러들어가는 물을 생각하면 도저히 농약과 화학비료를 뿌릴 수
없다고 했다. 밀농사 역시 강물과 바다로 온 세상과 연결돼 있다는
생각을, 그는 늘 하면서 산다. 주교종 씨의 밀밭은 한살림과 계약
재배를 한 지 3년째 되었다. 그로 인해 내가 사 먹는 우리밀 밀가
루가 대청호와 금강과 서해바다를 살리고 있다고 생각하니 가슴이
뿌듯해졌다.

그런데 주교종 씨는 최근 우리밀 소비가 늘어나고 있는 것을
반가워하면서도 걱정이 앞선다고 했다.

"소비가 느는 것은 좋은데 그러면 대기업이 달려들고 정부가
지원금을 주면 농민보다는 수매하고 가공하는 업체에 돌아가거든
요. 하지만 정작 우리밀 씨를 지켜낸 것은 영세한 소농들이었어요.
그래서 어떻게든 가난한 농사꾼들이 땅을 뺏기지 않고 끈질기게 살
아남아야 해요."

그가 가장 힘주어 한 이야기였다. 돈만 바라보고 우리밀 시장
에 뛰어든 대기업들이 가져올 농촌 사회의 지각변동을 우려하는 목
소리였다. 그가 "떠날 사람은 이미 다 떠났다. 남아 있는 사람은 어
쩔 수 없는 처지이거나, 버는 재주보다 안 쓰는 재주가 몸에 익어서
간신히 버티고 있는" 것이라고까지 말한 농촌의 현실은 가슴 아팠

살림의 밥상

다. 그래서 조금 비싸더라도 우리밀로 만든 제품을 사는 것은 몬산토와 같은 바이오메이저에 대항해 싸우고, 아니 겨우 버티고 있는 소규모 자영농민들의 손을 잡아주는 일이라 느꼈다. 그리고 같은 우리밀이라도 그 밀 씨를 뿌린 사람에게 가장 많은 보탬이 되는 것을 골라야겠다고 다짐하게 됐다.

주교종 씨가 진정으로 원하는 것은 전 세계 농업시스템을 장악하고 있는 거대 자본뿐 아니라 이렇게 돈의 논리가 장악하고 있는 시장체계로부터도 자유로워지는 것이라고 했다.

"유통업체에 휘둘리는 농사가 아니라 지역에서 생산한 먹을거리를 지역에서 모두 소비할 수 있는 순환구조를 만드는 게 가장 큰 바람입니다."

안남면 지역발전위원장이기도 한 그는 대청댐 상류 지역인 인근의 옥천, 보은, 영동, 무주, 금산, 청원군 문의면의 농민들이 생산한 친환경농산물을 가까운 대전 지역 소비자조합들과 연계해 직접 공급하는, 지역을 기반으로 도시 소비자와 농민이 공생하는 체계를 꿈꾸고 있다. 금강의 물줄기에 기대 살아가는 하나의 생활권, 대청호 물을 먹는 도시민들이 대청호 주변에서 농사를 짓는 유기농 농부들의 생활을 책임지는, 서로가 서로를 살리는 금강유역공동체를 만들자는 것이다. 이미 옥천군에서는 배바우공동체가 생산한 쌀, 보리, 찹쌀, 감자 등의 친환경농산물로 지역 학교급식의 상당 부분을 해결하고 있다고 했다. 특히 옥천에서 심고 기른 무농약 콩으로 만든 '옥천살림 우리콩두부'는 급식뿐 아니라 지역 주민들에게도 좋은 반응을 얻고 있었다. 주교종 씨는 중학교와 초등학교에 다니

밥이 정말 하늘인가: 쌀, 곡식, 밀 이야기

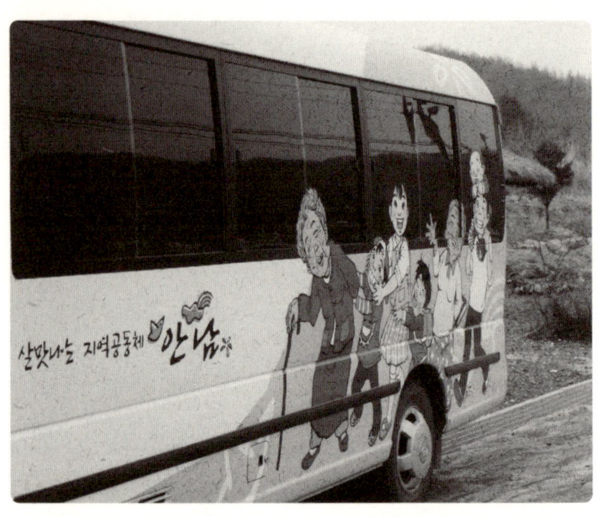

지역에서 생산한 먹을거리를 그 지역에서 모두 소비하는 순환구조가 만들어질 때, 돈의 논리가 지배하는 시장체계로부터 자유로워질 수 있다.

는 딸아이의 아버지다. 그는 무엇보다 딸아이들의 학교 밥상을 건강하게 만들면서 다른 학생들 가정의 농가소득도 안정시킬 수 있게 된 것을 뿌듯해했다.

그가 가을에 뿌린 밀 씨가 겨울 들판 얼어붙은 땅속에 뿌리를 뻗고, 어린 이파리는 땅바닥에 낮게 엎드려 눈보라를 견디고 일어났다. 봄바람에 살랑거리며 키를 키우고 언 땅이 녹으면서 뿌리가 들뜨는 것을 봄이 오기 전부터 꾹꾹 눌러 밟아준 덕분에 어린 밀들이 실하게 뿌리를 내린 것이다. 이제 오뉴월 따가운 햇살에 누렇게 익은 밀 이삭이 하늘을 간지럼 태우면 본격적인 수확에 들어갈 것이다. 수입 밀이 먹을거리를 장악해버린 땅에서 한 뼘도 안 되는 우리밀 밭을 지키면서 시장과 자본으로부터 자유로워지는 꿈을 꾸는 농부의 모습을 상상해보았다. 그는 제초제를 거부하고 손으로 풀을 매는 작은 실천에서부터 강물을 살렸다. 그리고 나아가 아이들의 밥상을 지키고 지역 사회의 자립과 건강한 공생을 실현하기 위해 노력하고 있다. 내가 우리밀 밀가루와 우리밀로 만든 과자와 빵, 국수를 사 먹을 때마다 밀밭에 심은 주교종 씨와 그 이웃들의 꿈도 키가 자랄 것이다.

밥이 정말 하늘인가: 쌀, 곡식, 밀 이야기

모든 곡식이
잡스럽게 살아나는 게
평화

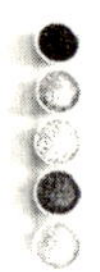

　　지금도 우리는 흰쌀밥을 배불리 먹는 것이 소원이던 세대와 함께 살아가고 있다. 오로지 자식과 손주들이 배를 곯지 않게 하기 위해 밤낮없이 일해온 이들이 우리의 부모와 할아버지, 할머니들이다. 그들이 천덕꾸러기 취급을 받는 농사를 끝내 버리지 못하는 것도 어쩌면 뼛속 깊이 사무친 배곯은 기억 때문인지도 모르겠다. 그러나 이제 흰쌀밥은 건강을 해치는 저급한 식단으로 여겨지기도 한다. 거친 현미와 잡곡밥이 다이어트식과 건강식으로 대접을 받기 때문이다. 실제로 하루에 한 번 이상 잡곡밥을 먹는 집은 1998년 44.3퍼센트에서 2007년 74.4퍼센트로 증가했다.[11]

　　나는 정부의 혼, 분식 장려정책 때문에 소풍날 아침에도 운동

장에서 도시락 뚜껑을 열어 김밥에 보리쌀이 섞여 있는지 검사를
받으며 자란 마지막 세대다. 친구들의 보리밥 알갱이를 나누어 쌀
밥 위에 얹는 식의 눈속임을 학교에서부터 배우고 자란 것이다. 그
런데도 지금은 오히려 흰쌀밥만 담긴 밥그릇이 가난해 보인다. 어
떻게 이렇게 역전된 것일까. 이제야 잡곡이 제대로 대접받게 된 것
인가? 그러나 이것은 잡곡이 이 나라 안에서 거의 생산되지 않기
때문에 빚어진 안타까운 상황이다.

　　잡곡이라는 말 자체에는 차별의식이 반영돼 있다. 쌀을 주곡으
로 모시는 우리 민족에게 벼를 제외한 보리, 수수, 기장, 조, 콩, 팥,
옥수수 등은 모두 잡곡으로 치부돼왔다. 그러니 농산물 시장개방
압력에 맞서 쌀을 지키려는 노력은 있었지만 잡곡에 대한 관심은
상대적으로 낮았다. 2009년 기준으로 국내에서 자급하는 곡물은 옥
수수는 1퍼센트, 콩은 8.4퍼센트, 조·수수 등 기타 곡물은 9.7퍼센
트밖에 되지 않는 실정이다.[12]

　　나는 아이들이 먹는 학교급식에서 수입 쌀로 밥을 짓는다는
이야기를 들어본 적이 없다. 하지만 급식에 흰쌀밥만 나오는 날은
거의 없다. 매일매일 종류를 달리한 잡곡밥이 차려지는데 대규모
위탁급식업체에서 과연 비싼 국산 잡곡을 사용할까? 콩밥, 수수밥,
조밥, 팥밥 등 영양가 있게 골고루 차려진다는 매일매일의 밥에 수
입 잡곡이 섞여 있는 것은 아닌지……. 음식점에서 내놓는 잡곡밥
들도 마찬가지다. 원산지표시의무 대상은 쌀에 국한돼 있다. 잡곡
은 수입산이라 해도 이를 표기하지 않는다. 찐빵이나 잡곡으로 만
든 빵, 과자 등도 국산 곡식을 쓴 예는 찾아보기 정말 어렵다. 무농

밥이 정말 하늘인가: 쌀, 곡식, 밀 이야기

약이나 유기농 잡곡은 물론이고 아예 국산 잡곡을 구경하기도 힘든 세상이다. 이제껏 잡곡을 홀대해온 대가일까. 쌀이 없어 까끌까끌한 잡곡밥만 먹었다는 이전 세대의 서글픈 추억조차 아득한 전설처럼 들린다. 어쩌면 오늘 우리 잡곡들도 '1등만 기억하는 더러운 세상!'이라 푸념할지도 모른다.

일본의 인류학자이자 환경운동가이며 《슬로 라이프》의 저자 쓰지 신이치는 환경친화적인 삶의 방식으로 '느리게 살기'를 주장하는 사람이다. 그는 새로운 시대가 요구하는 가치는 획일화가 아닌 '잡雜스러운 것이라고 말한다. 그러면서 잡곡의 가치에 대해서도 이렇게 말하고 있다.

> 생태계의 잡초, 숲 속의 잡목, 농업과 먹을거리의 잡곡처럼 잡담, 잡역, 잡음, 잡화, 잡학, 잡지, 잡종, 잡념 등과 같은 일이나 사물이 없다면, 우리의 삶은 얼마나 스산한 것이 될까. 조잡하고 잡다하고 번잡하고 복잡한 것을 허용하지 않는 삶은 공허하다.
>
> 《슬로 라이프》, 쓰지 신이치

일본 역시 과거 50년 동안 잡곡농사가 급격하게 쇠퇴해 절멸할 위기 작물로 취급받을 정도였다고 한다. 하지만 최근에는 잡곡이야말로 생명의 뿌리임을 인식하고 한 알 한 알이란 뜻의 '쓰부쓰부' 요리를 중심으로 한 미래식 운동을 펼치는 이들도 있다. 오타니 유미꼬라는 여성이 중심이 된 국제생명음식협회에서 채택했다는 평화서약은 가슴 뭉클하기까지 하다.

살림의 밥상

당신의 몸은 가장 가까운 자연생태계입니다. 그리고 당신은 매일의 식생활 습관을 개선함으로써 당신의 몸에 평화를 되가져갈 수 있습니다. 우리의 삶과 음식간의 진정한 관계를 배워 쓰부쓰부 전곡 whole grain 생활을 시작합시다. 그리하여 당신의 몸과 마음과 세계를 평화로 이끕시다. (……) 평화로운 몸이 평화로운 마음을 기릅니다. 평화로운 마음은 우리의 미래의 평화를 실현합니다.

이 평화서약은 현대사회가 생태계의 본성과는 다른 그릇된 생활방식과 음식 섭취 때문에 많은 생명체들의 공격을 받는 전쟁터처럼 되었다고 진단한다. 그래서 선조들이 신성한 음식으로 찬양하던 전통 곡류를 주식으로 되살리는 것이 "환경을 파괴하고 우리의 생명을 공격하는 우리 몸 안의 전쟁"을 끝내는 일이라고 강조한다.[13]

일본인들에게도 서구화된 식생활이 성인병의 원인으로 지목되는 등 사회문제로 대두되면서 정부가 나서서 전통 식생활을 되살리기 위한 노력을 하고 있다. 일본에 비해 여전히 밥이 중심이고, 잡곡밥 비중도 점점 늘어가고 있는 우리는 그나마 다행이라고 해야 할까. 그렇지만도 않다. 거의 전량 수입에 의존하고 있는 우리 잡곡의 운명을 떠올려보면 알 수 있다.

나는 일본의 쓰부쓰부 요리에서 잡곡을 '평화의 곡물'이라고 한 이야기에 눈길이 머물렀다. 평화는 단순히 전쟁이 없는 상태가 아니라 세상 만물이 조화와 균형을 이루는 상태를 말하는 것일 터다. 조화와 균형은 다양성이 존중될 때만 살아난다. 힘이 센 다수가 상대를 인정하지 않을 때부터 평화는 깨진다. 그래서 곡물의 평화는 잡스러운 것들이 많이 살아나야 한다는 뜻으로 읽힌다. 오늘날 지구상의 식량문제 역시 세계인의 주곡인 쌀과 밀, 옥수수 등을 거대 곡물기업이 장악한 채 벌이고 있는 시장쟁탈전 때문에 빚어지고 있다. 드넓은 아메리카 대륙에 미국인들은 잘 먹지도 않는 쌀을, 엄청난 농업보조금을 받는 곡물기업이 헬기와 트랙터와 화학비료로 넘치도록 생산해놓고는, WTO의 비호 아래 아시아와 아프리카의 가난한 소농들 앞에 폭탄처럼 퍼부어대고 있다. 그것이 바로 평화를 깨뜨리는 곡물전쟁 아닌가.

우리 조상들은 논에 물을 대 벼를 기르면서 논두렁에는 콩을 심고, 산비탈의 거친 밭에 옥수수와 수수, 조, 기장 같은 잡곡을 골고루 길러 먹었다. 그래야 가뭄이나 병충해로 벼농사가 흉작이 되어도 거친 환경에서도 잘 견디는 잡곡농사로 이를 보완할 수 있었기 때문이다. '곡식을 심을 때 반드시 다섯 가지를 섞어 재해에 대비해야 한다種穀必雜五種 以備災害' 것은 사마천의 《사기》에도 전해 내려올 만큼 오랜 농사의 가르침이었다. 또 본래 잡곡은 벼에 비해 이상기후 변동에 잘 견디고 농약이나 화학비료 없이도 잘 자라는 작물이다. 당연히 석유와 화학약품, 값비싼 기계장비에 의존하는 기업농 방식과 거리가 먼 작물이다. 어쩌면 그런 특성 때문에 잡곡은 돈벌이에 혈안이 된 곡물기업들의 주목을 받지 못했고, 그래서 강한 생명력의 야성을 오래 지킬 수 있었는지도 모른다.

최근에는 잡곡을 웰빙식품으로 재평가하면서 몸에 좋은 약이란 뜻으로 약곡藥穀이라고 부르자는 주장도 있고, 강원도 원주에서는 토종잡곡으로 지은 밥이 원기회복에 좋다고 해서 '기밥'이라는

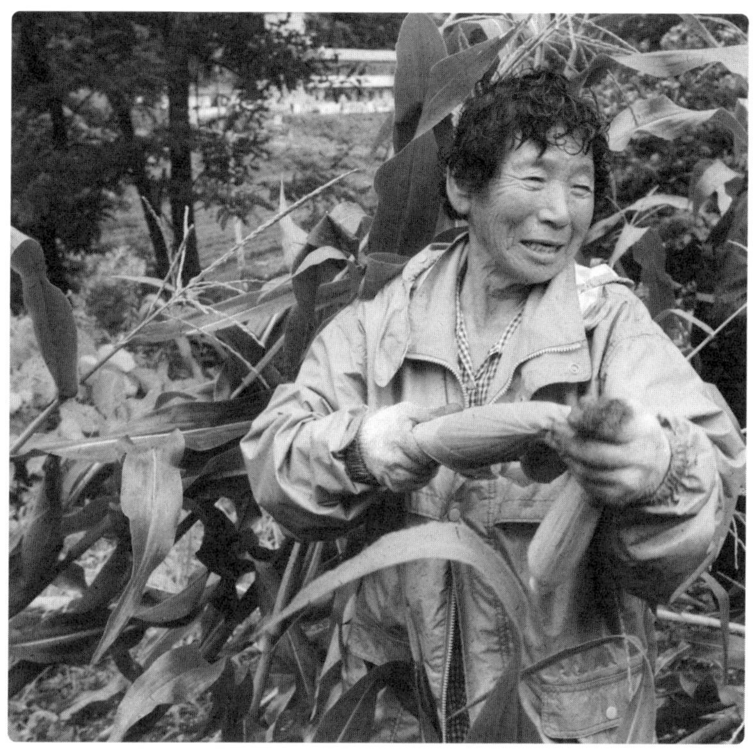

조상 대대로 논두렁마다 콩을 심고 산비탈마다 옥수수를 심어 먹었던 우리 땅에서 2009년 현재 옥수수 1퍼센트, 콩 8.4퍼센트를 겨우 자급하고 있다.

이름으로 상품화하기도 했다. 농촌진흥청에서는 논에 벼 대신 콩과 옥수수 등의 잡곡을 심어 쌀 수급을 안정시키면서 잡곡의 자급률도 높이는 정책을 이제야 적극 펼치기 시작했다. 이제 홀대받던 잡곡이 쌀을 살리는 입장이 된 것이다.

이 땅의 곡식농사가 '잡스럽게' 다양해지는 것은 반가운 일이다. 그러나 분명한 것은 되살아나는 잡곡농사가 튼튼하게 뿌리를 내리는 길 역시 우리 잡곡을 선택하는 소비자에게 달려 있다는 사실이다.

잡곡은
벌레와 새들과 나누어 먹는다

괴산의 잡곡농사

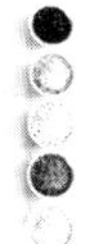

괴산잡곡으로 찾아가던 날 아침도, 나는 잡곡밥을 지어 먹었다. 요즘 나오는 전기압력밥솥에는 잡곡밥 짓기 기능이 있어서 잡곡을 따로 불려두는 번거로운 과정을 생략할 수 있다. 가마솥 밥을 좋아하던 우리 집도 현미잡곡밥 때문에 따로 전기압력밥솥을 구입했을 정도니 잡곡과 건강식 열풍이 조리도구까지 변화시키고 있다는 것을 실감한다. 밥상에 앉은 딸아이는 차조, 수수, 서리태, 붉은 팥, 백태, 보리, 기장, 율무가 섞인 혼합8곡을 현미에 섞어 지은 밥을 보자마자 불평부터 한다.

"엄마, 나는 하얀 밥이 좋다고요!"

그렇지만 잘게 부순 알갱이 때문에 콩이나 팥 따위를 골라낼

재간이 없자 깨끗이 먹는다. 아침 밥상에 올린 괴산잡곡의 혼합8곡은 콩이나 팥, 율무같이 알갱이가 큰 잡곡을 잘게 부수어 섞어놓았는데, 잡곡밥을 싫어하는 아이들이 씹어 먹기 좋게 만든 것이다. 아이들은 왜 잡곡밥을 싫어할까? 학교급식에서도 콩밥이 나가는 날에는 유독 잔반이 많이 나온다고 한다. 부드러운 백미에 길들여진 아이들은 거칠고 오래 씹어야 하는 잡곡밥의 까끌까끌함에 거부감을 갖는 것 같다. 젖니가 흔들릴 무렵, 딱딱한 콩을 씹을 때 이가 아팠다는 아이들의 이야기를 들어보니 수긍이 가기도 한다.

아무튼 아무리 잡곡밥이 몸에 좋다 해도 여러 종류의 잡곡을 모두 다 구비하고 일일이 섞어 쓰기는 부담스럽다. 그래서 주부 입장에서는 작은 포장으로 나오는 혼합곡 제품이 여러모로 편리하다. 하지만 시중에서 판매되는 제품 중에는 국산과 수입 잡곡을 한데 섞은 것도 많다. 시장에는 많게는 스무 가지 이상의 혼합곡 상품도 나와 있는데 깨알같이 적힌 원산지성분표시를 꼼꼼하게 살펴보는 소비자가 얼마나 될까. 그러니 국산 100퍼센트라는 표시가 도드라져 있지 않거나 다른 제품보다 가격이 싼 경우는 먼저 생산지를 의심해봐야 한다.

충청북도 괴산군 칠성면에 있는 괴산잡곡은 수수, 차조, 기장, 율무, 결명자, 백태, 서리태, 쥐눈이콩, 적두, 콩나물콩, 참깨, 검정깨, 거두, 적두, 옥수수, 보리, 울타리콩 등 괴산 지역에서 생산하는 잡곡을 가공, 포장해 한살림과 여성민우회생협, 두레생협, 주민생협 등에 공급하고 있다. 괴산군은 전체 면적의 76퍼센트가 산이기 때문에 전통적으로 밭농사가 많고, 일교차가 커서 잡곡농사에 적합

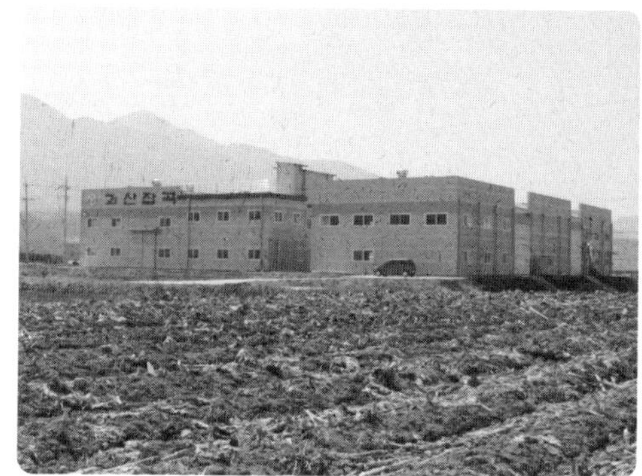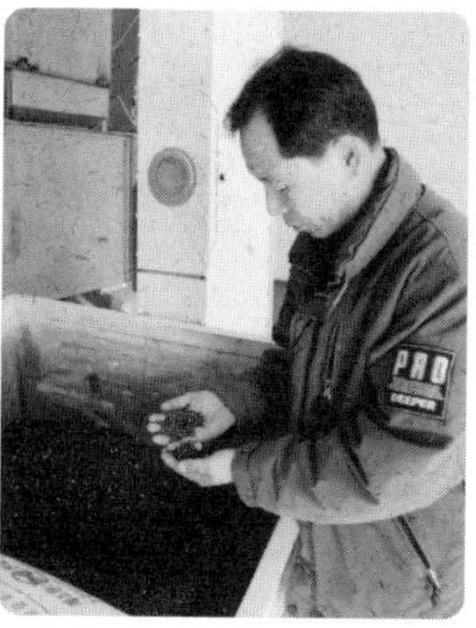

괴산잡곡은 알곡 하나에서부터 우주적 생명의 공생을 책임진다는 자부심으로 잡곡농사를 짓고 있다.

하다고 한다. 괴산잡곡 경종호 대표는 지난 2009년부터는 농업진흥청과 괴산군농업기술센터의 지원을 받아 웰빙잡곡 특성화사업을 시작했다. 그는 우리나라 잡곡농사의 기반을 다지고 보존해오는 데 중요한 역할을 하는 사람이다.

"처음엔 국산 잡곡이 씨가 말라 애를 많이 먹었어요. 차조는 전국을 뒤지다 결국 제주도에 가서 겨우 종자를 구했으니까요."

국산 잡곡을 찾아 헤매던 그는 정작 어린 시절에는 쌀이 귀해 값싼 조로 지은 밥만 먹고 자랐다고 한다. 지금처럼 쌀에 조를 섞은 것이 아니라 100퍼센트 메조로만 지은 밥을 먹었다는 이야기를 듣자니 과연 어떤 맛일지가 궁금하기까지 했다. 요즘 사람들이야 별식이라 생각할 수도 있겠지만 워낙 산이 많고 논이 귀한 땅에서 자란 괴산사람들에게 조밥은 가난의 상징이었을 것이다. 그런데 농가마다 고소득 작물농사에 매달리면서 조뿐 아니라 수수, 기장까지 어릴 때 흔히 집집마다 길러 먹던 잡곡들이 1980년대 이후부터 하

밥이 정말 하늘인가: 쌀, 곡식, 밀 이야기

나둘 사라져버렸다.

"더구나 수입개방으로 가격까지 폭락해서 잡곡농사로 생계를 잇는 일이 거의 불가능해졌지요."

그는 그 시절부터 직접 발로 뛰어다니며 우리 종자를 찾아내고 마을 어르신들을 설득해 씨를 뿌리도록 권유하고, 수확한 알곡을 수매해 도정과 가공 과정을 거쳐 소비자들에게 공급하는 일까지 마다않고 해냈다. 그런 노력이 없었다면 지금 우리 밥상에서 국산 잡곡을 구경하는 일은 불가능했을 것이다. 고향인 괴산에서 소비자협동조합 일을 하던 경종호 씨가 잡곡농사 살리기에 매진하게 된 것은, 1989년 서울 한살림 생협에 잡곡을 공급하게 되면서부터다.

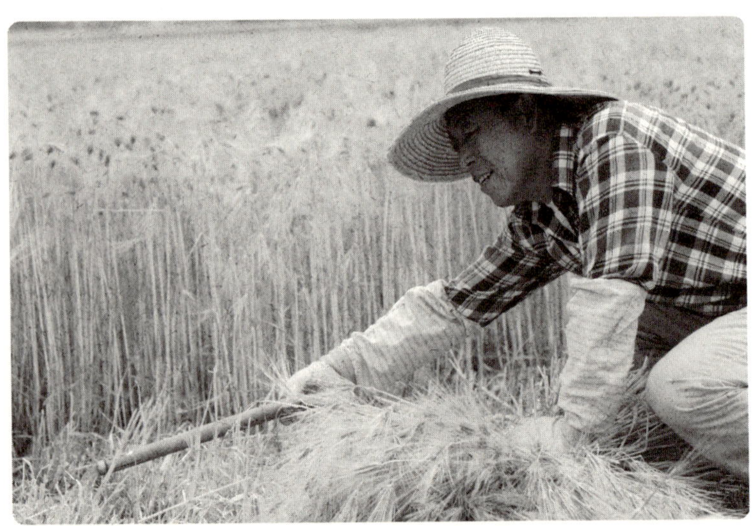

새와 벌레와 사람이 고루 나누어 먹는 농사를 짓고 있는 괴산의 보리밭. 현재 우리의 잡곡농사는 연로한 농부들이 힘겹게 지켜가고 있다.

살림의 밥상

"귀한 국산 잡곡을 믿고 먹어줄 소비자가 없었다면 시작조차 어려웠을 겁니다."

처음에는 시골 장을 돌아다니며 직접 잡곡을 구해 가마니째 서울로 보내기도 버거웠다고 한다. 워낙 국산 잡곡 구하기가 어려웠기 때문이다.

"당시에 서울에 올라가보니 한살림 실무자들이 저녁에 사무실에서 직접 키질을 해서 돌을 골라내고 일일이 작은 봉지에 담아 소비자 집으로 보내고 있더라고요."

그것을 본 그는 자기 집 마당에서 아내가 손으로 풍구를 돌리고 쭉정이를 골라내 알곡을 포장하는 식으로 작업을 해 소비자들에게 잡곡을 보내기 시작했다. 그러던 것이 이제는 풍구선별기계를 거쳐 돌을 골라내는 석발기, 알곡의 모양을 골라주는 벨트선별기, 표면을 닦아주는 연미기研米機, 색깔선별기, 입자선별기 등 고가의 기계장비를 도입할 정도로 괴산잡곡의 규모가 커졌다. 물론 지금도 최종단계에서 최상의 알곡만 골라내는 일은 모두 사람 손으로 하고 있었다. 포장 직전의 알곡들이 컨베이어벨트 위로 쏟아져 나오면 익숙한 손놀림으로 벌레 먹은 콩과 팥 등을 골라내는 직원들 대부분이 인근 지역에 사는 주부들이었다. 예전 같으면 누구나 부엌에서 일상적으로 하던 일이었을 텐데, 하는 생각을 하니 기분이 묘했다. 지금은 씻어서 나온 쌀까지 있어 물만 부으면 바로 밥을 지을 수 있는 편리한 세상이다. 그러나 직접 벌레 먹은 알갱이를 골라내봐야 농사가 새와 벌레와 나누어 먹는 일이라는 사실을 깨달을 수 있지 않을까. 해가 뉘엿뉘엿 저물 때 콩이나 쌀 알갱이를 골라내며 하루를 마무리할 수 있는 여유로운 부엌풍경 속에서 살고 싶다고 말하면, 이 바쁜 세상에 너무 물정 모르는 소리를 하는 것일까.

경종호 씨가 잡곡 산지마다 뛰어다니며 원곡을 구입해 소비자에게 공급하던 초창기와 달리 지금은 괴산잡곡의 97퍼센트 이상이 농민들과 계약재배를 하고 있다. 안정된 소비처가 있고 잡곡농사의 규모도 커졌다. 이 가운데 70퍼센트는 농약과 제초제를 전혀 쓰지 않는 친환경재배 잡곡이다. 친환경재배가 가능한 것은 그렇게 하지만 우선은 국산 잡곡의 명맥을 이어가는 게 중요한 작물에 대해서는 친환경 기준을 엄격하게 적용하지 않고 있다고 한다.

"벌레가 해마다 달라지는데 갈수록 피해가 심해지는 것 같아요."

경종호 씨는 갈수록 잡곡농사 짓기가 힘에 부친다는 농민들의 하소연을 이야기했다. 대개 콩 같은 경우 거의 약을 치지 않아도 병충해를 잘 견뎠지만 일반 관행농에서 더 독한 살충제를 쓰는 탓에 벌레들에게 내성이 생긴 것이다. 생태계가 변하는 게 눈에 띄게 느껴진다고 한다. 친환경재배 농가에서는 제초제를 치지 않는 대신 헛골에 부직포를 깔아 풀이 못 자라게 하는 방법을 쓰고 있다. 하지만 여전히 밭둑의 풀은 손으로 깎고 뽑는 중노동을 해야 한다. 평균 나이가 67세~70세에 이르는 잡곡 생산자들이 감당하기에는 이제 거의 한계에 다다랐다고 한다. 빠르게 고령화되는 농가의 일손보다 해충이나 잡초의 적응력이 더 강해지는 형편이다.

"이제 더는 못하겠어, 하는 동네 어르신들의 소리를 들을 때마다 가슴이 철렁해요."

하지만 그럼에도 그들은 죽을 때까지 해마다 봄이 오면 씨를 뿌리고, 풀을 뽑아내고, 가을이면 차조나 기장, 수수처럼 여전히 손으로 꼬뚜리를 따내야 하는 알곡들을 손수 거두어낼 것이라고 한다. 나는 작은 조 알갱이, 깨알 하나 앞에서도 숙연해질 수밖에 없었다.

괴산잡곡의 로고는 황토색, 녹색, 하늘색 콩 사이에 싹이 자라는 모습이다. 황토색 콩은 땅의 벌레가 먹고, 하늘색 콩은 하늘의 새가 먹고 나머지 초록색 콩을 사람이 나누어 먹는다는 공생의 철학을 나타낸 것이다. 알곡 하나에서부터 우주적 생명의 공생을 책임지는 그런 자부심이 없었다면 농약과 제초제를 거부하는 힘든 농사를 계속할 수 없었을 것이다. 친환경재배 잡곡의 경우 약을 치지 않는 만큼 일반 관행농에 비해 20퍼센트가량 수확량이 떨어진다. 결국 벌레와 새들에게 나누어준 대가를 소비자가 보상해줘야 하는 것이다.

수수의 경우 2009년 기준으로 500그램들이 무농약 수수가 5,100원이고, 일반 국산 수수는 3,200원이다. 중국산은 워낙 가격이 싸기 때문에 500그램 단위로 판매하는 제품은 시장에서 찾아볼 수도 없고 가장 작은 포장이 1킬로그램인데 1,500원~2,000원 선이다. 이런 형편이니 시중에서 무농약 수수팥떡을 먹는 것은 꿈도 꾸기 어렵고, 국산 수수팥떡조차도 만나기 어려운 현실이다. 수수야 특별한 날에만 먹는다고 해도 참깨는 참기름이나 깨소금 등으로 일상적으로 먹는데, 무농약 참깨 500그램이 18,400원, 국산 관행농 참깨가 11,500원이다. 중국산은 1킬로그램짜리가 고작 7,500원

~8,900원 선이다. 돈이 많은 사람들은 주저 없이 비싸도 좋은 농산물을 사겠지만 보통 소비자들에겐 사실 결심이 필요한 가격이다.

"잡곡은 특히 시장가격 등락이 심해요. 그러다 보니 소비자들 역시 민감하죠. 시장가격이 싸지면 생협에 공급하는 잡곡도 적체돼 잘 팔리지 않으니까요."

또 생협에 무농약 잡곡을 공급하는 농가 입장에서는 정해진 가격으로 계약재배를 하기 때문에 시장가격이 폭등할 때는 마음이 흔들린다고 했다. 실례로 2004년 국산 잡곡 가격이 급등한 일이 있었다. 비도 많이 오고 작황이 좋지 않아 생산량이 대폭 감소하자 1킬로그램당 1,500원이던 일반 수수 가격이 4,500원까지 올라간 것이다. 당시 친환경 수수를 계약재배한 농가에 약속한 수매 가격이 3,500원이었다. 그러니 이런 경우 농가에서는 생협이 아닌 시장에 내다 팔고 싶은 유혹을 뿌리치기 어렵다. 결국 그해 괴산잡곡에서는 계약재배 농가에는 시장가격대로 4,500원에 수매하고 생협의 소비자가격은 3,500원으로 동결시켰다. 그래도 평균 10킬로그램을 생산하던 농가의 소출이 3킬로그램으로 줄어든 상황이었기 때문에 농민들 소득은 나아진 게 없다고 한다.

"그러니 농가에서 마음 놓고 농사지을 수 있는 여건을 만드는 게 괴산잡곡의 사명이라고 생각해요."

가슴 아픈 소리다. 괴산잡곡에서는 정부에서도 안 하는 잡곡 수매에 하한가제도를 운영하고 있는 것이다. 농민들에게 일정한 소득을 보장할 수 있는 최저가격만 정해놓고 시장가격이 오르면 오른 가격으로 수매하는 방식이다. 정부와 농협이 제구실을 하고 있으면

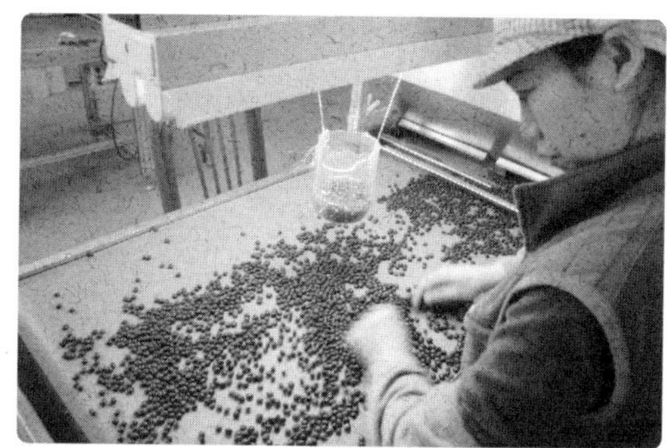

친환경잡곡 생산자들은 관행농에 비해 20퍼센트가량 수확량이 떨어지는 것을 감수하면서도 농약과 제초제를 거부하는 힘든 농사를 계속하고 있다.

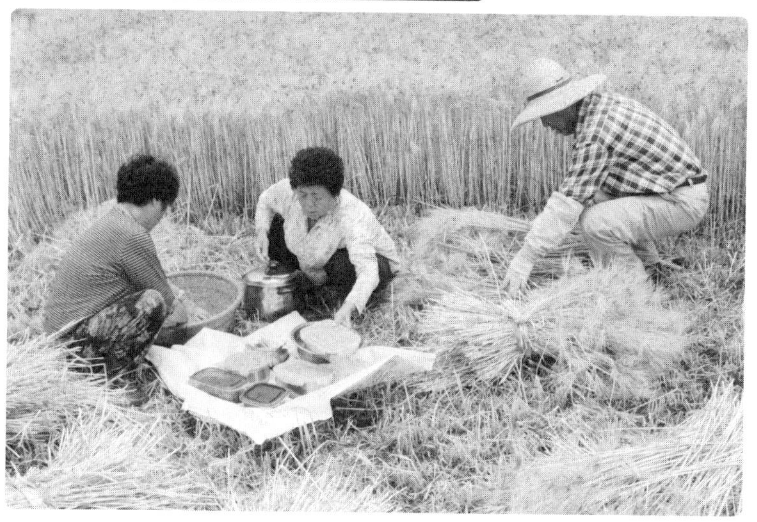

필요 없을 고생이다.

서울 광화문광장에 세종대왕의 동상을 세우면서 "백성은 나라의 근본이요 밥은 백성의 하늘이다"라는 말씀을 새겨놓고도, 그 하늘을 만드는 농민들의 삶은 벼랑 끝에 내모는 게 우리 정치의 현실이다. 들판의 보리밭은 줄어들고, 광화문광장 잔디밭 주위를 에두른 조경용 화분에는 청보리가 심겨 있다. 하지만 정부는 2012년이

밥이 정말 하늘인가: 쌀, 곡식, 밀 이야기

되면 보리 수매마저 중단하게 된다. 결국 이 땅에서 자연과 사람이 함께 더불어 건강하게 살려면, 우리의 생명줄을 놓지 않으려면 농민과 손을 잡은 소비자가 지켜낼 수밖에 없다. 그런데 생각보다 소비자의 힘은 셌다. 충분히 희망을 만들어내고 있다는 것을 괴산잡곡을 통해 알 수 있었기 때문이다.

"값싼 농산물만 찾는 것이 아니라 내가 이것을 먹음으로써 우리 농업이 지속될 수 있다는 생각으로 제값을 치르는 소비자가 버텨주고 있기 때문이죠."

경종호 씨는 그것이 괴산잡곡이 우리 잡곡을 지키는 교두보로 꿋꿋이 설 수 있던 힘이라고 했다.

결국 내가 먹는 잡곡밥이 진짜 가치 있는 것은 비싸고 몸에 좋아서가 아니라, 풀을 뽑지 않고 농사를 지은 농민들을 살리고 그 덕분에 살아난 벌레와 새들에게 먹을거리를 나누어주었기 때문이다. 집 안에 가둬놓고 키우는 애완동물에게 먹이는 이기적인 사료값 대신, 집 밖에서 자유롭게 날아다니고 기어다니는 생명체와 함께 살기 위해 값을 치른다고 생각하면 된다. 더불어 그나마 국내에서 해마다 종자를 새로 구입하지 않고 자가 채종한 씨앗으로 계속 농사를 지을 수 있게끔 살아남은 것이 유일하게 잡곡농사라는 점도 우리가 기억해야 할 중요한 사실이다.

종자보존운동이란 각각의 종자가 갖고 있는 고유한 시간을 존중하는 일이다. 종자에는 긴 시간 속에서 배양되어온 각 지역의 기후, 토양, 미생물 등과의 관계가 담겨 있다. 그리고 그 씨앗을 뿌리고 기르고 다시 씨를 거두고 계속해서 보존해온, 수 세대에 걸친 농민들의 지혜와 삶이 담겨 있다. 그래서 종자를 보존하는 일은 생태계의 시간과 문화의 시간을 지켜내는 일이기도 하다.

《슬로 라이프》, 쓰지 신이치

1 1996년 유통시장 개방 이후 이마트, 홈플러스 등 대형 유통업체가 크게 늘어나 28개에 불과하던 대형할인점은 11년 동안 무려 열 배 가까이 증가해 총 276개로 늘어났다. 하나금융연구소2006년에 따르면 2006년 국내 할인점은 전체 유통시장의 39.15퍼센트를 차지하며 국내시장 점유율에서 1위를 차지하고 있다.

2 계간 《살림이야기》 2009년 봄호에 실린 윤선주의 글 '착한 소비가 땅과 농부를 살린다'를 인용했다.

3 (사)한살림논살림 팀이 발간한 《논살림 2008년 활동자료집》에 실린 일본 NPO 법인 '농과자연연구소' 자료를 참고했다.

4 《iCOOP 생협 뉴스》 2008년 2월 5일자에 실린 '논습지 결의안'을 참고했다. 2005년 우간다 캄팔라에서 개최된 람사르 9차 총회에서 '습지와 농업의 현명한 이용'에 대해 논의한 후 한일 NGO들은 2006년 충남 홍성에서 '한일 논생물 조사', 2007년 일본 도치기 현에서 '한중일 환경창조형 벼재배 기술회의', '제2회 한일 논생물 조사' 등의 활동을 통해 오랫동안 논이 가진 습지로서의 환경적 가치를 보전하고 발전시키기 위해 노력해왔다.

5 《파이낸셜뉴스》 2009년 10월 14일자 보도를 참고했다. 2009년 10월 14일 국회 농림수산식품위 소속 한나라당 유기준 의원이 농수산물유통공사로부터 제출받은 '2007년 주요 농산물 물류비 현황' 자료를 분석한 결과에 따르면, 각종 농·수·축산물 소비자 구입액은 55조 7,400억 원이며 이 중 31조 5,500억 원56.6퍼센트 만이 생산자인 농민에게 돌아간 것으로 나타났다.

6 《농민신문》 2010년 3월 22일자 보도를 참고했다. 대북 쌀 지원은 2002년 9월 19일 첫 선적을 시작해 2007년 12월 10일 중단될 때까지 6년에 걸쳐 220만 톤에 이르렀다. 이를 통해 국내 쌀값을 지지하는 효과를 적지 않게 본 것이 사실이다. 이낙연 국회 농림수산식품위원장은 지난해 8월 대북 쌀 지원을 촉구하는 성명에서 2002년~2007년 대북 쌀 지원을 통한 수급 조절로 쌀 생산농가들이 7,141억 원 정도의 추가 소득을 올릴 수 있었다고 분석한 바 있다.

7 밥쌀용 수입 쌀 시판은 우리 정부가 지난 2004년 미국과 중국, 태국, 호주 등 9개국과 벌인

쌀 재협상에 따라 관세화를 10년 더 미루는 대신에 의무수입량을 늘려주고 그 중 일부는 시중에 밥쌀용으로 팔기로 약속한 데 따른 것이다.

8 국내 밀가루 소비량은 생산량과 수입량을 합친 공급량을 인구수로 나눈 농림식품부의 비공식 통계를 따랐다.

9 PL480의 원조는 잉여농산물 원조라 불리며, 순수한 군사원조를 제외한 미국의 대한경제원조 중 군사적인 성격이 가장 강하다. PL480 잉여농산물 원조에서는 판매대금의 한국 측 사용분이 전액 국방비로 전입되었기 때문이다 김양화, 1986 : 265. PL480에 의해 도입된 잉여농산물은 국내시장에 매각되었는데, 이 판매액 가운데 15퍼센트 내외는 미국의 행정비로 지출되고 나머지 85퍼센트 내외의 판매액은 한국 정부의 군사비로 충당되었다 김형화 외, 1984 : 102.

10 《가톨릭신문》 2007년 8월 25일자로 보도된 '한국교회사 80장면' 중 50번째 시리즈인 '우리밀살리기운동본부'를 참고했다.

11 이계임, 한혜성, 손은영이 함께 쓰고 한국농촌경제연구원이 펴낸 《한국인의 식품소비 트렌드 분석》에서 참고했다.

12 《농경과 원예》 2010년 5월호에 실린 '잡곡프로젝트 – 농진청 전통 명곡잡곡사업이 주목받는 이유'를 참고했다.

13 박철호, 박광근, 장광진, 최용순이 함께 쓰고 강원대학교 출판부가 펴낸 《잡곡의 과학과 문화》를 참고했다.

제철에 난 가까운 먹을거리가
지구를 살린다

채소, 과일 이야기

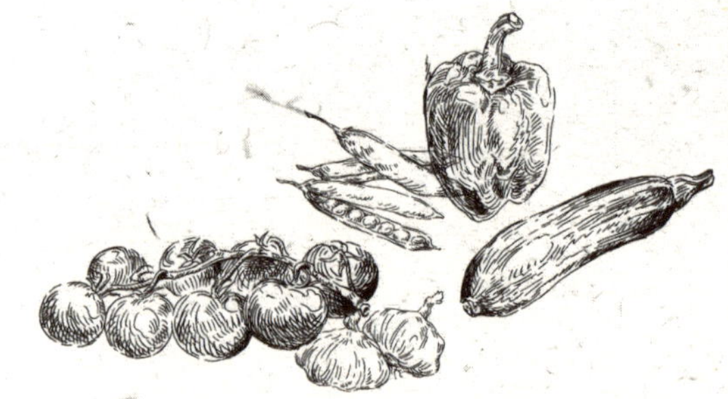

요즘 밥상으로
철들기
힘들다

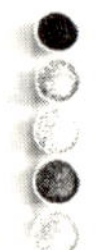

어른이 된다는 것은 철드는 일이다. 그런데 누구나 공평하게 나이를 먹지만 똑같이 철이 드는 것은 아니다. 철이 든다는 것은 사리를 분별할 수 있는 힘이 생긴다는 뜻이다. 그런데 왜 하필 이 말이 계절을 뜻하는 '철'일까. 도시의 아파트에 살 때는 그 뜻을 이해할 수 없었다. 대신 1998년부터 2008년 봄까지 시골살이 10년을 하는 동안 나는 철이 드는 것을 온몸으로 깨달았다.

"할머니, 콩은 언제 심어요?"

"으응, 올콩은 감꽃 필 때 심고, 메주콩은 감꽃이 질 때 심는 거여."

서울에서 철학교수 자리를 버리고 변산으로 내려가 농부가 된

윤구병 선생의 책 《잡초는 없다》에 나오는 이야기다. 그는 할머니의 대답을 듣고 정신이 번쩍 났다고 했다. '책을 보고 날짜를 따져서 씨앗을 뿌리겠다'는 자신의 생각이 얼마나 어리석었는지 깨달았다는 것이다. '지역마다 토양이 다르고 기후도 온도도 다르고 내리는 비도 바람 길도 다른데, 그래서 지역에 따라 씨 뿌리는 철도 거두어들이는 철도 다를 수밖에 없는데' 몇 월 며칠이라 못을 박는 교과서적 지식에 매여 있던 자신을 돌아보는, 진정한 공부였다고 고백한다. 그렇게 농사를 배워간 그는 시골살이 한 해마다 나이 한 살씩 새로 먹어가는 것을 느낀다고 했다.

시골로 이사하는 우리를 두고 주위에서 모두들 철없는 행동이라고 했다. 그러나 우리 부부는 '늘 보는 감나무의 철맞이를 잣대 삼아 콩 심고 팥 심는 때를 가늠하는 시골 어른들의 지혜대로, 우리도 제대로 철들고 싶다'는 생각을 했다. 그러나 윤구병식 계산대로 시골에서 산 10년 동안 열 살 만큼 철이 들었을지 돌아보자니, 자신이 없다. 거주지만 시골로 옮겼을 뿐 철따라 농사를 제대로 지은 게 아니고 여전히 도시에서 품을 파는 삶이 지속되었기 때문이다. 그래도 양지꽃이 피고 쑥과 원추리가 돋아나고 두릅나무 순을 따야 할 시절을 알게 되었고, 산딸기와 오디가 익기를 기다리며 설레게 되었다. 바람이 차가워지면 길섶의 붉나무가 제일 먼저 붉어진다는 것도 알게 되었다. 서울로 출퇴근하는 부모 대신 온종일 자연 속에서 생활한 아이들은 철 따라 변하는 풍경을 보고 느끼며 몸과 마음 속 깊은 곳에서부터 자연의 선물을 받았다고 생각한다.

그러나 시골 사람들이라고 해서 모두 도시 사람들에 비해 철

제철에 난 가까운 먹을거리가 지구를 살린다: 채소, 과일 이야기

이 들었다고 말해도 될까. 이 질문에도 고개가 갸우뚱해진다. 요즘 농부들도 대부분 철모르는 농사를 많이 짓기 때문이다. 벼농사야 여전히 하늘과 바람과 비에 기대 시절을 제대로 읽을 줄 알아야 한다. 하지만 돈이 되는 작물들은 대개 계절에 구애받지 않고 길러내는 시설채소들이다. 유리온실이나 비닐하우스가 비바람을 막고 바깥 날씨와 상관없이 작물이 자랄 수 있는 일정한 온도와 수분을 갖추어준다. 한겨울에도 싱싱한 쌈채소와 오이, 토마토, 딸기 같은 것이 식탁에 올라올 수 있게 된 것도 이들 때문이다.

시골로 이사한 뒤 우리가 꿈꾸던 이상과 발 딛고 있는 현실의 차이가 크다는 것을 실감하게 한 것도 비닐하우스가 점령한 농촌 풍경 때문이었다. 콘크리트와 아스팔트로 뒤덮인 삭막한 도시처럼 숲과 들판의 녹색에는 번쩍이는 비닐이 덧씌워지고 있었다. 우리가 살던 경기도 광주는 도시 근교라 신선채소를 재배하는 시설농가가 많았다. 토마토와 오이, 쌈채소와 새싹채소가 자라는 비닐하우스들이 대부분이었다. 그러다 보니 땅이 그대로 드러난 들판을 만나기가 쉽지 않았다. 비닐하우스와 샌드위치 패널로 지은 농산물 저온 저장 창고들, 사이사이 우후죽순으로 솟아오르는 아파트들이 어색하게 뒤섞여 자연스럽지 못한 풍경에 마음이 무거워지곤 했다. 오히려 나는 시간이 흐를수록 눈에 보이지 않는 힘이 야금야금 논을 잠식해가는 광경을 지켜보면서 우리 사회의 변화를 실감하는 쪽으로 철이 드는 느낌이었다.

아이들 친구의 부모들은 대개 시설채소를 재배하거나 농산물 가공업체에서 일을 하는 경우가 많았다. 봄이면 산으로 들로 나물

살림의 밥상

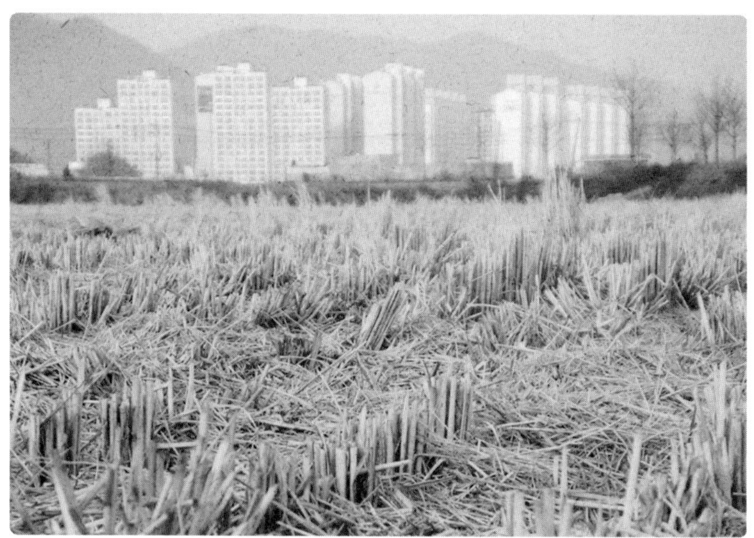

유리온실이나 비닐하우스에서 짓는 농사가 늘어나면서 땅이 그대로 드러난 들판을 만나기가 점점 어려워지고 있다.

을 뜯으러 가거나 자기 밭에서 직접 기른 고추나 토마토를 따면서 열광하는 사람들은 대개 도시에 살다 전원생활을 위해 이사 온 사람들뿐이었다. 마을 사람들은 밭두렁에 널린 냉이나 쑥 따위를 캐지 않았다. 또 흙을 밟으며 걷는 일도 좋아하지 않았다. 버스도 자주 다니지 않고 지하철도 없으니 시골 아이들은 대부분 부모의 자가용이나 트럭을 타고 학교에 다녔다. 시골길을 하염없이 걷는 이들은 차가 없는 노인과 가난한 외국인 노동자들뿐이었다. 농촌은 이미 도시의 빠르고 편리한 문화를 쫓아가느라 정신이 없어 보였다. 도시 문명에 염증을 느끼고 시골로 찾아온 전원생활자들이 개발을 원하는 현지인들과 갈등을 빚는 것도 이런 이유 때문이었다.

제철에 난 가까운 먹을거리가 지구를 살린다: 채소, 과일 이야기

그러나 함부로 시골 사람들을 탓할 수도 없다. 오랜 세월 문명의 편리에서 소외된 채 온갖 불편과 고난을 떠안고 살아온 이들의 심정을 먼저 헤아려야 할 것이다.

그래도 여전히 농사란 기후변화에 민감한 일이다. 비바람과 태양의 결을 섬세하게 읽고 자연의 힘 앞에 겸손할 줄 아는 것은 농부일 것이다. 문제는 요즘 농부들은 계절의 변화보다 석유가격의 등락에 더욱 민감할 수밖에 없다는 사실이다. 석유는 비닐하우스에서 제철과 무관하게 자라는 채소들을 키우는 젖줄이라고 할 수 있다. 농산물이 자라는 과정만 돌아봐도 '호모오일리쿠스'라는 말이 적확하다고 생각한다. 그런데 문제는 석유농사가 전혀 경제적이지 않다는 것이다.

농약과 비료를 쓰는 집약농법에서는 1칼로리의 식품을 생산하기 위해 12칼로리에 이르는 화석연료를 사용한다. 만약 석유가격이 오르면 농업의 경제학도 변한다. 석유 1배럴에 40달러가 되면 집약농법은 유기농과 같은 대안적 농법과 더 이상 경쟁해서 이길 수 없다.

《우리가 꼭 알아야 할 음식에 관한 47가지 진실》, 크레이그 샘스

석유가
농민을 잡아먹고 있다

배바우공동체와 시설재배 토마토

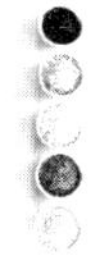

옥천의 우리밀 밭에서 만난 주교종 씨는 밀농사뿐만 아니라 비닐하우스로 2,000평 규모의 친환경 토마토농사도 함께 짓고 있었다. 한살림의 경우 토마토는 6월이 돼야 먹을 수 있는데, 안남면의 배바우공동체에서는 3월 중순에도 토마토를 출하하고 있었다. 비닐하우스에서 기름보일러나 전기난방으로 가온재배를 하기 때문이다.

나는 그를 찾아갈 무렵 부쩍 토마토가 먹고 싶다는 딸아이 성화에 고심하고 있었다. 제철 토마토가 나올 때까지 꾹 참고 기다리자는 생각과 그냥 시장에 널린 촉성재배 토마토라도 사 먹을까 하는 마음이 뒤섞여 한동안 망설이고 있었다. 텃밭에서 직접 기른 토

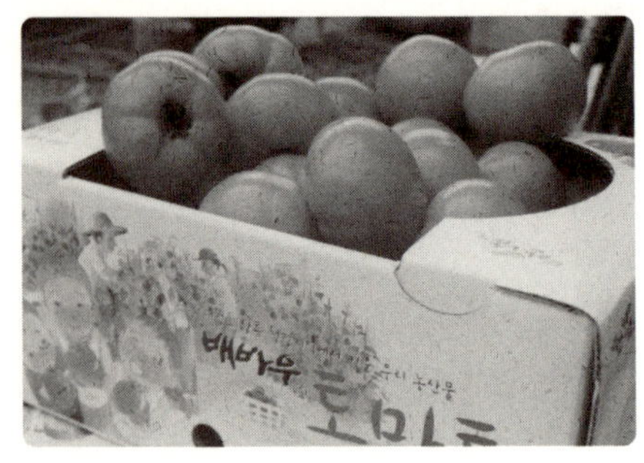

제철을 거슬러서라도 토마토를 먹고 싶은 욕망이 농민들을 석유의 노예로 만드는 것은 아닌지 돌아보게 된다.

마토를 제 손으로 따먹어본 우리 가족에게, 계절과 상관없이 쏟아져 나오는 시장의 밍밍한 토마토는 맛이 없었다. 아이들이 찾는 것은 시골에서 손수 길러 먹던 진짜 토마토의 맛이었다. 그나마 유기농 완숙토마토를 먹으면 그 맛을 오롯이 느낄 수 있었다. 시중의 일반 토마토는 대개 30퍼센트~40퍼센트 정도 익었을 때 수확을 하지만, 완숙토마토는 줄기에서 충분히 영양분을 흡수할 때까지 완전히 숙성한 상태에서 수확을 한다. 그래서 천천히 오래도록 태양을 머금은 맛이 난다. 하지만 한살림에서 먹을 수 있는 완숙토마토는 이름 그대로 오래 익기까지 한참을 기다려야만 맛볼 수 있고, 실제로 먹을 수 있는 기간도 아쉬울 만큼 짧다. 그 점이 조합원들의 불만을 사기도 한다. 최근에는 유기농산물을 찾는 사람들이 많아지면서 다른 생협에서는 경쟁적으로 공급 물품을 늘리고 있는 데 반해, 한살림은 가온재배를 하지 않는다는 원칙을 지키다 보니 과채류 공급 시기가 한정돼 있었다. 때로는 한정된 물량을 나누어 먹어야 하기 때문에 사재기를 할 수 없도록 1인당 1회 공급량을 제한하는 경우도 있다. 부족하더라도 골고루 나누어 먹자는 속 깊은 뜻을 이해하지 못하면 이래저래 불편할 수밖에 없는 것이 사실이다.

그런데 주교종 씨의 안내로 둘러본 안남면의 비닐하우스를 보니 굳이 초여름까지 기다리지 않아도 유기농 완숙토마토를 먹을 수 있었다. 배바우공동체의 토마토는 현재 iCOOP 생협 연대를 통해 판매하고 있었다. 똑같이 유기농산물을 취급한다고 해도 생협마다 물품을 취급하는 기준이 저마다 다르다는 것을 알 수 있었다.

"우루과이라운드가 타결되고 나서 김영삼 정부에서 자동화온실에 50퍼센트 보조금을 내줄 때 빚을 내서 시작한 비닐하우스농사예요."

그는 우리 농가에 시설재배 비닐하우스가 늘어나게 된 배경을 설명했다.

"청산면과 우리 마을 모두 그때 시작을 했는데, 이웃마을 사람들은 빚에 쪼들려 재산 다 날리고 결국 한 명은 자살까지 하고 모두 뿔뿔이 흩어졌어요. 다들 고향을 떠났죠. 우리는 겨우 현상 유지하면서 살아남은 거예요."

농민들에게 변화된 시장의 요구에 발맞추어 경쟁력과 경영마인드를 갖추라고 재촉하던 때, 얼마나 많은 농민들이 빚더미에 올라앉은 채 땅을 포기하고, 야반도주를 하거나 끝내 목숨마저 버리게 됐는지. 도시에서는 신문이나 뉴스에서 접하는 짧은 소식에 잠깐 가슴 아파하고 금세 잊어버리곤 했지만, 주교종 씨는 이웃들이 겪은 몸서리치는 현실을 고통스럽게 지켜본 사람이었다.

1990년대 들어 우리 농업은 일대 전환기를 맞았다. 우루과이라운드와 WTO 체제의 출범은 우리 정부가 쌀을 포기하게 만들었고, 정부는 농민들의 반발을 무마하기 위해 갖가지 농업구조 개선 정책[1]들을 쏟아내게 된다. '농업 전문인력 양성, 영농규모 확대, 시설농업 현대화' 등이 정책의 핵심이었다. 이는 늙은 소농들이 자연스럽게 도태되도록 하는 정책들이기도 했다. 결국 농민들은 정부에서 내주는 정책자금을 빌려 시설원예농업에 뛰어들었다.

"아무리 정부 보조금이 50퍼센트라고 해도 나머지 절반은 농민들 스스로 부담해야 하는데 워낙 큰돈이기 때문에 만만치 않았어요."

결국 마을 사람들끼리 연대보증으로 농협 빚을 내 시작한 것이 비닐하우스농사였다. 주교종 씨도 600평에 3,000만 원을 투자했는데 이는 다른 이들에 비하면 극히 적은 규모라고 했다. 그러나 비닐하우스는 지속적으로 돈을 먹어대는 애물단지였다. 출하 시기를 앞당기기 위해 드는 석유가격, 4년~5년마다 비닐을 교체하는 데 드는 개보수 비용 또한 만만치 않다. 또 너도나도 돈이 된다 싶은 시설채소에 뛰어들다 보니 과잉생산으로 시장가격이 폭락해 생산비도 못 건지고 도산하는 농가가 속출했다.

시설농업은 쌀 중심의 전통 농업과 달리 가격등락이 심하고 자본금이 많이 필요한 산업형 농업이다. 들판의 밭들이 '비닐하우스 채소공장' 단지로 변하면서 부도로 문을 닫는 공장처럼 파산하는 농민들도 늘어났다. 쌀농사에 의존하던 농민들이 쌀의 미래가 불투명해지자 새로 살 길을 찾았고, 정부가 이들을 시설재배로 전환하기 위해 부추긴 셈이다. 시범단지를 조성하고 소위 '대박'을 터뜨린 농민들의 성공신화를 전파하면서 비닐하우스농사에 장밋빛

살림의 밥상

미래가 보장된 것처럼 대대적으로 홍보했다. 그런데 시설재배에 뛰어들 수밖에 없었던 처지의 농민들 대부분은 농지를 빌려 농사짓는 임대농이었고 젊은 층이 많았다. 결국 이들은 좁은 면적에서 고수익을 올릴 수 있는 작물에 기댈 수밖에 없었다.[2]

비닐하우스에서 자라는 신선한 채소류는 시장에 내놓는 시기에 따라 가격변동이 심하다. 시세를 파악해 제때 출하하지 못하면 언제든 가격이 폭락할 수 있는 위험이 도사리고 있는 것이다. 그러다 보니 남들보다 출하 시기를 앞당기려고 비닐하우스 온도를 높일 수밖에 없고, 연료비와 촉성재배를 위한 비료와 농약 사용량이 많아지면서 총 생산비용이 높아질 수밖에 없다. 농민들에게 하늘과 바람의 결을 읽으며 자연과 교감하는 지혜보다, 식물의 생육에 필요한 조건을 만들기 위한 하우스 시설을 잘 관리하고, 시장상황을 예측하고, 이에 대응하는 사업가적 자질이 더 필요한 시대가 된 것이다.

설사 보조가 많고 저리융자액은 적다 해도 빚은 빚이기 때문에 갚아야 한다. 처음부터 국제경쟁력은 고사하고 국내경쟁력도 없는 기업축산과 시설영농에 대한 과잉투자의 결과는 파산의 빚잔치나 야반도주밖에 있을 수 없다. 한때 이 나라 신문과 방송은 과잉투자된 유리온실과 기업축산농가의 파산에 관한 기사로 채워졌고, 지금도 그 42조 원 자금운용이 비리 비효율 정도를 넘어 부정한 사람끼리 먼저 차지해서 제멋대로 낭비하는 눈먼 돈의 표본이었음이 연일 기사화되고 있다. 전업농 중심의 영농규모화, 농업의 공업화, 농가수의 20퍼센트 미

제철에 난 가까운 먹을거리가 지구를 살린다: 채소, 과일 이야기

만만 중점 지원하여 농업을 기업화하려던 농정은, 국제경쟁력은커녕 그 정책을 추종한 농민만 파산시킨 참담한 실패로 막을 내렸다.

《녹색평론》 1999년 5, 6월호, '소농 정책의 행방을 묻는다', 천규석

주교종 씨는 처음에는 이런 비닐하우스에서 오이농사를 2년 정도 했다. 그러나 오이가 워낙 병충해가 많은 작물이라 농약 없이 농사지을 도리가 없어 포기했다고 한다. 대신 농민회 활동을 함께 했던 사람들과 공동으로 경험이 많은 토마토로 작목 전환을 하면서 비로소 농약과 화학비료에 의존하지 않고도 농사를 지을 수 있었다. 그는 전기온풍기로 가온을 하는 비닐하우스에서 12월에 토마토 모종을 심어 이듬해 3월부터 6월 초중순까지 친환경토마토를 생산한다. 항생제를 쓰지 않고 벌들이 수정하게 하고, 흙살림의 유기액비 등으로 토양에 영양을 공급한다. 살충제 대신 온실가루이좀벌이라는 천적을 이용해 해충을 잡으면서 토마토를 기른다. 그럼에도 뚜렷한 판로가 없던 초창기에는 가락동 농수산물시장에 관행농법으로 지은 일반 토마토들과 똑같은 값으로 내다 팔기도 했다. 그가 iCOOP 생협연대를 통해 판로를 찾은 것은 2009년부터다. 그런데 iCOOP과의 거래는 한살림과의 우리밀 계약재배처럼 생산물량 모두를 책임지고 수매하는 방식이 아니고, 소비자들의 주문량에 따라 일주일 단위로 거래가 이루어지다 보니 안정적이지 않았다. 물량이 남으면 가격할인을 하거나 스스로 판로를 찾아야 하는 위험부담이 여전히 존재하는 것이다. 물론 아직은 수요보다 공급이 부족한 실정이다.

살림의 밥상

하지만 친환경농산물시장에 대기업이 경쟁적으로 뛰어들면서 대규모 영농법인을 통한 대량생산 체제가 늘어나면 작은 농가들의 생계는 언제든지 위태로워질 수 있다는 점을 그는 걱정하고 있었다. 그래서 최근에 공격적으로 유통망을 확대해가고 있는 일부 생협이나 대기업이 운영하는 유기농쇼핑몰이 친환경농가들에게 가격경쟁을 시키면서 입찰 방식으로 농산물을 구매하는 것은, 도시와 농촌의 공생을 모색하는 건강한 관계 맺기는 아니라고 말한다. 그래서 그는 농민들이 유통업체에 매달리는 방식이 아니라 도농공동체를 통한 지역 소비구조를 완성하는 것이 절실하다는 생각을 하고 있었다. 배바우공동체가 대청호 주변 농민들과 힘을 합쳐 대전 근교 도시민들과의 공생을 모색하는 가장 큰 이유였다.

나는 비록 제철 토마토는 아니지만 그나마 안심하고 먹을 수 있는 토마토를 기르는 이를 만난 것이 반가웠다. 하지만 석유가격이 들썩일 때마다 분명 토마토하우스 안에서 시름에 잠길 주교종 씨와 배바우공동체의 이웃들이 떠오를 것이다. 석유가격이 미친 듯이 치솟던 지난 2008년, 농촌경제연구원은 '국제유가가 100달러 수준을 유지하면 비닐하우스에서 고추, 오이 등을 재배하는 시설채소농가 소득이 최대 20퍼센트 감소할 것'이라는 전망을 내놓았다. 시도 때도 없이 먹고 싶은 것을 마음대로 먹을 수 있게 된 철없는 세상의 전망이 결코 달콤하지 않다는 것을 지적한 말이기도 할 것이다.

제철에 난 가까운 먹을거리가 지구를 살린다: 채소, 과일 이야기

딸기,
오래 참고 기다리는
법을 배운다

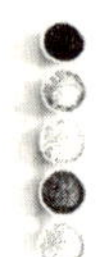

우리 시골집 텃밭에서 가장 사랑받았던 것은 딸기다. 첫 농사를 지을 때는 여느 전원생활자들이 그러하듯 의욕이 앞서 지역 토양과 기후에 상관없이 무작정 눈에 보이는 대로 온갖 모종을 두루 심었다. 좁은 텃밭에서 자라는 작물이 백화점 채소코너처럼 다양했다. 그렇지만 딸기 모종 네 포기를 심으면서도 대단한 수확을 기대한 것은 아니었다.

"뭐 얼마나 열리겠어?"

"그래도 애들이 딸기 따고 놀면 재밌잖아."

우리는 재미삼아 심은 딸기가 그렇게 무섭게 번져갈 줄은 몰랐다. 마당 둘레의 비탈진 축대를, 불과 몇 해만에 넝쿨로 번져간 딸기가 점령해버렸다. 해마다 이웃들에게 딸기포기를 나누어줄수록 딸기밭은 더욱 무성해졌다. 우리는 밭을 벗어나 제멋대로 뻗어나간 딸기에 밑거름을 줄 여력도 없었고, 풀 뽑기는커녕 순지르기를 해줄 줄도 몰랐다. 그냥 멋대로 자라도록 내버려두는, 의도하지 않은 태평농법이 되었다.

당연히 시장에서 파는 알이 굵고 윤기가 자르르 흐르는 딸기와는 비교할 수 없는 딸기가 열렸다. 알갱이도 작고 과육도 단단하며 솜털이 가시처럼 거친 우리 집 딸기는 달콤함보다 새콤한 맛이 강했다. 비록 모종을 사다 심었지만 야생딸기와 다를 바 없었다. 그래도 아이들은 초여름에 바구니 가득 딸기를 따면서 얼마나 행복했는지 모른다. 크고 부드러운 것만 골라 먹고 대부분 잼을 만들거나 갈아서 딸기빙수를 만드는 데 썼지만, 가족 모두가 우리 집 딸기를 소중하게 생각했다. 또 우리 밭에 딸기가 열릴 즈음이면 이미 시장에서는 딸기가 거의 사라져버린다는 것도 아이들과 함께 깨달았다.

비닐하우스재배가 대부분인 딸기는 보통 11월부터 3월까지 시장에 쏟아진다. 이제 노지재배 딸기는 찾아보기 힘들어졌다. 요즘 아이들에게 딸기가 언제 제철인지 묻는다면, 고개를 갸우뚱하거나 겨울이라고 대답할지도 모르겠다. 아니, 생명체의 본성보다 시장이 요구하는 제철의 의미는 이미 그렇게 변해버렸다.

딸기는 본래 겨울을 견뎌야 꽃을 피울 수 있다. 그런데 비닐하우스농사에서는 모종을 인위적으로 저온저장 창고에 보관해 겨울을 난 것처럼 속인 다음 밭에 심는다. 그런 다음 따뜻하게 온도를 유지해주면 겨울에도 딸기가 꽃을 피우고 열매를 맺을 수 있다. 결국 석유의 힘을 빌려 철 모르고 꽃을 피우고 열매를 맺는 '철없는 딸기'를 먹게 되는 것이다. 요즘 효자는 병석에 누운 어머니가 엄동설한에 딸기를 찾으면 구미호의 힘을 빌지 않아도 금세 소원을 들어드릴 수 있다. 하지만 화학비료와 석유의 힘으로 철없이 자라난 딸기가 과연 약이 될 수 있을까. 아픈 사람이 유독 한겨울에 딸기가 먹고 싶다고 하는 옛 이야기는 얼어붙은 대지 위에 피어나는 봄의 생명력을 기다리듯 몸이 봄처럼 활짝 깨어나길 바라는 마음이 반영된 게 아닐까.

서울로 이사 온 뒤로 우리 아이들이 가장 그리워하는 것도 딸기였다. 아이들은 딸기는 오래 참고 기다려야만 먹을 수 있다는 것을 알고 있었다. 기다림의 맛은 달콤하면서도 산뜻했다. 설탕이나 합성감미료의 화학적인 단맛이 아니라 오감으로 느껴지는 행복의 맛. 그래서 딸기 꽃이 필 때를 기억하고, 살갗에 닿는 햇살이 따가워지기 시작하면 바구니 들고 딸기를 따러 밭으로 달려가던 기억이 몸속에서부터 깨어나는 것이다. 한겨울 슈퍼마켓 진열대 위에 벽돌처럼 쌓아올린, 플라스틱 상자 안에 가지런히 들어 있는 아기 주먹처럼 큰 딸기에서는 느낄 수 없는 맛이다. 어른들이 요즘 아이들은 철이 없다고 혀를 찰 때마다 나는 과연 우리에게 그런 말을 할 자격이 있을까 생각한다. 철 모르는 채소와 과일로 밥상을 차리면서 농민들이 계절을 앞당겨 농작물을 출하하도록 부추긴 것이 바로 우리들이기 때문이다.

이런 생각 때문에 나는 마트에서 파는 딸기를 잘 사지 않는다. 특히 한겨울에 처음 출하된 딸기에는 아예 눈길을 주지 않으려고

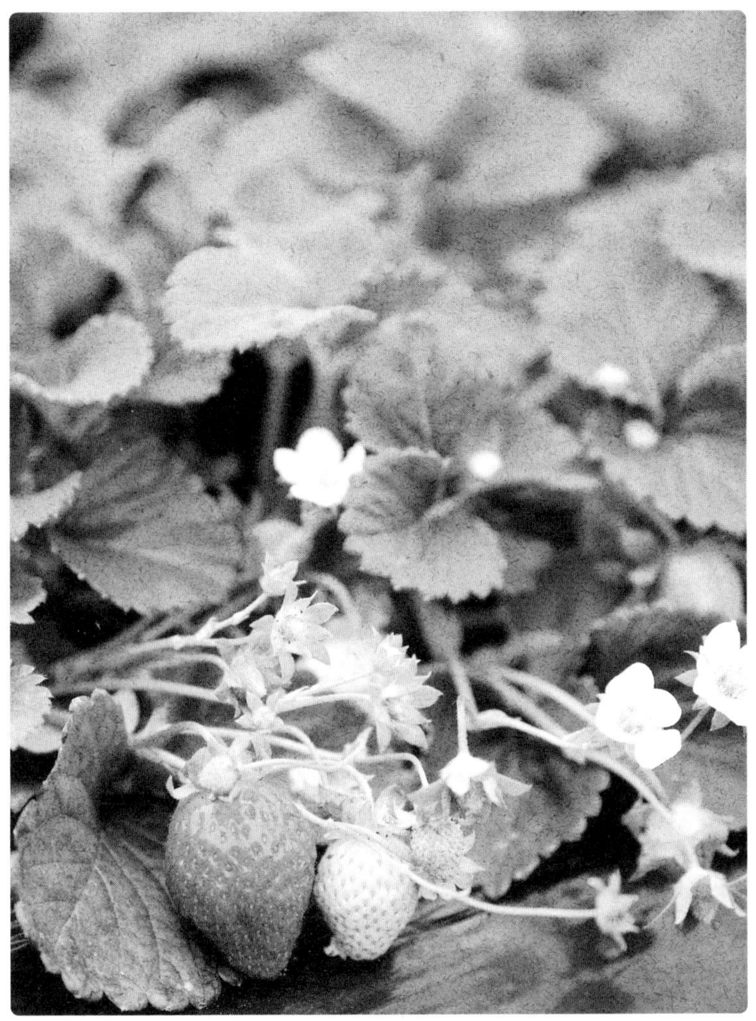

딸기의 달콤함은 오래 참고 기다리는 자만이 맛볼 수 있는 자연의 선물이다.

애쓴다. 겨울에 빨리 먹을 수 있는 딸기일수록 더 많은 석유를 빨아 먹었으리라는 생각을 떨쳐버릴 수 없고, 실제로 먹어봐야 맛과 향에서 별 감동이 느껴지지도 않았다. 꼭지를 떼어내 얼린 채로 파는 중국산 냉동딸기의 존재를 알고부터는 시중에서 파는 값싼 생딸기 주스나 딸기가 든 케이크 같은 것에도 선뜻 손이 가지 않는다. 비닐하우스에서 길러낸 딸기에 냉동고에 꽁꽁 얼려 외국에서 실어온 수입 딸기까지, 그렇게 해서까지 굳이 사시사철 딸기를 먹어야 하는지도 자꾸 생각하게 된다.

대신 조금 더 기다려야만 먹을 수 있는 생협의 딸기로 만족한다. 골고루 나누어 먹어야 하기 때문에 원하는 대로 양껏 주문할 수 없을 때는 감질나기까지 한다. 아이들이 가장 손꼽아 기다리는 물품도 딸기다. 일주일에 한 번 1킬로그램짜리 종이상자에 담겨 오는 한살림 딸기는 크기도 제각각이고, 간혹 꼭지 끝에 줄기가 길게 달린 채 오는 것도 있다. 물품의 등급을 따져 따로 선별하지 않기 때문에 크고 작은 딸기가 섞여 있다.

모양도 제각각이지만 시중 딸기보다 알이 작은 것도 특징이다. 지베렐린 같은 성장촉진제를 쓰지 않았다는 증거다. 시중 딸기가 갓난아기 주먹만큼이나 알이 굵으면서도 속은 비어 있는 것은, 지베렐린이 세포를 키워 과육을 뻥튀기한 것처럼 만들기 때문이다. 보통 시중의 저농약, 무농약재배 딸기에도 지베렐린을 쓰고 있다. 일부러 딸기로 성장촉진호르몬을 듬뿍 섭취하고 싶다면 모를까, 우리가 굳이 알이 굵은 호르몬 딸기를 먹어야 할 이유는 없다. 요즘 아이들에게 생리가 빨라지고 가슴이 일찍 자라는 성조숙증이 많아진 것도 이런 환경호르몬에 많이 노출된 탓이라는데 말이다. 큰 것만 좋아하는 소비자가 결국 호르몬 딸기까지 만들어낸 것이다.

생협의 유기농 딸기는 수돗물로 씻으면 물기 때문에 밍밍해지는 게 싫어 그냥 상자에서 꺼낸 채로 먹기도 한다. 꿀벌이 수정한 딸기 꽃이 맺은 올곧은 열매에 일체의 화학비료나 약을 치지 않는다는 것을 믿기 때문이다. 딸기는 워낙 병충해가 많은 작물이라 특히 농약을 많이 친다고 한다. 이런 이유로 한살림에 딸기를 공급하는 충남 부여 소부리공동체의 농부 김재범 씨는 아예 시중 딸기는 일절 입에도 대지 않는다고 했다.

딸기는 석유를 이용한 가온재배를 거의 하지 않는다. 그래서 딸기농가에서는 전기가온시설을 갖춘 비닐하우스에서 토마토를 기르는 이들처럼 난방비 때문에 가슴 졸이는 경우는 덜하다. 대신 날씨에 따라 비닐을 두 겹, 세 겹으로 치는 것으로 온도를 조절하고, 추울 때는 비닐과 비닐 사이에 물을 뿌려 생기는 수막으로 하우스 안의 온도를 높이는 방법을 쓴다. 한살림의 경우 물도 일반농가에서 지하수를 끌어올려 쓰는 것과 달리 하천 등의 지표수만을 이용하는 것이 원칙이다. 수막재배를 하면 바깥 날씨가 영하 15도까지 떨어져도 실내 온도를 영상 5도 정도로 유지할 수 있다고 한다. 물론 이 역시 석유화학 제품인 비닐하우스의 힘을 빌기 때문에 노지재배 딸기보다 빨리 먹을 수 있게 하는 면은 있다. 그런데 수막재배는 직접적인 난방비 부담이 덜하지만, 결국 비닐도 석유로 만들기 때문에 여전히 국제원유가격의 영향을 받는다. 특히 비닐을 여러 겹 쳐야 하기 때문에 하우스 개보수 비용이 만만치 않다. 결국 사람

제철에 난 가까운 먹을거리가 지구를 살린다: 채소, 과일 이야기

들이 진득하니 기다려줄 줄 안다면 농민들이 비싼 돈을 들여 이런 고생을 할 필요가 없을 것이다. 생협 딸기를 보면서도 석유에 매인 현실이 안타깝기는 마찬가지였다.

딸기는 모종을 심어 수확하기까지 15개월이나 걸리는 까다로운 작물이다. 그러므로 딸기의 달콤함은 분명 오래 참고 기다리는 자에게 주는 자연의 선물이다. 곧바로 눈에 보이는 효과가 나타나는 화학비료가 아니라 족히 열흘은 기다려야 한다는 은근한 유기질 퇴비처럼, 열매도 그렇게 햇볕 아래서 무르익어야 할 것이다. 그래서 생협의 유기농 딸기를 먹으면서도 밭에서 맨살로 태양과 만나던 우리 집의 새콤한 딸기가 그리운 것은 어쩔 수 없다. 그런데 우리나라에 내리는 산성비의 강도가 날로 심해져 이제는 비닐로 비를 가리지 않고는 제대로 딸기농사를 짓기도 어렵다고 하니, 이래저래 정말 제대로 철들기는 어려운 세상이다.

멀리서 온 유기농보다
우리 땅에서 난
가까운 먹을거리

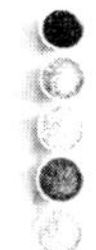

우리는 봄, 여름, 가을, 겨울의 계절변화가 뚜렷한 땅에서 나고 자랐다. 교과서에서도 한반도는 사계절이 뚜렷하다고 가르치고 있지만 정작 요즘은 기후변화 때문에 봄과 가을이 실종돼 여름과 겨울만 길어진 느낌이다. 그럼에도 몸은 오랜 세월 역동적인 한반도의 기후와 토양에 적응해 살아남은 유전자의 습성을 반영하고 있을 것이다. 이 땅에 뿌리를 박고 살아가는 나무와 풀들처럼 우리 몸도 계절에 민감하게 반응한다. 환절기마다 찾아오는 감기가 불청객처럼 달갑지 않지만 이 역시 우리 신체가 외부환경에 조응하는 역동적인 과정일 것이다. 다행히 살아 있으니 감기라도 걸릴 수 있는 게 아닐까 하는 엉뚱한 생각마저 든다. 우리 몸이 우리 땅과 기후에 민감하게 반응하듯이, 비슷한 조건에서 나고 자란 먹을거리를 먹었을 때 몸이 가장 편안하지 않을까. 이것이 내가 이해하는 신토불이다.

> 옛날부터 의학이 침체하고 약재를 제때에 캐지 못하며, 가까운 지방에서 생산되는 것을 소홀히 여기고 먼 지방의 것만을 구하려고 하여 사람이 병들면 반드시 구하기 어려운 중국 약재를 찾으니, 이는 어찌 7년 된 병에 3년 묵은 쑥을 구하는 것과 같지 않겠는가. 이 때문에 약재는 구하지 못하고 병세는 이미 어떻게 치료할 수 없는 지경에 이른다. 오직 민간의 나이 많은 노인이 한 가지 약초로 한 가지 병을 치료해 신통한 효험을 본다. 이는 토지의 성질에 알맞은 약초와 병이 서로 맞아서 그런 것 아니겠는가.
>
> 《향약집성방鄕藥集成方》

신토불이라는 말은 1989년 8월 우루과이라운드 타결을 앞둔 시점에서 농협이 '우리농산물먹기운동'의 구호로 내걸면서부터 유행어가 되었다. 일본에는 1981년 지역 내 식생활 향상대책 사업의 일환으로 지역에서 생산한 먹을거리를 지역에서 소비하자는 지산지소地産地消 운동이 있었다. 1986년 이탈리아 로마에 패스트푸드의 대명사인 맥도날드가 진출하는 것에 자극받아 시작된 슬로푸드운동이나 요즘 관심을 끌고 있는 로컬푸드운동 역시 모두 신토불이와 같은 맥락으로 이해된다.

한살림에서는 2009년 3월부터 '가까운먹을거리운동'[3]을 펼치고 있다. 서른다섯 가지 시범품목을 정해 이들과 비슷한 수입품의 이동거리와 그 과정에서 배출되는 이산화탄소의 양을 비교할 수 있도록 표시하는 것이다. 예를 들면 우리밀과 국산 잡곡으로 만든 잡곡식빵을 주문했을 경우 "가까운 먹을거리로 밥상과 지구를 이만큼 지키셨습니다. 줄인 이동거리 1만 9,833킬로미터, 줄인 이산화탄소 311그램, 텔레비전 5시간, 형광등 37시간을 사용한 전기량만큼 줄이셨습니다"라고 영수증에 표시가 된다. 만일 잡곡식빵에다 귤까지 같이 주문하면 이동거리는 3만 364킬로미터, 이산화탄소 배출량은 2,550그램으로 줄고, 전기는 텔레비전 40시간, 형광등은 300시간을 켜는 만큼 절약하게 된다고 일러준다. 내가 먹고 싶은 것을 사면서 덤으로 좋은 일을 했다고 칭찬까지 받는 셈이다. 반대로 생각하면 수입 밀로 만든 빵과 수입 오렌지를 사 먹을 경우 지구를 오염시키고 에너지를 낭비하는 양을 쉽게 떠올릴 수 있다. 가까운먹을거리운동은 알고는 있었지만 무심코 잊고 지내던 것들을 세심하게 상기시켜주고 있다.

나는 가까운먹을거리운동을 지켜보면서 수입 유기농 제품을 사느니 차라리 친환경 제품이 아니더라도 우리 땅에서 나는 농산물로 만든 제품을 고르는 게 낫다는 생각까지 하게 되었다. 농작물이 자라는 과정에서 아무리 농약과 화학비료를 사용하지 않았다고 해도 장거리를 운송하는 과정에서 신선도를 유지하려면 보존처리를 할 수밖에 없고, 이를 위해 발생하는 포장재와 이동하는 데 필요한 엄청난 화석에너지를 생각하지 않을 수 없기 때문이다.

먹을거리가 재배된 흙에서부터 점점 더 멀어지면 쓰레기의 순환고

제철에 난 가까운 먹을거리가 지구를 살린다: 채소, 과일 이야기

리도 끊어진다. 장거리 먹을거리 체제의 특징은 한쪽 끝에서 막대한 양의 음식물쓰레기를 만들어내고, 다른 한쪽 끝에서는 화학비료 사용을 선호함으로써 식물에 필요한 영양분을 공급하는 이상적인 원천과 유기물질을 없애버리는 것이다. 또한 장기운송 및 보관이 가능하도록 먹을거리 포장 역시 증가한다. 최근 많은 도시들에서 발생하는 쓰레기의 상당 부분이 음식물쓰레기와 포장재이다.

《로컬푸드》, 브라이언 핼 웨일

유기농업이란 단순히 농약과 화학비료 없이 우리 몸에 좋은 먹을거리를 생산하는 것만이 아니다. 유기적이라는 말이 '생물체처럼 전체를 구성하고 있는 각 부분이 서로 밀접하게 관련을 가지고 있어서 떼어낼 수 없는 것'이란 뜻임을 근본적으로 다시 생각하게 되었다. 그러므로 먹을거리와 우리들 사이의 거리가 가까울수록 몸에 좋다는 뜻을 단지 자로 잰 물리적 거리로만 생각하면 안 된다. 이에 못지않게 중요한 것이 생산자와 소비자 사이, 관계의 거리다. 내가 생협의 유기농산물을 먹으면 구체적으로 누구에게 이롭게 되는지를 알 수 있다. 냉장고에서 시금치가 든 봉지를 꺼내보자. 충북 청원군 옥산면에 사는 '류재성'이란 생산자의 주소와 전화번호가 적혀 있다. 물론 대기업 유기농 전문매장이나 대형할인점의 유기농 식품코너에도 생산자의 이름이나 얼굴까지 새겨진 개별포장 제품들이 있다. 하지만 이 경우 생산자 몫의 일부가 기업의 유통비용으로 빠져나간다. 그것도 아주 많이.

만약 돌Dole 사의 수입 유기농 바나나를 산다면 어떨까. 돌 홈페이지에는 '1999년부터 전문농장에서 바나나 유기재배를 시작, 자체 퇴비공장에서 직접 양질의 퇴비를 만들고 친환경적인 바나나 재배를 위해 코코넛껍질을 이용해 토양의 표면을 덮어주고, 지렁이를 직접 사육하여 지렁이 분변토로 양질의 토양을 제공하고 관리해 왔습니다'라고 광고하고 있다. 이 바나나는 '13.3도를 유지하는 전용선으로 농장에서 가정까지 2주 만에 도착하기 때문에 일체 유해한 처리도 하지 않는다'는 말도 덧붙여놓았다. 국산농산물은 농가의 밭에서 소비자의 밥상까지 하루 만에 전달된다. 그런데 '2주 만에' 도착한다는 유기농 바나나가 정말 안전할까? 바나나는 빨리 썩는 과일이기 때문에 초록색일 때 수확해서 성장억제처리를 한 다음 원거리 수송을 거친 뒤 다시 빨리 익게 만드는 약품처리를 해서 시장에 나오는 과일이다.

물론 다국적기업까지 유기농산물에 손을 뻗는 것은 그만큼 소비자들의 힘이 성장했다는 말이라 일면 반가운 소식일 수도 있다. 그러므로 바나나 자체의 품질만 생각하면 이전에 비해 나아진 것이 분명하다. 농약을 쓰지 않았다면 재배하는 농민이나 바나나 나무가 자라는 땅에도 좋은 일일 테니 말이다. 그런데 2주 동안이나 저온 저장한 채로 바나나를 실어오려면 도대체 얼마나 많은 에너지를 써야 할까.

또 한 가지 짚고 넘어가야 할 것은 돌이라는 다국적 브랜드에 가려진 이면이다. 한스 바이스가 쓴 《나쁜 기업-그들은 어떻게 돈을 벌고 있는가》에 따르면 돌은 '죽음의 이슬'이라 불리는 암과 불임을 일으키는 살충제 네마곤을 필리핀과 중남미의 바나나농장에

제철에 난 가까운 먹을거리가 지구를 살린다: 채소, 과일 이야기

항공기로 뿌려대면서 농장 노동자들 심지어 어린이들이 많은데도 에게 아무런 보호장비도 착용하지 않게 했던 일로 악명 높은 기업이다. 미국에서는 이미 1977년부터 사용이 금지된 네마곤을 해외농장에서는 비처럼 쏟아부었던 것이다. 그랬던 기업이 유기농 바나나를 판매한다니 이제 개과천선했다고 환영해야 하나. 하지만 여전히 바나나가 자라는 땅에서 벌어지는 바나나와 사람 사이의 유기적 관계를 생각해보아야 한다.

　내가 바나나를 사 먹으면 필리핀 사랑가니 카비간 농장에 고용된 농민들이 과연 얼마나 행복할 수 있을까? 그곳의 바나나농장들은 원래 필리핀 사람들의 주식인 쌀과 옥수수를 생산하던 땅이었다. 그런데 다국적기업의 플랜테이션 농업기지인 바나나농장으로 변하면서 필리핀 사람들은 결국 쌀을 수입해 먹게 되었다. 우리가 값싸게 바나나를 먹을 수 있는 것은 현지인들이 열악한 노동환경 속에서 받는 터무니없는 임금 때문에 가능한 일이다. 지난 2008년 전통적인 쌀 수출국이었던 필리핀에서 식량폭동이 일어나 군인들이 총을 들고 쌀을 배급하는 모습을 텔레비전을 통해 지켜보았다. 결국 우리가 필리핀에서 생산된 돌 바나나나 델몬트 파인애플을 값싸게 먹는 동안 우리나라 과일농가의 소득만 줄어든 것이 아니었다. 결과적으로 바나나를 사 먹는 사람들이 필리핀 사람들에게 쌀을 버리도록 충동질했다고 해도 지나친 말이 아닐 것이다.

　이제 가까운 먹을거리를 선택하는 것은 우리 곁에서 농사짓는 농민의 생활을 보장해주는 것뿐만 아니라 내 몸과 같이 호흡하며 자란 지역의 농산물로 건강을 지키고, 화석연료를 태워 멀리서 이

동해온 농산물이 뿜어내는 이산화탄소를 줄여 지구 생태계의 건강
도 함께 살리는 일이다.

값이 쌀 때는 그만큼 필연적으로 건강을 해치는 요소가 뒤따르게
마련이다. 그런데도 과연 이렇게까지 하면서 우리는 값싼 식품을 먹
어야 할까? 환경을 파괴하면서까지 그런 식품을 만들어야 할까? 그것
은 화석연료를 과도하게 사용할 만큼 가치가 있는 것인가? 과연 지구
온난화와 기상이변의 위험까지 감수할 정도로 가치가 있는 것인가?
사춘기에 접어든 우리 자식들에게 내분비호르몬 균형을 무너뜨리는
화학물질을 섭취해 호르몬 이상으로 인한 고통을 겪게 해도 좋단 말
인가? 이런 행위의 결과는 결국 인간이라는 종의 퇴화로까지 이어질
것이다. 그래도 좋단 말인가?

《우리가 꼭 알아야 할 음식에 관한 47가지 진실》, 크레이그 샘스

제철에 난 가까운 먹을거리가 지구를 살린다: 채소, 과일 이야기

토종씨앗으로 키운
오이와
재래종파

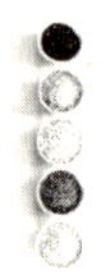

미호천은 충북 청주시와 청원군을 나누고 금강으로 흘러가는 하천이다. 생협의 수도권 소비자들이 먹는 유기농 채소류를 공급하는 미호천공동체의 이름도 그 물줄기에서 왔다. 석유를 태워 농사짓는 가온재배를 허용하지 않는 게 한살림의 원칙이지만, 노지채소가 나올 때까지 남들 다 먹는 채소를 꾹 참고 기다릴 수 있는 사람이 얼마나 될까. 그래서 고육지책으로 허용된 것이 비가림하우스이고, 하천 가까이에서 자연용수를 끌어다 쓸 수 있는 지역에 한해 수막재배 방식을 허용하고 있는 것이다. 미호천 지역이 채소류의 주요 공급처가 된 까닭도 수막재배를 하기 좋은 입지조건 때문이었다. 그러나 수막재배 역시 경쟁적으로 계절을 앞당기는 농사이기

살림의 밥상

때문에 바람직하지 않다고 생각해, 비닐하우스로 비가림만 해서 제철채소를 공급하는 이들이 많이 늘어나고 있다.

홍진희 씨는 미호천공동체에서 비가림하우스로 채소농사를 짓고 있다. 2009년 논생물다양성농법 시범 논에서 토종벼가 누렇게 익어갈 무렵 처음 만났던 농부다. 이듬해 비닐하우스 안에서 쑥쑥 자란 파가 출하를 앞둔 봄날 그를 다시 찾아갔다. 벼농사는 아직 시범 논 단계로 재배면적이 좁았다. 당연히 수확량도 많지 않아 아직은 그의 가족들만 먹는 자급농사 규모였고, 방울토마토와 재래종 파, 토종오이, 토종고추 등이 그의 가계를 꾸리는 주된 농사였다.

그는 1991년 농대를 졸업한 뒤 고향인 청주에서 부모님과 함께 농사를 시작했다. 아들을 대학 공부까지 시키면서 농사로 가업을 잇기 바라는 부모는 거의 없을 것이다. 그의 부모도 마찬가지였다. 더구나 농약과 비료를 쓰지 않고 남보다 힘들게 농사를 짓겠다고 고집하는 그에게 아버지는 불같이 역정을 냈다. 그러나 아들은 바보처럼 우직스럽게 고집을 꺾지 않았다. 그렇게 20여 년 한길을 걸어왔다. 지금은 유기농을 하는 농부들의 소득이 안정되고 사회적 관심도 높아졌다. 그런데 홍진희 씨는 안정된 농사에서 한 발 더 나아가 다시 한 번 바보 같은 농사에 매달리고 있었다. 앞서 논생물다야성 농법 시범 논에서 보았던 조동지 벼처럼 채소도 토종종자로만 농사를 짓는 것이다.

"어느 날 문득, 가을에 늙은 호박에서 씨앗을 받는 것 말고는 다른 작물은 해마다 씨앗을 산다는 게 이상하게 여겨졌어요."

배추, 무, 총각무, 당근, 파, 쪽파, 방울토마토, 수박, 참외, 오

제철에 난 가까운 먹을거리가 지구를 살린다: 채소, 과일 이야기

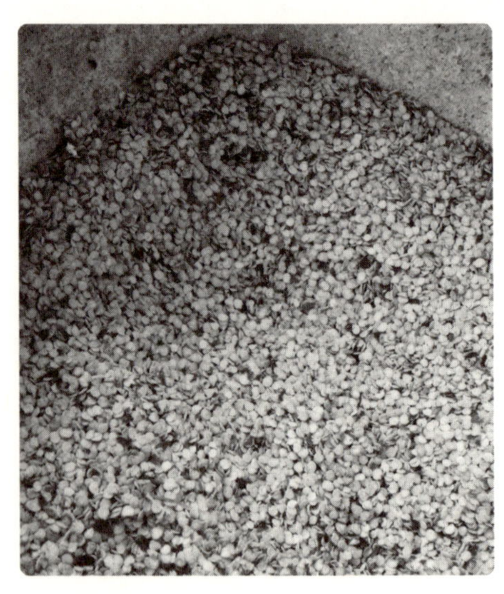

현재 우리나라의 토종씨앗은 거의 자취를 감추었고, 종자회사의 70퍼센트 이상은 외국 자본에 넘어간 실정이다.

이, 고추, 조선애호박 등 10여 가지 채소류를 기르던 그가 '이건 잘못되어도 너무 잘못됐구나'라고 깨달은 것이다. 그래서 작물마다 직접 씨받이를 해서 이듬해 심어보았다. 결과는 처참했다. 육종을 거듭해 개량된 종자로 키운 작물들의 씨앗을 받아 뿌릴 경우, 어미와 같은 원형이 나오지 않고 수확량도 현저하게 떨어졌다. 여기에는 농부들이 해마다 씨앗을 사서 쓰도록 하기 위한 종자회사들의 계략이 숨어 있었다. 종자회사에서 파는 씨앗은 자기들이 만드는 화학비료와 농약이 있어야만 잘 자랄 수 있도록 맞춤 제작된, 일종의 세트상품이다. 씨앗을 바꿔 화학 제품의 판로를 넓힌 자본의 솜씨다.

홍진희 씨는 농사를 시작한 지 10년 만에 비로소 이런 현실을 자각하게 되었다. 그는 해마다 종자상에서 새 씨앗을 사다 심는 것이 당연하다고 여기던 농사를 돌아보았다. 그리고 종자회사의 농간에 오염되지 않은 토종씨앗들을 찾아 나섰다.

2000년 어느 날, 일손을 구하러 갔던 충북 옥산면 가락리 곤죽골에서, 한 할머니 집 둘레에 자라고 있는 토종오이를 발견했다. 그는 할머니에게 모종 두 포기를 얻어와 길렀고, 실한 오이 예닐곱 개에서 씨앗을 받아 이듬해에는 50포기로 모종을 늘렸다. 그렇게 해를 거듭해 가장 좋은 씨앗을 골라낸 토종오이를 제대로 된 상품으로 출하할 수 있을 만큼 길러내는 데만 5년이라는 시간이 걸렸다. 그런데 토종오이는 개량오이와 달리 덩굴이 나뭇가지나 줄을 감고 올라가기보다 땅으로 기어가는 것을 좋아한다. 넝쿨만 무성하고 열매도 본줄기가 아닌 아들줄기와 손자줄기에서 드물게 달리니, 수확량이 많이 떨어졌다. 모양도 일반 오이에 비해 짧고 통통한 편이다. 그럼에도 한번 맛을 본 사람들은 훨씬 단단하고 아삭한 오이 본연의 맛과 향 때문에 좋아한다. 비록 수확량은 적지만 자연퇴비만으로도 농사가 가능하고 병충해에도 강하며, 일반 오이에 비해 몸에 좋은 성분도 많다고 한다. 토종씨앗을 선택하면 자연스럽게 농약과 화학비료로부터 독립하기도 쉽다. 한살림에서는 이런 토종오이의 가치를 인정해 일반 오이가 한 개에 300원이면 토종오이는 400원쯤 값을 쳐준다. 하지만 단위면적당 수확량 등을 감안하면 두 배 이상의 값을 받아야 적당하다고 한다. 그러면 그는 왜 손해 보는 농사를 포기하지 않는 것일까.

"그걸 손해라고 생각하면 아무런 답을 찾을 수가 없어요. 하지만 씨앗을 되받아 뿌리는 것이 생명의 원리에 맞다고 보면 생각이

제철에 난 가까운 먹을거리가 지구를 살린다: 채소, 과일 이야기

달라져요. 종자회사에 휘둘리지 않고 내 농사의 중심을 지킬 수 있다는 것도 소중하지요."

외국계 종자회사가 계속 종자가격을 올리고 있는 현실을 감안하면 그는 아직은 고독하게 씨앗의 주권을 지키기 위해 맞서고 있다. 대표적인 국내 육종회사인 홍농종묘 역시 세미니스라는 회사를 거쳐 지금은 몬산토의 수중에 들어가 있다.

돌이켜보면 우리나라에 쌀 자급을 이룩한 이른바 녹색혁명도 다수확품종으로 씨앗을 바꾸는 일련의 과정이었다. 본래 환경친화적인 유기농업이던 우리의 전통 농업을 농약과 화학비료 그리고 값비싼 농기계에 의존할 수밖에 없도록 구조조정한 일이기도 했다. 결과적으로 현재 우리나라 종자회사의 70퍼센트 이상이 외국 자본에 넘어갔고, 토종씨앗은 농가에서 거의 자취를 감추었다.

홍진희 씨는 이전에 개량종자인 백다다기 오이를 유기농으로 재배할 때는, 생협에서 소비량이 적으면 하루에 두세 접씩 남는 오이를 농약을 친 일반 오이들과 같이 시장에 내다 판 적도 있었다. 하지만 이제는 토종오이 맛을 알아본 소비자들 사이에 입소문이 번져 그가 내는 오이는 모두 한살림 안에서 소비된다고 했다.

그는 이 토종씨앗을 주위에 무료로 나눠주고 있었다. 처음 오이모종 두 개에서 1,000개 가까운 씨앗을 받아 50포기만 자기가 심고 나머지는 모두 나누었다. 그렇게 나눈 씨앗들은 다시 100배, 1,000배로 불어나 기하급수적으로 우리 땅 구석구석에 퍼져 나갈 것이다. 생각만 해도 흐뭇한 일이다. 그는 이렇게 의미 있는 실천을 두고 그저 "나눔은 좋은 거니까요. 농사짓는 사람이 할 수 있는 가장 작은 나눔인 걸요.”라고 말한다. 오히려 자신과 같은 생각으로 ‘씨드림 http://cafe.daum.net/seedream’이란 모임에서 무료로 씨앗을 나누어주는 사람들이 전국 각지에 아주 많이 있다는 사실을 귀띔해주었다.

그가 토종오이와 함께 생산하는 것은 재래종 파였다.

“재래종은 줄기 하나만 곧게 자라는 외대파와 다르게 한 포기가 1년에 두 번 가지치기를 해요.”

그래서 줄기 하나가 두 개에서 네 개로, 또는 세 개에서 다시 아홉 개로 불어나기도 해 ‘쌍룡파’나 ‘구조파’로 불리기도 한다. 비닐하우스 안에서 자라고 있는 홍진희 씨의 파들은 그의 말처럼 중심 줄기에서 양팔을 벌린 듯 곁가지를 뻗고 있었다. 우리 종자에 대한 그의 남다른 애정을 이해하고 바라보아서인지 재래종 파의 모양새가 외대파보다 늠름하다고 느껴졌다.

그의 꿈은 오이와 파에서 시작한 토종농사를 모든 채소류로 넓혀가는 것이다. 할 수만 있다면 비닐하우스도 걷고 맨땅에서 농사를 짓고 싶다. 하지만 이런 방식을 모두가 쉽게 선택할 수 있는 길이 아니라는 데 그의 고민이 깊었다. 다수확 종자를 포기하면 당장 농가는 수입이 줄어드는 것을 감수해야 한다. 그렇다고 해도 소비자들의 부담 때문에 값을 올리자고 요구하기도 쉽지 않다.

“농사에서도 무엇이 옳으냐보다 무엇이 더 효율적이냐를 따지는 게 문제지요. 많은 분들이 어렵게 유기농업을 일구어왔지만 현실에서는 유기농산물마저 누가 더 많이 수확하고 돈을 얼마나 벌었느냐를 따지게 된 것 같아 가슴 아파요.”

제철에 난 가까운 먹을거리가 지구를 살린다: 채소, 과일 이야기

그는 여전히 어려운 여건 속에서도 생태계를 살리는 유기농업을 힘겹게 이어가고 있는 다른 생산자들의 처지를 걱정하고 염려하면서도, 조심스럽게 자신의 생각을 내비쳤다. 그러나 결국에는 씨앗의 문제를 해결하지 않고는 유기농업에도 미래가 없다는 것을 절감하고 있었다.

"우선 도시에서 텃밭농사를 짓는 사람들과 귀농자들이 먼저 토종씨앗을 많이 심으면 좋겠어요."

그의 바람대로 비록 규모가 작더라도 그런 농민들이 압도적으로 많아지면 거대 자본에 휘둘리지 않고 우리 씨앗으로 건강하게 농업을 지을 수 있게 될 것이다. 그는 토종씨앗은 어떤 사람이 어떤 조건에서 키우느냐에 따라 달라지기 때문에 "살아 움직인다"고도 했다. 종자회사가 생명의 다양성을 무시하고 오로지 자기들의 상품을 많이 팔기 위해 씨앗을 획일화시킨 것과 비교하면, 토종씨앗이 얼마나 소중한지를 다시 한 번 생각하게 된다. 그래서 생명을 기르는 농업이 아니라 상품을 만드는 산업으로 바뀐 기형적인 농사가 바로 서기 위해서는 씨앗에서부터 다시 출발해야 한다는 생각이 들었다. 홍진희 씨는 자신이 뒤늦게라도 이런 가치를 깨닫고 작은 실천을 할 수 있게 되기까지 묵묵히 토종씨앗을 지켜온 농부들이 그의 앞에 있었다는 사실을 강조하며 존경과 감사의 마음을 전했다.

이렇게 올곧은 생각을 가진 농부는 어머니와 아내 그리고 두 딸과 함께 살고 있었다. 그의 이야기에 심취해 있다가 그만 해가 저물어 저녁밥상에까지 둘러앉게 되었다. 밥상머리에서는 그 집안 분위기를 엿보기 쉽다. 도란도란 정담이 오가는 소박하고 건강한 밥

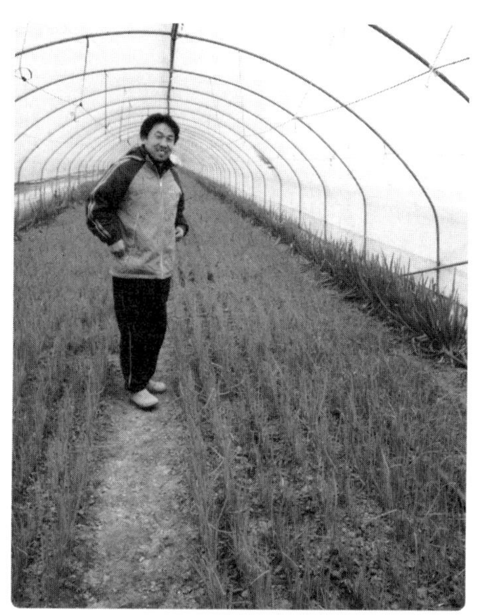

부모님의 반대에도 불구하고 20여 년 동안 친환경 농사를 지으며 우직하게 한 길을 걸어온 홍진희 씨. 이제는 벼뿐 아니라 채소도 토종종자로만 농사를 짓는 꿈을 꾸고 있다.

상이었다. 건강한 식구란 이런 밥을 나눠먹는 관계를 말하는 것이라고 여겨졌다.

헤어질 때 그는 '잘 길러서 주위에 많이 나누어주라'며 재래종 파 모종을 잔뜩 뽑아주었다. 청주에서 서울까지 파 꾸러미를 한 아름 안고 올라왔다. 파 향기는 눈물 나도록 매웠지만 우리가 시장에서 물건을 고를 때 미처 생각하지 못하는 미래를 위해 먼저 고민하고 대안을 찾아 실천하는 농부들이 있다는 사실이 더욱 눈물 나게 고마웠다.

제철에 난 가까운 먹을거리가 지구를 살린다: 채소, 과일 이야기

자연의 섭리대로
철 따라
키운다

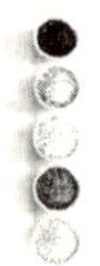

먼 남쪽 땅 끝에서 이순신 장군의 명량해전으로 유명한 울돌목 앞바다의 거친 물살을 가로지르는 진도대교를 건넜다. 그 섬에서 20년 넘게 농사를 지어온 김중북 씨를 만나기 위해서였다. 그는 아내와 1만 5,000여 평에 이르는 유기농 농장에서 살림을 꾸려가고 있다. 자연의 시간에 거스르지 않는 제철농사만 짓는 곳이다.

우리 가족이 겨우내 즐겨 먹는 '월동무'를 생산하는 곳이어서 더욱 반가웠다. 김장공급이 지나고 한겨울에 시퍼런 무청과 함께 올라오는 월동무는 이름 그대로 눈보라와 함께 섬의 겨울을 난다. 월동무의 맛은 배보다 달고 시원했다. 칼질을 하다가 한두 쪽씩 집어먹으며 식구들 입에도 넣어주다 보면 금세 생으로 반 이상을 먹

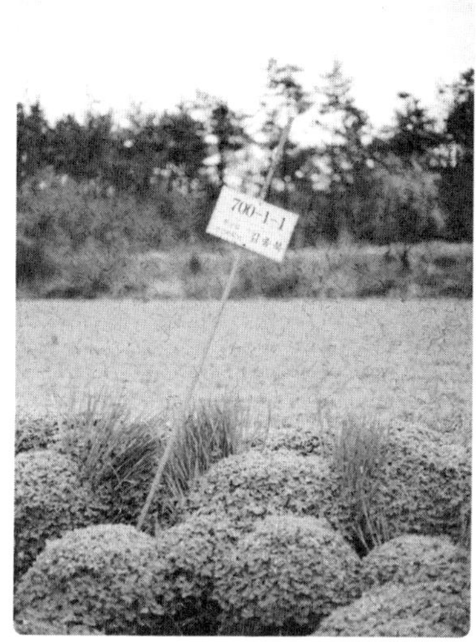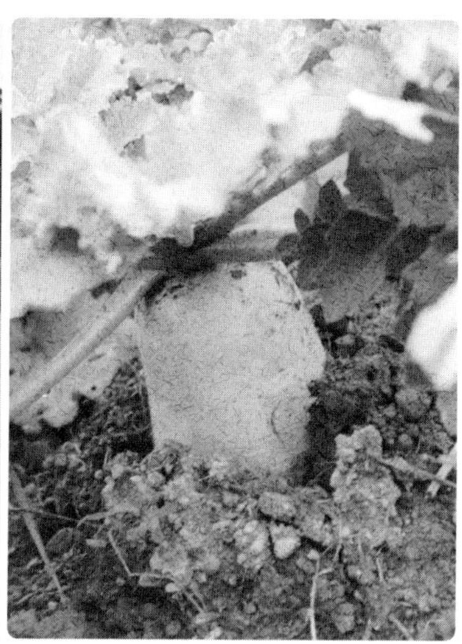

따뜻한 남쪽 섬 진도에서 자연의 시간에 맞게 길러낸 노지 채소와 월동무는 특별히 많은 조리를 하지 않아도 감칠맛이 난다.

어버리곤 했다. 보통 겨울에는 소고기나 굴을 넣고 맑은 뭇국을 끓이지만, 달콤한 월동무는 굳이 그런 육 것을 넣지 않아도 들기름과 소금만으로도 담백하면서도 감칠맛이 났다. 또 함께 올라온 싱싱한 무청을 베란다 빨랫줄에 걸어놓고, 시래기가 늘어갈 때마다 부자가 된 기분을 느끼곤 했다.

연평균 기온이 12도~13도인 따뜻한 남쪽 섬, 진도는 일찍이 월동배추와 대파 생산지로 유명한 곳이다. 비닐하우스 없이도 겨울철 채소류 재배가 가능하다. 김종북 씨는 그런 진도 땅에서 처음으로 월동무를 길러냈다. 겨울에도 배추가 자라는 따뜻한 곳에 무 심는 이가 한 명도 없는 것을 본 그이가 여러 씨앗을 가지고 파종 시기를 달리하며 오랜 연구와 실험 끝에 처음으로 겨울을 나는 무를

제철에 난 가까운 먹을거리가 지구를 살린다: 채소, 과일 이야기

키워낸 것이다.

"무와 배추는 서늘한 기후를 좋아해요. 그러니까 여름에는 고 랭지에서 난 게 맛있는 거지. 겨울이 되면 식물들이 살아남기 위해 뿌리에 당분을 축적하지요. 그래서 겨울 무는 밑이 더 맛있어요."

나는 뭇국을 끓일 때면 으레 초록색이 맛있다는 생각에 윗부분을 큼직하게 썰어 생으로 즐겨 먹곤 했는데, 계절마다 맛있는 부분이 달라진다는 농부의 이야기에 놀랐다. 그는 자신이 기르는 농작물과 그 땅에서 저절로 자라난 나무와 풀과 햇살과 바람까지 모든 자연의 숨소리를 읽을 줄 아는 사람이었다. 그것은 대자연이 곧 하느님의 실체라는 것을 알고 있기에 농사가 곧 기도고, 묵상이고, 신앙의 실천이라는 마음가짐으로 일하는 이에게서 절로 배어나는 것이었다.

김종북 씨와 아내 장금실 씨는 홍성 풀무학교에서 교사로 지내기도 했고, 우리나라에 유기농업의 불씨를 지핀 원경선 씨의 풀무원공동체 창립 때부터 참여하기도 했다. 이들 부부가 걸어온 길이 곧 우리나라 유기농업의 역사와 궤적을 같이한다. 그와 아내의 이야기는 우리나라 유기농 대표농부 열 집의 밥상을 찾아 기록한 《농부의 밥상》이란 책의 첫머리에 '밥은 평화'라는 제목으로 소개되기도 했다.

김종북 씨는 한살림에 공급하는 월동무 외에도 풀무원에서 운영하는 올가에 시래기를 공급하고 있었다. 일반 시래기들을 삶아서 말리는 것에 비해 그의 것은 농장의 솔숲에서 남도의 햇살과 바닷바람으로만 말린 것이다.

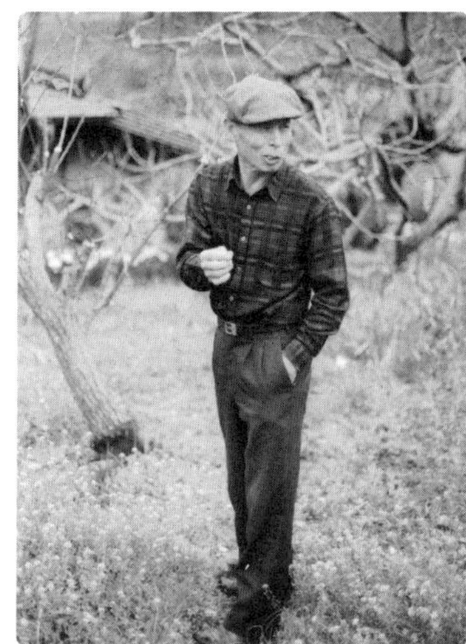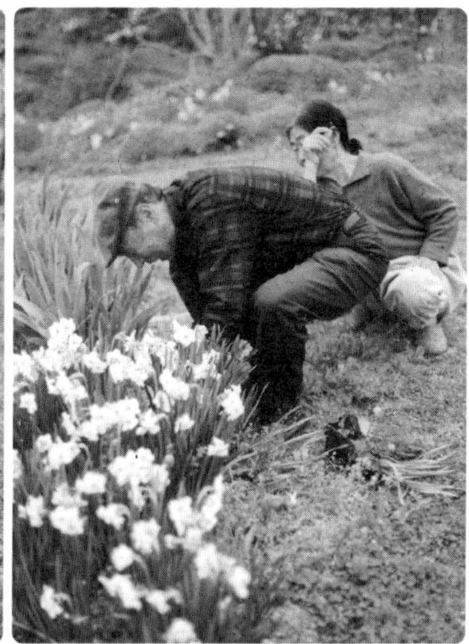

김종북, 장금실 부부에게 농사는 생업인 동시에 수행이자 참선이다.

2010년 그의 집을 찾은 때는 봄철 이상한파로 농작물들의 파종 시기가 보름 이상 늦춰지고 있었다. 서울에서 벚나무 꽃눈이 꽁꽁 얼어붙은 듯 움츠리고 있던 것만 보다가 만난 그의 농장 풍경은, 비현실적으로 보였다. 붉은 황토밭에 푸릇푸릇 돋아난 보리밭 위로 흐드러지게 핀 벚꽃이 연한 비늘 같은 꽃잎을 떨어뜨려놓았고, 나무 밑동마다 빛깔과 모양이 다른 수선화들이 무리지어 꽃 융단을 깔아놓았다. 희고 노란 수선화 사이사이에 핀 짙은 보랏빛 제비꽃이 선명한 무늬를 만들었고, 발아래 유채와 냉이, 머위까지 꽃대 올라온 것들이 지천으로 널려 있었다. 농장이 곧 예배당인 것처럼 생활하는 이들에게는 천국이 따로 없는 것 같았다. 농사일 틈틈이 밭둑과 길섶에 갖가지 꽃을 심고 가꾸어온 아내에게는 둘도 없는 놀

제철에 난 가까운 먹을거리가 지구를 살린다: 채소, 과일 이야기

이터이자 수행공간이라고 했다.

그토록 그이의 무가 달고 맛있는 것은 천국에 사는 농부의 손길로 태어났기 때문은 아닐까 생각했다. 이들 부부는 젊은 시절부터 새벽 4시에 별을 보며 일어나 한 시간 동안 기도를 하고 성경을 읽은 뒤 오전 10시까지 밭일을 해왔다. 늦은 아침이자 이른 점심인 첫 식사를 하고 쉰 다음 다시 밭으로 나가 해거름까지 일을 한다. 그리고 저녁식사, 이렇게 하루 두 끼만 먹으면서 하는 그의 농사는 생업이기도 하지만 수행이며 참선이라는 생각이 들었다.

"자본주의 사회에서 나눔이라는 게 참 어려운 일이에요. 우리는 서로를 섬기자고 하면서도 먼저 대접받으려고 하니까요."

최근 웰빙과 유기농 바람을 타고 국내 생협 조직들이 급속도로 성장하고 규모가 커지면서 소비자와 생산자의 관계가 처음보다는 소원해진 것을 두고 하는 이야기였다. 그의 말대로 나누자고 시작한 생협운동을, 어느새 단지 몸에 좋은 먹을거리를 사고파는 관계로만 받아들이는 소비자들이 늘었다. 실제로 한살림에도 최근에는 시장에서 물건을 사는 기준으로 상품가치를 따지며 교환이나 반품을 요구하는 소비자들이 많이 늘었다고 한다.

나는 초창기 소비자들 중에는 다른 사람을 위해 일부러 시들거나 크기가 작은 것을 먼저 골라드는 미덕을 보이는 이들이 많았다는 이야기를 종종 들어왔다. 나 역시 유기농이라는 것이 하물며 벌레와 새와도 나누어 먹고 살자는 농사인데 하물며 사람들끼리 실한 것과 못난 것을 가려내 자기만 제일 좋은 것을 골라 먹겠다는 것은 옳지 않다는 이야기에 수긍하는 편이다. 그런데 최근 들어 생협

살림의 밥상

들 사이에도 경쟁의 논리를 앞세우는 흐름이 나타나 우려하는 목소리가 늘고 있다. 다른 생협매장 바로 옆에 대규모 매장을 새로 내는가 하면, 대형할인점들이 가격경쟁을 벌이듯 유기농산물 가운데 한두 가지 상품을 할인가로 내걸어 소비자를 끌어모으기도 한다는 것이다. 경쟁은 자본의 논리인데, 생협에서 물품을 사는 소비자들도 이제는 이 생협과 저 생협의 가격을 비교하고, 유기농산물에도 경쟁력 있는 상품가치를 요구하는 일이 늘었다.

"나는 정농회 시절부터 이해득실을 따지지 않고 신념으로 농사를 짓기 시작했어요. 줄곧 그 마음으로 여기까지 온 거예요."

정농회는 1975년, 일본에서 애농회를 조직하고 생명농업을 이끌던 일본의 고다니 준이치 교수를 초청해 강연을 들은 뒤 거기 참석했던 농부들이 '하느님의 사랑을 생명의 농사로 실천한다'는 일념으로 조직한, 우리나라 유기농업의 선구적 모임이다. 그이는 아직도 변함없는 마음으로 묵묵히 유기농업을 실천해온 농부들이 오늘 우리들의 밥상을 지켜왔다는 사실을 조용히 일깨워주었다. 까다로워진 소비자들의 요구에도 그저 '우리도 먹고살 만하니까 묵묵히 반품을 받는' 것이라며 말을 아꼈다. 그 말에서 손해를 아까워한다는 것이 아니라 미친 듯이 돌아가는 세상의 속도에 편승하는 세태에 대한 안타까운 심정이 느껴졌다.

"차분해져야 해요. 속도에 미쳐 살아가니까 겉만 보고 속은 바라보지 못해요. 주부들 생각도 금세 변하는 게 당연하지요. 요즘 아이들도 영악스러워졌는지는 몰라도 예전에 비해 속이 깊지는 않은 것 같아요. 컴퓨터나 텔레비전에 몰두하고 차분히 생각이 머물 여유가 없는 탓이겠지요."

　　그는 물건을 고를 때도 당장 몇 푼의 이익이 아니라 차분히 마음을 가라앉히고 멀리 바라보는 마음이 필요하다고 했다. 그렇게 보면 선택의 기준이 달라질 것이라는 말이다. 그리고 설령 소비자들은 흔들릴지라도 농부들은 묵묵히 변함없는 방식으로 농사를 계속할 것이라고도 했다. '농사는 자기도 없고, 세상도 없고, 이해타산도 없는 일'이기 때문이란다. 식물과 대화하며 농사를 짓는 일 자체가 수행이고 치유이기 때문에 설령 자신이 당장 손해를 보는 것 같아도 실제로는 땅과 함께 살면서 그것보다 더한 축복을 누리고 있다고 믿는다. 김종북 씨는 그것이 농부가 먼저 희생하고 나누는 근본적인 이유라고 생각한다.

　　나는 그의 말을 들으며 농부가 기른 것들을 밥상에 올리는 일도 생활 속 수행이라는 생각을 하게 되었다. 요즘은 수행이나 참선에도 돈이 많이 드는 세상이다. 참가하는 데만 수백만 원씩 든다는 영성프로그램 이야기를 듣고 입이 다물어지지 않은 적도 있다. 돈 없이는 영성도 구원도 없는 것인가 싶었기 때문이다. 하지만 '오늘 내가 좀 모자란 것을 먹으면 누군가는 대신 더 좋은 것을 먹으며 기뻐하겠지' 하는 마음으로 유기농 농부의 생산물을 차별 없이 고맙게 먹는 마음, 그것도 쉽지 않은 결단이며 수행 아닐까. 한 번에 큰 돈을 내야 하는 수행이나 영성프로그램도 좋지만, 매일 장바구니에 1,000원짜리 몇 장 더 보태 올곧게 자란 먹을거리를 고르는 일도 충분히 영적으로 충만해지는 일이고 그 가치는 결코 가볍지 않다. '나는 바르게 소비한다, 고로 수행한다'고 말하면 건방진 소리일까.

김장,
계절 따라 몸을 갈무리하는 지혜

진도의 월동무와 시래기

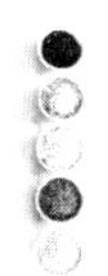

처음 내 손으로 김장을 담근 것은 서른여섯 살 되던 해였다. 살림을 시작한 지 거의 10여 년 만이다. 신혼 초에는 얻어먹는 김치가 떨어지는 날이 많아서 김치찌개를 특별한 날에나 끓이는 요리처럼 여기기도 했다. 그러니 '김장 독립'이 감개무량한 일일 수밖에. 그런데 나의 역사적인 첫 김장은 어쩔 수 없이 시작한 '일'이었다. 잡지사 기자로 일하면서 경기도 광주에서 서울로 출퇴근하느라 몸과 마음을 혹사시키고 있을 때였다.

우리는 시골로 이사하고 텃밭농사를 시작한 지도 6년이나 되었지만 해마다 심는 배추는 벌레에게 거의 다 나누어주고 남은 것들을 추려내 겨우 배춧국을 끓이는 것으로 만족하고 있었다. 무밭은 그냥 관상용 장다리꽃밭으로 두었다. 그러니 무, 배추를 잘 키워 내 손으로 김장 한번 담가보는 것이 소원이었다. 그런데 시골에 살아보니 굳이 배추와 무농사를 짓지 않아도 큰 탈이 없었다. 왜냐하면 너도나도 자기 먹을 김장거리는 길러 먹느라 남는 것이 많았기 때문이다. 이웃들이 나누어주는 것을 감사히 받아먹는 것도 서로 돕는 일이 될 정도였다. 심지어 마을 들판에는 시도 때도 없는 배추 가격 폭락으로 그냥 갈아엎거나 포기째 얼어버리는 배추들도 넘쳐 났다.

나의 첫 김장도 앞집 '토끼할아버지'께서 나누어주신 배추 때문에 어쩔 수 없이 시작된 일이다. 토끼할아버지는 간암 수술 후 시골로 내려온 이웃인데, 집 뒷산에 재미삼아 키운 토끼가 굴을 파고 산을 덮을 정도로 늘어난 것을 보고 딸들이 부르는 별명이었다. 우리 집 옹색한 텃밭농사와 달리 할아버지는 집 근처 묵정밭을 개간해 철 따라 감자, 고구마, 오이, 토마토, 배추, 무 등을 전문농장 수준으로 길러내셨다. 시골로 내려와 농사일을 시작한 뒤로 어지간한 도시 젊은이들보다 건강하게 지내셨다. 그때 나는 월간지 마감 기간이면 일주일 정도 야근을 하고 새벽에 퇴근하는 경우가 많았다. 그런데 어느 날 집에 와보니 현관문 안에 배추와 무가 산더미처럼 쌓여 있었다. 토끼할아버지께서 유독 배추와 무가 잘됐다며 우리 집 몫의 김장거리를 통째로 가져다놓으신 것이었다. 현관문 앞에 성처럼 쌓인 실한 배추와 무를 바라보면서도 나는 한 이틀 동안 가슴앓이만 하면서 서울을 오갔다. 결국 사흘째 되던 날 밤, 졸린 눈을 부비며 팔을 걷어 부칠 수밖에 없었다. 야근을 하느라 하루에 서너 시간도 못 자며 강행군을 하고 있을 때였다. 하지만 그 귀한 배추가 시들어가는 것은 차마 눈 뜨고 볼 수 없었다. 일주일이 지나야 올 수 있다는 친정 엄마를 마냥 기다릴 수도 없었으니까.

만일 시장에서 사온 배추와 무라면 달랐을지도 모른다. 아침저녁 서울로 출퇴근하는 우리 부부처럼 할아버지는 매일 밭으로 출근하셨다. 일요일도 휴가도 없는 일터지만 뿌린 대로 거두는 정직한 땅이, 할아버지에게는 병원보다 믿음직한 치유의 현장이었다. 그렇게 자란 배추와 무는 나를 쳐다보며 이야기하고 있었다.

'어서! 우리 싱싱할 때 김치 담가줘!'

얼굴 있는 농산물이란 이런 것이다. 할아버지의 밭농사는 완전한 유기농은 아니었다. 시중 기준으로 따지면 저농약 정도의 작물이었을 것이다. 그러나 우리 가족에겐 그 이상 소중한 배추였다.

첫 '김장 독립'이라고는 했으나, 그저 혼자 힘으로 배추 열다섯 포기로 김치를 담갔을 뿐이다. 무와 배추 다음으로 중요한 고춧가루는 해마다 시어머님과 친정 엄마가 산 것을 얻어먹고 있었으니 스스로 해결한 재료가 없었다. 아무튼 엉겁결에 한 김장 덕에 이전까지 친정과 시댁에서 공수해오던 완제품 김치 대신, 그때부터 해마다 직접 김장을 담그는 사람이 되었다. 나도 비로소 딸아이에게 김장을 담가줄 수 있는 '친정 엄마' 자격이 생겼다는 것이 뿌듯했다. 사실 내 또래 부모들이 며느리와 사위를 볼 때가 되면 집집마다 맛과 향이 다른 '우리 엄마 김치'라는 말도 무색해질 것이다.

그 뒤로 텃밭 배추농사도 한결 나아져 김장 재료의 절반 정도는 자급할 수 있었다. 하지만 시골에 사는 동안은 여전히 동네에 남

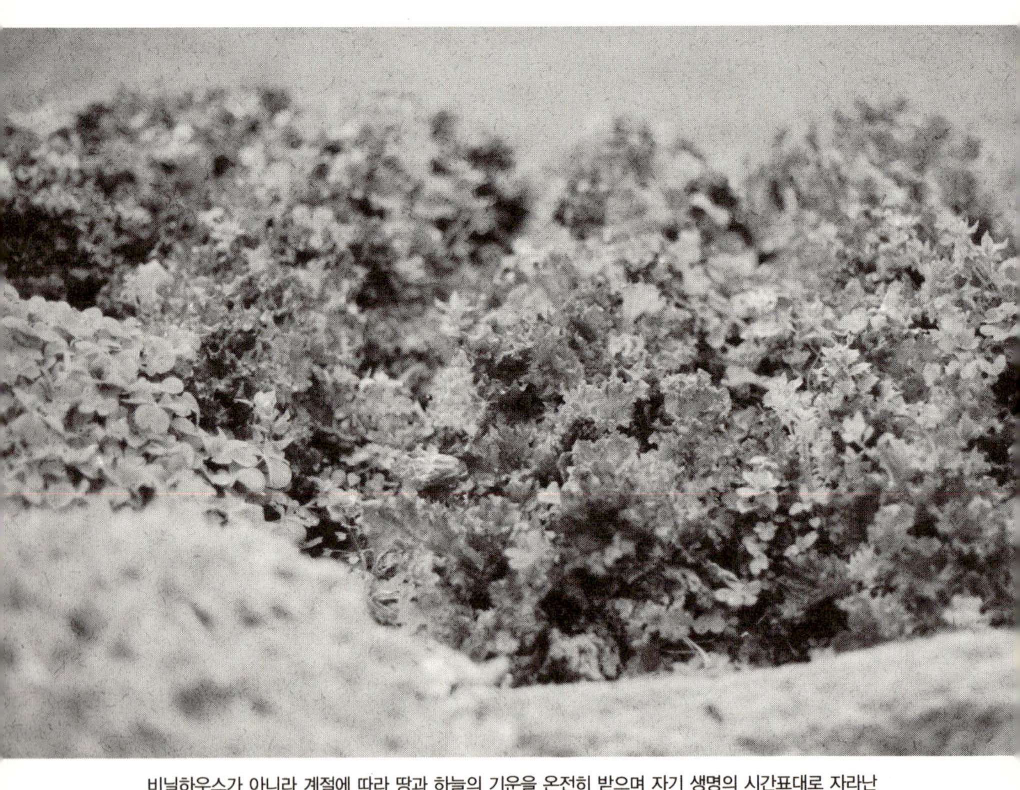

비닐하우스가 아니라 계절에 따라 땅과 하늘의 기운을 온전히 받으며 자기 생명의 시간표대로 자라난 제철채소야말로 약이 된다.

는 배추들을 가져다 처리하기도 벅찼다. 적어도 김장 자급자족이야 말로 시골살이의 중요한 존재이유인 것 같았다. 고추와 배추, 무만 이라도 제 밭에서 길러 도시로 떠난 자식들까지 두루두루 먹이는 게 시골에 사는 부모들에겐 물러설 수 없는 자존심처럼 보였다.

더구나 우리는 밥과 김치로 목숨을 유지해온 민족 아닌가. 김 치는 선조들이 농경생활을 시작하고 곡물을 주식으로 삼으면서부 터 생겨난 음식이었다. 원래 채소류에 소금을 뿌려 저장성을 높인 침채沈菜가, 조선 중기 임진왜란 이후 고추가 일본에서 전파되면서 부터 통배추와 고춧가루를 주원료로 한 오늘날의 김치가 되었다고 한다.

요즘이야 사시사철 나는 배추 덕에 따로 김장철이란 말이 무 색할 정도지만 그래도 가을을 난 배추와 무가 가장 맛있고 영양가 도 높기 때문에 겨울을 나는 가장 훌륭한 방법은 여전히 넉넉한 김 장뿐이다. 그리고 겨울 동안 비타민 보충을 위해 입동 전후로 김장 을 담그는 일은 제철채소 소비를 위해서도 중요한 일이다. 김장김 치를 넉넉하게 준비하는 대신 겨울에도 갖가지 생채소를 무한정 식 탁에 올리고 싶어하는 사람들 때문에 비닐하우스 재배가 늘어났을 것이다. 나는 겨울에는 김장김치와 말린 나물 등으로 적당히 참고 기다릴 줄도 알아야 한다는 것을 김장을 담그면서 비로소 깨달았 다. 그래야 봄이 오면 언 땅을 뚫고 올라온 산채들의 고마움을 알 고, 대지가 뿜어 올린 생명의 기운을 제대로 맛볼 수 있다. 그 맛에 우리 몸도 겨우내 움츠러들었던 기운을 다시 펼 수 있을 것이다. 약 이 되는 밥상의 기본은 계절 따라 땅의 기운을 제대로 받으며, 천천

제철에 난 가까운 먹을거리가 지구를 살린다: 채소, 과일 이야기

히 자기 생명의 시간표대로 자라난 제철채소에 있다. 그 귀한 입맛을 지키기 위해서라도 겨우내 비닐하우스 채소를 먹는 것보다 김장으로 넉넉하게 갈무리해두는 노력이 살림하는 사람들에게 반드시 필요하다.

그래서 배추가격 폭락으로 멀쩡한 밭을 갈아엎어야 하는 때가 되면 너도나도 나서서 김장을 조금 더 담그는 일로 농가 부조라도 해야 한다. 그래야만 우리가 이듬해에도 지속적으로 안정된 가격으로 국산 배추를 만날 수 있고, 식당 김치도 믿고 먹을 수 있기 때문이다. 배추만큼 가격폭락으로 천덕꾸러기가 되었다가 가격폭등으로 '금치'를 만들기도 하는 변덕스런 농작물도 없다. 하지만 배추 가격이 올랐다고 농민들 소득이 나아졌다는 소식은 들어보지 못했다. 배추야말로 대표적인 밭떼기 작물로 중간 유통상인에 따라 소비자가격은 하늘과 땅 차이가 되고, 농민들 대부분 손해 보는 농사를 면치 못하고 있다. 우리나라에 중국산 김치가 수입되기 시작한 것이 2003년인데, 초창기에는 맛이 없어 시장에서 외면당하던 것이 2004년 배추가격 파동을 겪으면서 날개 돋친 듯 팔렸다고 한다. 그해 시장에서 동이 난 중국산 김치는 이후 안정적으로 식당과 대형급식업체 등으로 진출하게 되었다.

나 역시 큰 맘 먹고 찾아간 고급 횟집에서 식사를 마치고 나오다 귀퉁이에 놓인 중국산 포장김치 박스를 보고 화가 난 뒤로, 일반 백반 집 김치찌개에 들어 있는 김치가 국내산이라고 써 붙인 말도 곧이곧대로 믿지 않게 되었다. 김치찌개용 신 김치는 특히나 재고 수입 김치가 많다고 한다. 왜냐하면 중국산 배추를 절임배추나 생배추로 수입해 들여와 국내에서 가공만 해도 국내산이 되기 때문이다. 심지어 우리나라에서 수출하는 김치도 배추와 무에서 양념까지 100퍼센트 국산인 경우보다 국산과 중국산 재료를 혼합하거나, 중국산 재료를 모조리 가져다 국내에서 가공만 하는 경우도 많다. 잊을 만하면 터져 나오는 중국산 식재료의 위험성에 대해서는 굳이 덧붙이지 않아도 될 것이다.

제철에 난 가까운 먹을거리가 지구를 살린다: 채소, 과일 이야기

채소,
눈으로만 먹으면 참맛을 모른다

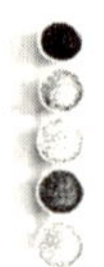

김장을 담그는 횟수가 늘어나면서 차츰 재료를 자급하는 비율도 높아졌다. 무엇보다 서울로 이사한 뒤로 더 이상 이웃들이 기른 배추를 공짜로 얻어먹기 힘들어졌기 때문에 스스로 김장 준비를 해야 했다. 서울살이 첫해에는 한살림에서 포기배추와 절임배추를 반씩 공급받아 김장을 담갔다. 여전히 배추 절이는 일이 서툴기도 했고, 집에 마당이 없으니 배추 다듬고 뒤처리하는 일이 여간 성가시지 않았다.

생협에서는 무엇보다 김장철에 맞추어 배추와 무, 파, 마늘, 갓뿐만 아니라 김장용 젓갈까지 미리 예약할 수 있어서 좋았다. 선착순으로 예약한 물량만큼 생산자와 계약재배한 물품이기 때문에 생협 생산자들에게 배추값 폭락 같은 재앙은 일어날 수 없다. 오히려 시중 배추값이 금값으로 뛰어오를 때도 생협의 배추값은 그대로이기 때문에 소비자 입장에서는 질 좋은 유기농 배추를 일반 배추보다 싸게 먹는 경우도 종종 있다. 하지만 생산자에겐 안정된 가격이 보장돼 있지만 갑작스런 자연재해로 예약 물량에 미치지 못하는 등 예측할 수 없는 일들이 수시로 터져 나오기도 한다.

서울에서 첫 김장을 담그던 2008년에도 일부 생산지에 내린 폭설 때문에 김장물품 공급 날짜가 일주일씩 연기되기도 했다. 나는 김장하는 날에 맞추어 모든 일정을 잡아놓았던 터라 난감했지만, 눈 덮인 배추밭을 보고 망연자실할 남녘의 농부들을 생각하면 아무것도 아니었다. 나는 김장에 필요한 물량을 예약하고부터는 배추와 무들이 별 탈 없이 잘 자라기를 농부와 같이 기도하는 마음이 되었다. 소비자와 생산자가 함께 농사를 짓는다는 말이 가슴으로 이해되기 시작한 것이다.

전라남도 해남에 있는 참솔공동체는 우리 집 김장배추가 올라오는 곳이다. 뿐만 아니라 해남서 나는 겨울철 달디 단 노지시금치는 내가 제일 좋아하는 생협의 채소다. 나는 2010년 4월 참솔공동체 월례모임이 있던 날, 해남 지역 생산자들을 한자리에서 만날 수 있었다. 그런데 절임배추를 공급하던 박남완 생산자와 이야기를 나누다 서로 깜짝 놀랐다. 나는 처음 절임배추로 김장을 할 때 절여진 배추가 워낙 깨끗해서, 씻지 않은 채로 물기만 빼서 그냥 소를 버무렸다. 그런데 나중에 포장박스에 같이 들어 있던 생산자의 편지를 보니 물에 한번 씻어서 사용하라고 적혀 있었다.

"어, 이거 씻어야 하는 건가 봐. 어쩌지."

소금에서 젓갈은 물론 고춧가루까지 부모님 손에서 모두 독립해 100퍼센트 생협 재료만으로 야심차게 김장을 담근 첫해였다. 이렇게 귀한 김치를 다 버무렸는데 무슨 날벼락이람. 나는 안타까운 마음에 편지에 적혀 있는 생산자에게 전화를 걸었다.

"제가 모르고 절임배추를 안 씻고 그냥 버무렸는데 괜찮을까요?"

어쩔 줄 몰라 하는 내게 그냥 버무려도 될 만큼 깨끗한 것이니 안심하고 먹으라는 답변이 왔다. 가정마다 간이 다르기 때문에 물에 씻어 간기를 조정하라는 뜻이었다고, 간만 맞으면 오히려 안 씻는 게 더 맛있을 것이란 이야기까지 했다. 나는 그제야 놀란 가슴을 쓸어내렸다.

나는 박남완 씨에게 절임배추를 씻지 않고 그대로 버무렸던 우리 집 김장 이야기를 꺼냈다. 그런데 "거, 우리 배추네! 그때 전화 안했어요? 내가 그 전화 받았거든요"하며 부부가 손뼉을 치며 좋아하는 것이었다. 나 역시 우리 집 김치의 친정 부모를 만난 것처럼 반가웠다. 하지만 그런 전화를 건 사람이 나 혼자였다는 사실을 알고는, 마흔이 넘도록 김장을 하며 쩔쩔매는 내 모습이 부끄럽기도 했다.

참솔공동체는 10년 넘게 개별적으로 생협 물품을 생산하던 열네 가구 농민들이 2006년부터 생산공동체를 꾸려 한솥밥을 먹기 시작했다. 손이 많이 가는 유기농 농사야말로 공동체의 품앗이가 큰 힘이 된다. 유기농업 자체가 땅과 농작물 사이의 유기적 관

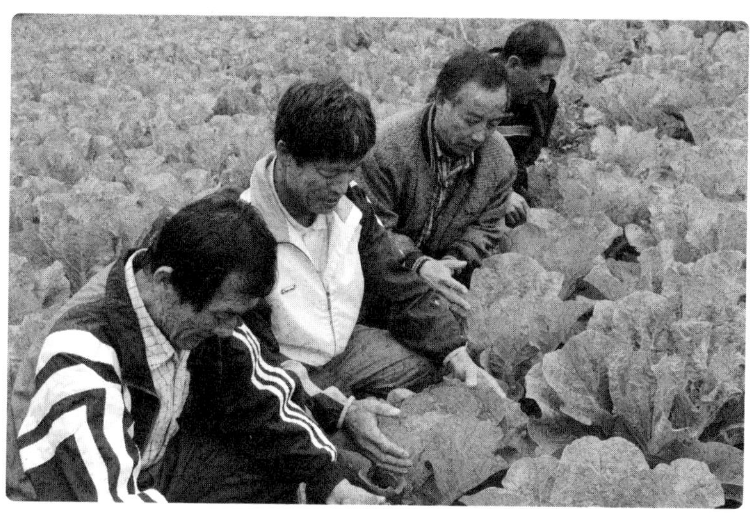

우리나라 유기농업의 1세대 생산자들은 경제와 효율과 성장만을 내세우던 개발독재 시대에 맞서 고독한 싸움을 계속해왔다. 그러나 생명을 살리는 일이기에 싸우면서도 행복한 사람들이다.

계를 살리는 것뿐 아니라 마을공동체와 서로 돕고 나누는 관계를 되살리는 데 목적이 있기 때문이다. 한살림의 생산자들은 전북 부안의 산들바다공동체, 경북 울진의 방주공동체, 경북 의성의 쌍호공동체, 충북 보은의 백록공동체 등등 지역마다 공동체 조직을 꾸리고 있다.

생협의 소비자가 되기 위해 가입비를 내고 간단한 회원교육을 받는 일이 번거롭다고 생각하는 사람들이 있다. 하지만 소비자가 되는 데는 돈을 내고 간단한 교육이나 설문조사 정도만 거치면 되지만, 생산자가 되려면 훨씬 어려운 과정을 밟는다. 개별 생산자가 생협의 생산자가 되는 일은 거의 드물고 대개 마을 단위의 공동체 일원이 되어야 하는데, 유기농업에 대한 의지만이 아니라 마을 사

제철에 난 가까운 먹을거리가 지구를 살린다: 채소, 과일 이야기

람들에게 마음씀씀이와 삶의 태도에 대해 신뢰를 얻어야 가능하다. 또 까다로운 유기농 인증기준을 충족하는 일이 하루아침의 결심으로 가능한 일도 아닐 것이다. 오염되었던 땅을 바꾸고 살려내자면 오랜 시간 땀과 인내가 필요할 것이다. 그래서 소비자는 이리저리 물건 사는 곳을 옮겨 다닐 수 있지만, 한번 생협의 생산자가 되면 이 땅에서 최고로 인정받고 신뢰받는 자랑스러운 농부가 되어야 한다고 한다. 이런 신뢰감은 초창기부터 목숨 걸고 생명살림농사를 지켜온 1세대 생산자들의 헌신으로 쌓인 것이다. 한살림뿐 아니라 우리나라 유기농업의 선구자들 대부분 개발독재 시대에 효율과 경쟁만 내세우던 시대의 흐름이나 세계화 과정에 격화된 거대 자본의 농업 침탈에 맞서 고독한 싸움을 벌여온 이들이었다.

그동안 온갖 멸시와 시달림 속에 얼마나 고초가 많았을지, 참솔공동체의 월례모임에 이어진 저녁밥상에서 전해들은 유기농 농부들의 속이야기는 가슴을 울렸다.

"처음엔 동네 사람들이 다 3년도 못 넘긴다고 손가락질했지."

징할 만큼 무서운 병충해 때문에 그토록 어렵다는 유기농 고추농사를 이어가고 있는 최경식 생산자가 말했다. 그는 고추 2,000주를 심어서 고작 150그루를 수확해내는 경우도 있었다고 했다. 그런데 정작 비웃던 마을 사람들이 지금은 자기 고추는 안 먹고 "야, 니네 고추 좀 따 먹고 간다"며 연신 자신의 고추밭을 넘본다 했다. 심지어 출하를 포기한 찌그러지고 뭉개진 배추도 좋다며 실어가고, 아픈 아들에게 약으로 먹인다고 자기 밭작물은 제쳐두고 참솔공동체로 무, 배추를 얻으러 오는 사람도 있다고 했다. 정말 좋은 것이 무엇인지는 직접 농사짓는 마을 사람들이 제일 먼저 알아본다는 것이다.

"우리가 먹는 음식에 고춧가루 안 들어가는 게 얼마나 돼. 그러니 죽어도 우리는 해야 돼. 400만 원어치 고추 심어서 400만 원 손해가 나도 계속 약 안 뿌리고 고추 심을 거야."

얼추 술기운이 오른 그는 붉어진 얼굴로 골 깊은 한숨을 내쉬며 이렇게 되뇌기도 했다. 이런 그에게 힘이 되는 것 역시 소비자의 믿음이라고 했다. 함께 자리한 이들에게 이런 자랑을 늘어놓기도 했다.

"우리 소비자님들은 참 대단해요. 생산지 방문한다고 오실 때면 절대 농사일에 피해 안 준다고 얼마나 조심하는지 몰라요. 도시락까지 자기들 먹을 것 다 챙겨오면서 우리한테 필요한 게 없는지 꼬박꼬박 묻고 챙겨요. 일손 도와주는 것만으로도 고마운데 말이죠."

이런 관계는 장이 익어가듯 오랫동안 서로를 믿음으로 지켜준 덕에 가능했을 것이다. 그러나 세상은 빠르게 변하듯, 생활협동조합운동 안에도 많은 변화가 몰려오고 있었다. 조직이 커지고 생산과 소비가 늘어간다고 해서 반드시 좋은 것만은 아닌 게 세상 이치인 모양이다. 하지만 나는 정말 좋은 것을 먹고 싶다면 소비자에게도 혜안이 있어야겠다는 것을 느꼈다. 공동체 식구들과 시금치 이야기를 나누다 깨달은 것이다.

"요새는 노지시금치 구경하기가 힘드네요."

생협 노지시금치는 밑동을 바로 자르지 않고 뿌리 부분을 1센

제철에 난 가까운 먹을거리가 지구를 살린다: 채소, 과일 이야기

티미터 정도 남겨서 공급한다. 붉은 빛을 띤 시금치 뿌리는 달달하니 맛이 참 좋다. 특히 노지시금치는 방금 막 들판에서 뽑아 올린 듯 흙이 묻은 채로 마구잡이로 담겨 있다. 시금치 모양도 땅바닥에 납작 엎드린 그대로 옆으로 평퍼짐하게 퍼져 있다. 시설재배 시금치가 모양도 일정하고 깨끗하게 가지런히 담겨 오는 것과는 영 딴판이다. 그런데 제멋대로 자란 이 노지시금치가 월등하게 맛있다. 아무 간섭 없이 바람과 햇살만 듬뿍 받고 자란 깊은 맛이랄까. 나는 이렇게 겨우내 잠깐 나오던, 야생의 맛이 느껴지던 노지시금치가 그리웠다.

"그게 재래종 시금친데 원래 3일 만에 색이 노랗게 변해요. 소비자들은 보기가 좋지 않으니까 상했다 생각했는지 불만이 많더라고요."

가지런한 개량종 시금치가 풋내가 나는 반면 재래종 시금치는 단맛이 강하다. 가을에 씨를 뿌려 한겨울에 출하하는 재래종 시금치는 맛은 좋지만 수확량이 개량종에 비해 30퍼센트 정도 적다. 또 생육기간도 길고 들판에서 야생 상태 그대로 있으니 진눈깨비나 눈을 맞고 자라 이래저래 손이 많이 간다. 그럼에도 불구하고 똑같은 가격에 시금치를 기르는 생산자 입장에서는 마음고생이 많았던 모양이다.

"요즘 소비자들은 눈으로만 구매를 하려고 해요. 눈으로만 먹으면 진짜 맛을 못 느끼는데 말이죠."

그런 이유 때문에 훨씬 맛있고 영양가 높은 재래종 시금치가 시장에서 자취를 감추게 된 것이다. 그들은 "생협 소비자들이 형식

은 유기재배를 원하면서 물건은 A급만 원하는 것 역시 모순"이라
고 했다.

　잠시 눈을 감고 시금치를 생각해본다. 평소 생협에서 먹는 노
지시금치는 해남 참솔공동체와 부안 산들바다공동체에서 올라오는
것들이다. 단단하고 짙푸른 시금치 잎사귀에는 바다에서 육지로 밀
려온 거친 바람과 붉은 흙과 태양의 기운이 느껴진다. 나는 시금치
를 먹지만 실제로는 시금치가 들판에서 천천히 흡수한 흙과, 바람
과, 햇빛의 에너지를 먹는 것이다. 이렇게 비닐하우스 재배를 하지
않고 자란 재래종 시금치라면 충분히 더 비싼 값을 치를 가치가 있
다고 여겨진다. 맛이란 단순히 입 안에서 일어나는 화학작용이 아
니라 다분히 의식적인 영역이기 때문이다. 그것은 천천히 시금치가
밥상에 올라오기까지의 시간을 음미해보면 알 수 있는 일이다.

제철에 난 가까운 먹을거리가 지구를 살린다: 채소, 과일 이야기

비닐 걷고
기계도 뿌리치고
자유를 찾는 사람들

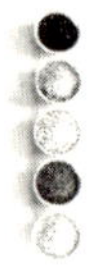

2003년 태풍 매미와 루사가 할퀴고 간 동강으로 트레킹을 떠났을 때 만났던 풍경이 잊히지 않는다. 강을 따라 걷는 길마다 바닥에 드러누운 갈대와 물이 지나간 자리의 나뭇가지들이, 찢어진 검은 비닐을 누더기처럼 걸치고 있었다. 빗물에 휩쓸려 내려간 농경지에서 나온 폐비닐들이 연출한 을씨년스러운 분위기는 마치 환경재앙을 예고하는 대자연의 설치미술을 보는 듯했다.

그런데 요즘 농촌에는 봄이면 붉은 대지 위에 밑줄을 긋듯 검은 비닐을 뒤집어쓴 두둑들이 줄지어 펼쳐진다. 유기농으로 농사짓는 밭이라고 해도 예외는 아니다. 비닐하우스가 아닌 노지재배 작물의 경우에도 김매기를 대신해주는 비닐 멀칭 mulching 은 거의 필

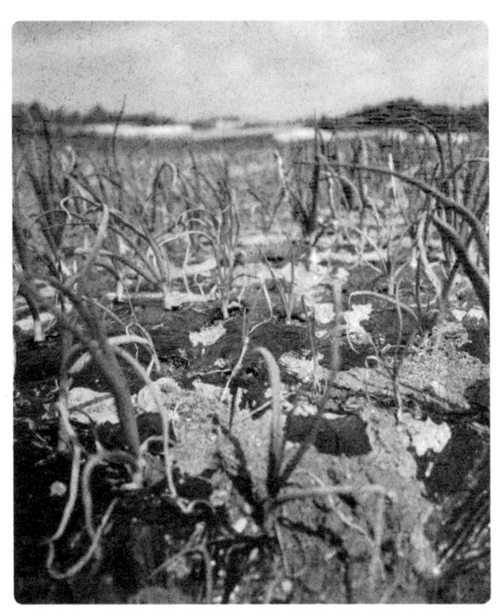

비닐을 덮으면 땅과 농작물이 숨을 쉬지 못할 뿐 아니라 생명체가 지닌 고유한 속도대로 농작물이 자랄 수 없게 된다.

수처럼 여겨진다. 비닐로 땅을 덮어주면 비바람에 흙이 깎여 나가거나 수분이 증발하는 것을 막아 농작물이 자라는 것을 도와주고, 무엇보다 잡초의 성장을 억눌러주는 효과가 크다. 그래서 이제 비닐 없이는 농사도 없다는 말이 나올 정도다.

한편 친환경농산물의 시장규모가 확대되면서 유기농산물도 생명을 기르는 농업의 근본을 지키려는 노력보다는 물량을 대기 바빠졌다. 대량생산을 목표로 빠르게 움직이는 시장상품처럼 변하고 있는 것이다. 어쩌면 경쟁력을 앞세운 친환경농업육성법부터가 유기농업의 근본 취지에서 어긋나 있는지도 모른다. 하지만 과거 정부가 나서서 농약과 화학비료를 써야만 잘 자라는 개량종자를 보급하며 기계화된 관행농법을 부추길 때도 묵묵히 전통 방식을 고집해

제철에 난 가까운 먹을거리가 지구를 살린다: 채소, 과일 이야기

온 이들이 있었다. 그들은 속도와 양적인 팽창만 추구하는 화학농법의 폐해를 알고 생명체의 본성 그대로 작물을 키우려 했던 깨달은 농부이거나 기계는커녕 비료, 농약, 비닐 같은 농자재 살 돈조차 없던 가난한 소농들이었다. 이런 사람들이 끈질기게 살아남았기에 그들 손에서 토종종자들이 대물림되고, 굳이 유기농이라 이름 붙일 필요조차 없던 전통 농법이 명맥을 이어온 것이다.

그런데 이런 사람들이 최근 친환경농업육성법과 함께 정부보조금 혜택을 받으며 발 빠르게 뛰어든 신세대 유기농 농부들과 시장에서 경쟁을 해야 하는 처지가 되었다. 사실 법과 제도의 울타리로 보호 한동안 보호는커녕 차별과 냉대를 받았던 것이 사실이다 받기 전부터 묵묵히 유기농업을 실천했던 이들은 대지 위의 수도자 같았다. 산업형 화학농법으로 지구의 에너지를 고갈시키는 거대 자본의 방식에 맞서 오로지 맨몸으로 외롭게 버텨왔기 때문이다. 그들은 눈에 드러나는 어려움보다, 편하고 쉬운 방법과 타협하려는 자기 자신과 매 순간 보이지 않는 싸움을 계속해왔는지도 모른다. 이렇게 고단하게 유기농업을 지켜온 이들 곁에는 어려운 길을 마다않고 함께 가는 공동체의 울타리가 있었다. 조금 비싼 값을 주고라도, 설령 모자라고 부족한 면이 있더라도 땀 흘린 이의 수고로운 선물을 감사히 받아들이던 소비자들과 함께한 것이다. 믿고 먹을 수 있는 유기농산물이 귀하던 시절에는 서로를 섬기고 고마워하는 마음이 자연스러웠다.

그러나 싼값에 고를 수 있는 친환경농산물이 늘어나면서 소비자들도 달라지기 시작했다. 이제 생협의 유기농산물도 시장과 경쟁하는 상황이 된 것이다. '웰빙'이라는 말이 유행하면서부터 유기농 상품들이 갖가지 브랜드를 내걸고 화려하게 치장을 하고 나왔다. 이렇게 늘어난 친환경농산물은 시장가격을 높이는 것뿐 아니라 포장하는 데 드는 쓰레기를 늘리는 역할까지 했다. 살림하는 사람 입장에서 이런 상황을 보고 과연 좋아해야만 할 일인지 곰곰이 생각하게 된다.

심지어 친환경농산물 인증제도가 오히려 선구적인 유기농 농가에 피해를 주기도 한다. 해남 참솔공동체에서 만난 한 생산자는 일반 농가에서 토양의 잔류 농약 검사를 할 때 다른 유기농가의 밭에서 흙을 떠가는 경우를 보고 한탄하기도 했다. "농사는 제대로 안 짓고 인증받고 보조금만 받아가려는 것들 때문에 언젠가는 큰일이 터질 것"이라고 했다. 이런 우려에 대해 대구한살림이사장인 천규석 씨는 친환경농업정책에 대한 근본적인 패러다임의 전환이 필요하다고 목소리를 높인다.

거듭 말하지만 진정한 환경농은 화학물질만 안 쓰는 것이 아니다. 농사에 들어가는 부존 에너지의 투입 총량을 최소화하는 것, 궁극적으로는 전혀 안 쓰는 것이다. 대신 생태적으로 지속가능하고 재생 가능한 에너지나 소규모 기계를 쓰는 농업이다. 현 단계에서 농업이 이용할 수 있는 지속가능한 에너지는 인력과 축력뿐이다. 따라서 규모는 작아질 수밖에 없다.

《소농 버리고 가는 진보는 십리도 못 가 발병 난다》, 천규석

제철에 난 가까운 먹을거리가 지구를 살린다: 채소, 과일 이야기

그는 화학에너지 대신 사용하는 유기물에너지도 지역에서 자급자족하는 것이 우선이라고 힘주어 말한다. "그 땅에서 나오는 유기물만 그 땅에 돌려야 한다"는 원칙이다. 우리 땅을 살리기 위해 남의 땅을 수탈해서는 안 된다는 아주 근본적인 이야기를 하는 것이다. 또 철저하게 지역순환의 원칙으로 길러진 친환경농산물이라도 그것이 비행기나 배에 실려 먼 나라로 팔려간다면, 이 역시 스스로의 원칙을 배반하는 '반反환경 반反공생'이라고 한다.

그렇다면 비닐이야말로 반환경, 반공생의 대표재일 것이다. 비닐은 석유의 다른 얼굴일 뿐이다. 석유로 땅을 뒤덮어 농사를 지으면서 해마다 우리 농촌이 폐비닐 처리로 몸살을 앓고 있다. 분명 땅과 농작물에도 좋지는 않을 것이다. 땅이 숨을 쉬지 못하게 되면 비닐 속에서 죽은 잡초들이 뿜어내는 독소 때문에 오히려 작물에 피해를 주기도 한다. 무엇보다 비닐의 힘으로 농작물을 빨리 자라게 하는 것은 생명체가 지닌 고유한 속도를 위반하는 일이다. 최근에는 이런 이유 때문에 비닐을 포기하는 사람들도 조금씩 늘고 있다. 단지 농약, 화학비료, 제초제를 쓰지 않는 것에서 한 발 더 나아가 비닐과 기계로 땅갈이하는 것까지 하지 말아야 진정한 생명농법이라고 믿는 사람들이 있다. 하지만 이 경우 생산량은 현저히 줄어들면서 노동 강도는 몇 갑절 더 세어진다. 농산물을 내다 팔아 생계를 유지하는 전업농가로서는 쉽지 않은 선택인 것이다.

지난 2009년 한살림에도 비닐 멀칭을 하지 않고 기른 호박고구마가 소비자에게 첫선을 보였다. 충남 홍성군 홍동면의 최영만 생산자가 비닐 없이 고구마농사를 지은 지 2년 만에 출하를 시작했다. "한쪽 이랑에서 김매기를 마치면 다른 쪽에선 벌써 풀이 자라고 있다"는 풀과 벌이는 전쟁 같은 씨름이, 아무리 젊은 농부라 해도 녹록하지 않은 일이었을 것이다. 실제로 그는 비닐을 덮었을 때 하루면 끝나는 김매기를 열흘 가까이 걸려 마칠 수 있었다. 또 처음에는 비닐을 쓸 때보다 80퍼센트 정도 수확량이 줄어드는 것도 감수해야 했다. 그럼에도 "내 몸에 비닐을 씌우고 1년 내내 있으라면 굉장히 갑갑하겠죠. 땅도 그럴 것이라는 생각이 들었어요"라고 했다. 그렇게 길러낸 고구마가 달리 보일 수밖에 없다.

이 젊은 농부에게 비닐을 쓰지 않는 것은 결단이 필요한 선택이었다. 하지만 애초부터 비닐을 거들떠보지 않은 이도 있었다. 전북 부안 산들바다공동체의 조찬준 씨는 20여 년 넘게 땅에 비닐을 덮지 않았다고 했다. 마늘, 콩, 양파, 고추, 들깨 등의 작물에 비닐 대신 볏짚을 수북이 덮어 농사를 지어온 덕분이다. 반면 배추 고랑 사이에 호밀을 심어 적절한 시기에 갈아엎는 방법으로 퇴비와 제초 문제를 한꺼번에 해결하는 이들도 있다. 이렇듯 한두 사람이 희망을 보여주면 보다 많은 사람들이 새로운 경험과 정보를 나누어 농사기술도 풍부해질 것이다. 함께 꾸는 꿈은 마침내 현실이 된다.

충북 보은군 마로면의 한중리 백록공동체에는 기계를 버리고 희망을 파종하는 농부들이 있다. 영화 〈워낭소리〉처럼 일소를 부려 농사를 짓는 사람들이다. 영화는 소를 단지 소고기의 재료로만 보는, 사람이 잊고 있던 가축의 의미를 음미하게 해주었다. 사실 쌀이 쌀나무에서 자라는 줄 아는 아이들에게 현대 축산업의 소는 소고기나 우유를 생산하는 재료 이상으로 느껴지기 어렵다. 우리 가족이 시골로 이사한 첫해에도 비슷한 경험이 있었다. 다섯 살, 세 살 난 딸아이들과 외출하다 도로 위에서 소들을 도살장으로 내보내는 농가의 트럭과 마주쳤을 때의 일이다. 쇠창살 사이로 얼굴을 내민 소들의 커다란 눈망울이 촉촉이 젖어 있었다. 아침부터 공연히 심난한 풍경을 보여주는 것 같아 우리 부부는 아무 말도 하지 못했다. 그런데 뒷자리에 타고 있던 딸아이가 갑자기 소리쳤다.

"엄마! 저기 봐! 소가 소고기 되러 간다!"

부모의 기우와 달리 아이들은 현실 앞에 정직했다. 하지만 만일 아이들이 보신탕집으로 팔려가는 개들을 보았다면 어떻게 말했을까.

본래 우리의 소는 농부와 '함께 살기' 위해 태어났다. 소가 소고기가 되는 것은 함께 살아온 인간에게 주는 최후의 육보시지, 태어나면서부터 고기를 목적으로 길러지지 않았다는 말이다. 코뚜레를 꿰고부터는 달구지도 끌고 쟁기도 끌면서 농부의 자가용도 되고 트랙터도 되는 게 우리의 일소다. 농부는 그런 소를 위해 꼴을 베고 정성껏 쇠죽을 끓여준다. 풀과 쇠죽을 먹은 소는 농부에게 순한 똥을 주어 밭을 거름지게 만든다. 땅도, 소도, 사람도 서로가 서로에게 필요한 관계가 되는 것이다. 그러니 축산물은 공장에서 만들어지는 상품이지만 가족처럼 함께 자란 일소가 남긴 가축의 고기는 성스러운 생명의 나눔이다.

우리의 유기농업이란 본디 그런 것이다. 그 땅에서 난 것이 그대로 땅으로 돌아가게 만드는 순환의 질서를 지키는 것. 소는 그 순환의 중요한 고리였다. 그런 소를 농촌에서 몰아내고 대신 자리를 꿰찬 것은 평생 기름을 사다 먹여야 하는 값비싼 경운기고 트랙터다. 이런 농기계는 가난한 농가를 빚더미로 끌어들이는 주범이기도 하다. 그런데 좀 더 깊이 들여다보면 값비싼 농기계를 끌어들인 것은 화학비료와 농약의 힘으로 자라는 개량종자들이다. 정부정책이 새로운 볍씨를 보급하면서 화학비료를 얹어준 셈이기 때문이다. 비료가 있으니 힘들여 퇴비를 따로 만들 필요가 없게 되었다. 예전에는 집집마다 외양간 옆 두엄더미에 1년 내내 온갖 잡풀과 지푸라기와 콩깍지 같은 부산물이 쌓여 소똥과 함께 발효된 채로 겨울을 났다. 두엄이 익어가는 향기로 이듬해 농사를 준비하는 것이 당연한 일이었다. 그런데 더 이상 소똥도 필요 없어진 것이다. 결과적으로는 일소가 사라지니 농가의 두엄더미가 사라지고, 소 먹일 꼴을 베러 갈 일이 없으니 논둑과 밭두렁의 풀들도 모조리 제초제로 쓸어

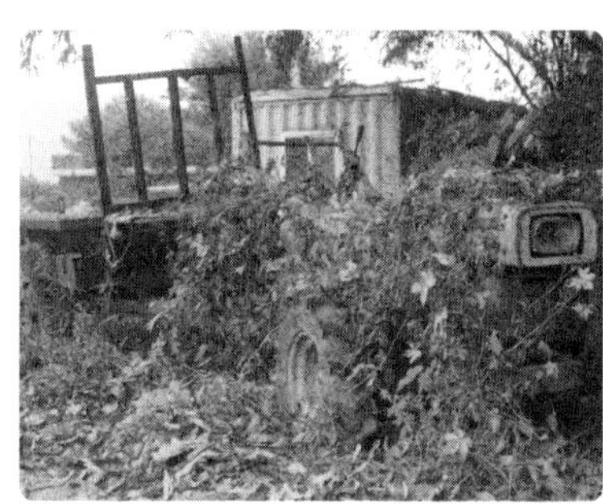

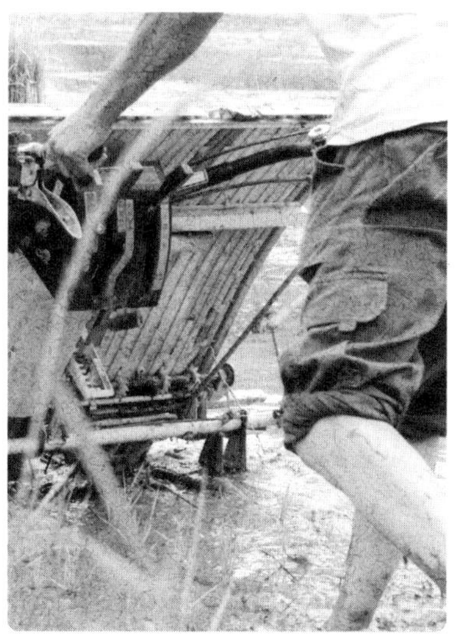

농사를 편하게 짓게 해준다는 농기계는, 알고 보면 평생 값비싼 기름을 부담하게 해서 가난한 농가를 빚더미에 앉히는 주범이다.

제철에 난 가까운 먹을거리가 지구를 살린다: 채소, 과일 이야기

버려야 할 몹쓸 적이 되어버린 것이다. 또한 농가에서는 지력이 떨어진 논밭을 살리기 위해 비료를 사다 부어야 하는 악순환이 계속되는 것이다.

실제로 백록공동체에서 칠순이 넘어서도 일소를 부려온 고故 이철희 씨는 소가 기계보다 경제적이고 생산성도 높다고 했다.

"기계는 기계값도 문제지만 수리비, 기름값이 만만치 않아요. 하지만 소는 사는 날부터 퇴비 나오죠, 새끼 낳죠, 일도 하죠. 얻는 게 더 많아요."[4]

소는 보통 열일곱 살 정도 산다고 하는데 이철희 씨는 스물일곱 살배기 소를 부린 적도 있다고 한다. 우리나라 광우병 논란의 핵심이 되었던 수입 소의 연령이 햇수도 아닌 30개월이었다는 것을 생각하면 일소들은 천수를 누린다고 해야 할지도 모르겠다.

백록공동체는 1991년부터 생협에 쌀과 마른 고추, 오미자, 서리태, 참깨, 들깨 등을 공급해온 생협의 유기농 생산지다. 산비탈에 경지 정리가 안 된 다락논과 밭이 많은 곳이라 기계보다 일소를 부리는 일이 자연스러운 곳이다. 그런데 이런 전통 방식을 고집하는 것이 꼭 이철희 씨나 〈워낭소리〉 주인공처럼 연로한 농부들만이 아니다. 이 마을에 귀농한 젊은 농부들도 일소를 부려 농사짓는 일을 이어가고 있다.

최근에는 귀농운동본부에서도 일소 부리는 법을 새내기 농부들에게 전파하고 있다. 2010년 3월 문을 연 '자립하는 소농학교'는 농약과 화학비료를 안 쓰는 수준을 뛰어넘어 적극적으로 '비닐과 기계를 쓰지 않는 탈석유 시대의 전통 농법'을 살려 보급하겠다는

살림의 밥상

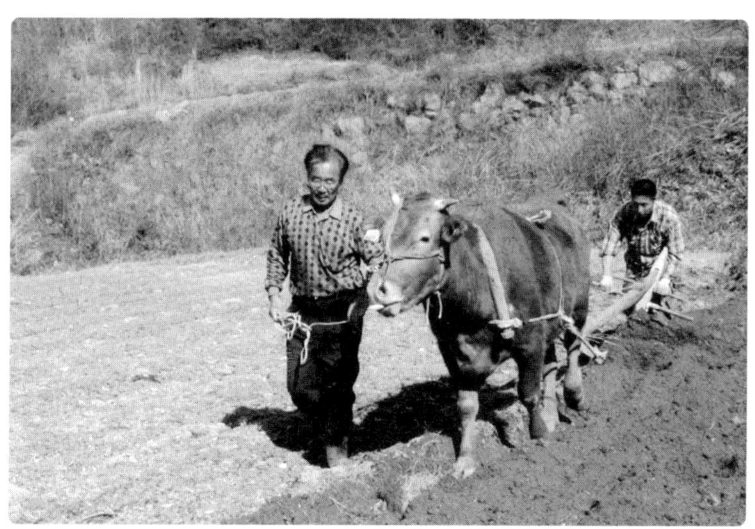

일소를 부리며 유기농 농사를 짓는 이들은 사람과 동물 사이에도 유기적인 관계가 회복되어 서로가 서로를 섬기며 함께 살아가기를 바란다.

취지로 일소를 선택하고 있다. 소농학교는 1년 동안 전통 농법을 배우는 본격적인 농사실습 학교로, 아예 '사라지고 있는 전통 농업을 복원, 계승한다. 토종종자를 확대 보급하여 종자주권을 지켜낸다. 다가오는 탈석유 시대에도 농업의 미래를 굳건히 지킬 수 있는 자립, 자급하는 농부를 양성한다'는 것을 목표로 내걸었다. 이를 위해 농부가 되려는 학생들에게 우선 소와 함께 사는 방법을 배우도록 한 것이다.

이들은 왜 굳이 농기계를 버리고 고단하고 번거로운 일소를 선택하는 것일까. 귀농이란 선택 자체가 경쟁과 속도에 쫓기는 도시적 삶의 방식과 결별하는 것이기 때문일 것이다. 그들이 선택하는 자유로운 삶은 단지 개인의 자유만이 아니라 종자와 농약, 화학

제철에 난 가까운 먹을거리가 지구를 살린다: 채소, 과일 이야기

비료를 생산하는 거대 자본으로부터 예속된 삶을 끊고, 석유화학문명으로부터 자유로워지는 길을 선택하는 문명적 전환을 의미한다. 오로지 자기 몸과 가족처럼 돌보는 가축의 힘만으로 땅을 일구는 이들은 사람과 동물 사이에도 유기적인 관계가 회복되기를 희구한다. 땅과 사람과 동물이 모두 서로를 섬기는 사이좋은 관계 말이다. 가장 좋은 먹을거리는 이렇게 두루두루 좋은 '관계'에서 길러질 것이다.

이 땅의 유기농산물은 대개 농약을 쓰지 않고, 제초제를 쓰지 않고, 화학비료를 쓰지 않고 길러낸다. 국가가 내주는 유기농산물 인증마크를 받기 위한 조건들을 충족시키는 것만으로도 분명 훌륭한 농부들이다. 그런데 단지 그런 것에 연연하지 않고 한걸음 더 나아가는 이들이 있다. 다국적기업에 로열티를 지불하는 개량종자를 쓰지 않고, 석유로 만든 비닐도 쓰지 않고, 석유 먹고 달리는 농기계도 쓰지 않는 고집쟁이들이다. 남들이 다 아무렇지도 않게 사용하는 것을 거부하려면 신념을 가지고 싸워야 한다. 결국 유기농 농부는 안팎으로 생명에 반하는 것들과 끊임없이 싸움을 계속해야 하는 사람들이었다. 나는 그들 앞에서 밥상의 평화는 절로 얻어지지 않는다는 생각을 했다. 그런데 정작 싸우는 사람 자신이 가장 평화로워 보였다. 만나본 사람들이 모두 그랬다. 그들은 그것이 농부의 본성이기 때문이라고 했다.

1 1990년 농어촌발전특별조치법, 1991년 농어촌구조개선대책, 1993년 신농정5개년계획 등이
   이에 해당한다.

2 김철규가 쓰고 고려대학교 출판부가 펴낸 《한국의 자본주의 발전과 사회변동》에서 참고했다.

3 한살림은 2009년 3월부터 우선 대상으로 서른다섯 개 품목을 선정해 '가까운먹을거리운동'
   을 실시한 결과, 2009년 12월까지 소비자들이 6억 5,616만 8,417그램의 이산화탄소 배출량
   을 줄였다고 밝혔다.

4 계간 《살림이야기》 4호에 실린 우미숙의 글 '워낭소리는 끝나지 않는다'를 인용했다.

육식, 덜 먹고 함께 사는 길

소, 돼지, 닭 이야기

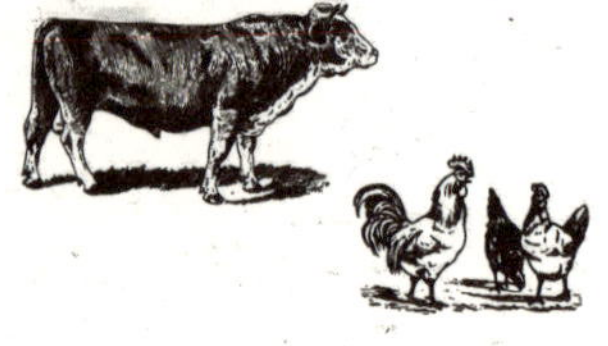

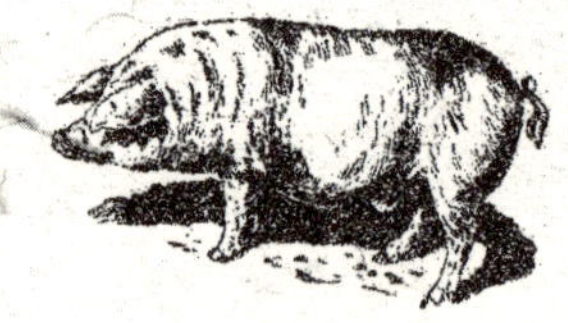

이 땅에서
고기를
먹는 일

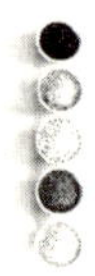

대여섯 살 때였던 것 같다. 친척집에 갔는데 밥상 위에 못 보던 반찬이 있었다. 어른들은 귀한 음식이니 자꾸 먹으라고 했다. 싫다는 말도 못하는 내게 어른들은 밥숟가락 위에 억지로 낯선 것 한 점을 얹어주었다. 어린 나는 울음을 터뜨리고 말았다.

난생 처음 본 소고기장조림에 대한 기억이다. 간장에 조린 붉은 빛깔의 고기에 식어서 굳은 흰 기름덩어리가 엉겨 붙은 것이 꼭 피 묻은 살점 같아, 어린 마음에 몹시 무서웠다. 물론 그 뒤로도 우리 집 밥상에 소고기장조림이 오르는 일은 거의 없었다. 내가 자라는 동안 소고기라야 제사상에 오르는 산적과 떡국에 올라오는 고명, 그리고 멀건 고깃국 속에 든 것이 전부였다. 고기는 국물을 우려 많은 사람들이 나누어 먹는 것이지, 오로지 고기만을 먹기 위해 상을 차리는 일은 예전에는 엄두도 내지 않던 일이다. 고기의 살점이 그대로 드러나는 생고기를 직접 식탁 위에 올려 불판에 구워 먹는 일도 대학생이 된 1980년대 후반에나 가능했다. 양념에 재지 않은 고기를 먹어본 일이 별로 없던 나는 삼겹살을 상추에 꼭꼭 싸서 쌈장을 듬뿍 발라 고기가 아닌 것처럼 철저히 위장을 한 채 간신히 입에 넣곤 했다.

그러던 것이 내가 주부가 된 1990년대 중반 무렵에는 세상이 온통 고기를 중심으로 움직이는 것처럼 변했다. 나 역시 아무렇지 않게 고기를 먹고 있었다. 1992년 첫 직장이 있던 서울 강남역 부근에 1인당 기본요금만 내면 무한정 고기를 먹을 수 있는 고급 고기뷔페가 생겼다. 당시만 해도 회식자리에서나 갈 수 있는 곳이었는데, 사람들은 천국을 만난 듯 좋아했다. 우리가 고기를 마음껏, 배불리 먹을 수 있는 세상에 살고 있다는 사실을 뿌듯해하는 것 같았다. 곧이어 집에서도 생고기를 맛있게 구워 먹을 수 있는 다양한 불판들이 대형할인점에서 불티나게 팔리기 시작했다. 사람들은 야채와 함께 양념에 재서 버무린 불고기가 아니라 생고기 그대로를 직접 구워 먹고 싶어했다.

이제는 고기에도 육질과 등급을 따지기 시작했다. 회식자리에서 고기를 더 많이 먹기 위해 밥을 따로 시키지 않는 이들도 많아졌다. 더 이상 고기는 밥과 함께 먹는 반찬이 아니었다. 나는 고기를 더 많이 먹게 하려고 일부러 밥을 천천히 내주는 식당 종업원들에게 몇 번씩이나 '밥 좀 달라!'고 요구하는 일이 피곤했다.

첫아이 이유식을 할 때 어른들은 돌 전후에 먹어보지 못한 음식은 커서도 입에 대지 않는다며 어릴 때 고기 맛을 들이라고 성화였다. 하지만 이제는 아이들 학교급식에 끼니마다 올라오는 고기반찬 때문에 집에서라도 고기를 먹이지 말아야겠다고 결심해야 할 지경이 되었다. 지나치면 모자라는 것만 못하다는 옛말이 하나도 틀리지 않았다. 결국 고기 과식은 많은 문제들을 일으키고 있다. 광우병 사태는 물론 미국산 소고기의 대장균 O157 감염과 조류독감까지, 대규모 축산업의 산물인 고기는 끝없이 밥상을 위협하고 있다. 아예 고기를 끊어야 하는 게 아닌가 생각하는 사람들이 늘었다. 고기를 먹더라도 어떤 고기를 어떻게 먹을 것인가에 대한 고민도 깊어졌다.

나는 2003년 《자연을 닮은 식사》라는 책을 읽고서 한동안 고기를 끊은 적이 있다. 우리가 왜 채식을 해야 하는지를 진지하게 이야기하는 책이었다. 그런데 이 책은 채식이 단지 건강을 위한 선택이라는 생각을 뛰어넘어 동물윤리와 지구환경과 기아문제를 해결하기 위한 책임 있는 실천이란 것을 강조하고 있었다. 빠르게, 보다 많이, 그리고 값싸게 고기를 길러내기 위한 현대 축산업은 인간과 더불어 생활하던 가축들을 단지 고깃덩어리가 되기 위한 상품 원료로 전락시켰다. 밀식 사육되는 짐승들은 극도의 스트레스에 시달리고 있기 때문에 곁에 있는 동물을 공격한다. 이로 인해 상품이 손상되는 것을 방지하려고 닭의 부리, 돼지의 꼬리, 소의 뿔이 제거된다. 소와 돼지 수컷들은 냄새 없고 연한 고기가 되기 위해, 또한 발정기 때 관리하기가 어렵다는 이유로 일찌감치 거세를 당한다. 짧은 시간에 속성으로 살을 찌우기 위해 먹이는 성장촉진용 사료들은 동물이 제 몸무게를 지탱할 수 없어 비틀거릴 정도로 비정상적인 몸집으로 살찌게 한다. 그리고 숨 쉬기 어려울 만큼 빽빽하게 가둬둔 우리 안에서 필연적으로 찾아오는 질병을 막기 위해 수시로 항생제를 맞아야 한다. 그런 비참한 상황에서는 어쩌면 빨리 도축하는 것이 차라리 짐승들에게 자비를 베푸는 일인지도 모르겠다. 짐승을 잡을 때도 고통을 줄여주는 것보다 비용과 시간을 단축시키기 위한 방법이 사용될 뿐이었다. 《자연을 닮은 식사》는 이렇게 현대 축산업이 어떻게 생명을 가진 동물들의 존엄성을 유린하고 있는지 생생하게 알려주었다. 누구나 그런 책을 읽는다면 당장 고기를 집어드는 젓가락질이 께름칙하지 않을 수 없을 것이다.

더욱 눈여겨볼 일은 그 동물들을 키우는 데 엄청난 곡물이 소모된다는 점이다. 고기 소비를 줄이고 사료로 쓰이는 옥수수 같은 곡물을 골고루 나눠 먹을 수만 있다면 지구상에 굶주려 죽는 이들은 없을 것이라 생각하면, 고기를 먹는 일에 대한 고민이 더욱 깊어진다. 《자연을 닮은 식사》는 이렇게 묻는다. "전 세계 곡물의 약 38퍼센트가 가축 사료로 쓰인다. 쇠고기 450그램을 생산하는 데 약 2킬로그램의 곡물이 필요하다. 이렇듯 빈민들을 먹여 살릴 수 있는 곡식이 가축들의 먹이로 사용되는 현실을 어떻게 설명해야 할까?"

고기로 먹히기 위해 사육되는 동물들의 복지나 사육환경은 고기를 먹는 사람들을 위해서도 개선되는 게 옳다는 생각이 든다. 그러나 단지 사람들의 입맛을 위해 굶주려 죽어가는 이들을 살릴 수도 있는 식량이 남용된다는 점은 아프게 마음을 찔러왔다. 마블링 상태에 따라 고기등급을 나누고 높은 등급의 고기를 얻자면 옥수수를 많이 먹여야 하기 때문이다.

잡식동물인 인간이 고기를 탐하는 것도 분명 생존의 본능에 따른 것일 터다. 그렇지만 미각을 충족시키기 위해 풀을 먹던 소에게 사람이 먹어야 할 곡물을 먹이고, 역시 입맛 때문에 소를 거세하고 20년 가까이 살아야 할 소를 20개월 전에 도축하는 과정을 알아갈수록 마음이 불편해졌다. 어마어마한 축산 폐기물들 때문에 강과 바다가 오염되는 일이나 고기를 위해 지구의 허파인 열대우림이 불타 사막 같은 목초지로 바뀌고 있는 일은 또 어떠한가. 실제로 1996년 국제농업연구자문집단이 보고한 내용에 따르면 소를 기르기 위해 나무를 자르고 불을 질러 사라지는 열대우림이 1분에 72에이커라고 한다. 72에이커는 대략 8만 8,142평이다. 우리들의 탐욕이 미래 세대의 생존을 위협하고 있는 것이다. 고기를 많이 먹을수록 가난한 나라 사람들은 점점 더 많이 굶게 되고 지구환경은 더 빠르게 파괴된다는 것을 자각하는 순간, 채식이야말로 평화로운 삶, '비폭력 식탁'을 향한 결단이라는 생각이 굳어졌다.

그래서 나는 가족들 앞에서 결연하게 채식 선언을 했다. 그런데 당시에도 우리 집은 그다지 고기를 많이 먹는 편이 아니었다.

"엄만, 우리 집은 만날 풀밭인데 무슨!"

아이들마저 우습다는 반응이었다. 사실 자장면도 배달이 안 되는 시골에 사느라 도시 사람들처럼 시도 때도 없이 치킨을 시켜 먹을 수도 없었다. 하지만 우리 집에는 전원생활의 로망이자 필수품처럼 여겨지던 숯불 그릴이 있었다. 집에 놀러오는 사람들은 늘

살림의 밥상

질 좋은 참나무 숯으로 그을린 숯불구이를 원했다. 아예 서울에서
부터 고기는 물론 쌈채소까지 바리바리 싸들고 찾아오는 이들도 많
았다. 특히 아파트에 사는 아이들은 마당이 있는 시골에서 숯불구
이를 해먹을 수 있다는 이유 때문에 우리 집을 좋아하는 것처럼 보
이기도 했다. 그래서 만일 손님상에 고기를 준비하지 않으면 대접
이 소홀한 것처럼 여겨지기까지 했다. 주말마다 집으로 손님들이
찾아왔고 고기를 굽는 일도 잦았다. 하지만 내가 고기를 끊고 나니
손님들에게는 미안한 얘기지만 접대를 위해 고기 굽는 일이 시큰둥
해질 수밖에 없었다.

실제로 고기를 먹는 사람들 틈에서 채식을 하는 일은 쉽지 않
았다. 나는 고기 먹는 사람들의 도덕성을 비난할 생각은 없다. 식성
도 개인의 취향이고 자신의 가치관으로 타인의 취향을 섣불리 공격
해서도 안 된다고 생각한다. 그러나 고기를 안 먹겠다는 나에게 보
인 사람들의 반응은 예상외로 격했다. 마치 나의 행동이 내가 고기
를 먹는 자신들을 비난하는 것이라고 느껴지는 모양인지 유별나다,
까다롭다며 못마땅하게 여겼다. 아무리 티를 내지 않으려고 노력해
도 상 위에 올라온 고기에 젓가락을 대지 않으면 음식을 차린 사람
들이 무시당한 것처럼 불쾌하게 여기기도 했다. 결국 고기를 먹지
않으면서 남과 함께 식사하는 일은 메뉴를 고르는 일부터 상대를
피곤하게 했다. 더구나 당시에는 잡지사에 일하면서 사람을 만나
밥을 함께 먹을 일도 많았는데, 이 때문에도 지장이 많았다. 결국
반 년 동안 혼자 진행하던 채식을 시나브로 접을 수밖에 없었다. 나
는 '남이 주는 음식은 고기든 뭐든 가리지 않고 감사히 먹는다, 대

신 내 손으로 요리하는 경우 가급적 고기를 줄인다'는 식으로 육식에 대한 입장을 수정했다.

그런데 한살림 조합원이 된 이후로 동물복지를 고려하고 비교적 안전한 고기를 선택할 수 있게 되면서 죄책감이 조금은 줄어든 것 같다. 그리고 도시로 돌아와 산 지 2년이 흘렀다. 숯불구이를 즐길 마당이 없는데도 우리 가족의 고기 소비는 전에 비해 조금 늘었다. 일주일에 한 번씩 주문하는 생협 물품 가운데 고기나 육가공품이 한 가지씩은 포함돼 있는 경우가 많다. 그러던 중 2008년, 온 나라를 떠들썩하게 한 미국산 소고기 수입 파동을 겪었다. 부모들보다 중학생이던 어린 딸들이 먼저 흥분해 촛불광장으로 달려 나가곤 했다. 광장에는 유모차를 끌고 나온 젊은 엄마들이 많이 눈에 띄었다. 나는 우리 딸들이 젖먹이일 때 아이의 밥상을 위협하는 것들에 대해 저렇게 당당하게 저항해본 적이 있던가 생각하니 부끄러웠다. 고기를 먹는 일에 대해 깊이 고민하게 만드는 세상이 찾아온 것만은 분명했다.

우리가 먹는 소는
무엇을 먹고
고기가 될까

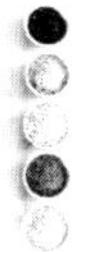

우리는 단지 소고기를 먹을 뿐 우리가 먹는 소가 무엇을 먹는 지에 대해서는 관심이 없다. 소니까 당연히 풀을 뜯어먹고 사람이 만들어주는 여물과 쇠죽을 먹을 것이라 막연히 생각해왔다. 그러나 산업 논리에 따라 대규모 축산업계가 사육하는 소들은 달랐다. 공장과 다름없는 축사에서 공장에서 만든 사료를 먹고 자란다는 것도 뒤늦게 자각했다. 미국산 소고기 수입에 따른 광우병 논란은, 우리로 하여금 소 사육과 사료에 대해 전문가들이나 알면 족했을 정보들을 꿰뚫게 해주었다. 외국에서 소에게 도축된 소의 부산물로 만든 사료를 먹였다는 사실을 알고서야, '아, 소는 위가 네 개인 반추 동물이라고 배웠지' 싶었다. 소가 초식동물이란 사실도 새삼 되씹어졌다. 나이 들어 이런 상식들을 다시 공부하게 될 줄이야.

　풀을 먹는 초식동물들이 반추위를 가지고 태어난 것은 육식동물의 위협으로부터 스스로를 방어하기 위한 수단이라는 이야기가 있다. 일단 재빨리 풀을 뜯어먹은 다음, 포식자가 없는 안전한 장소에 가서 다시 천천히 되새김질을 해 소화시키려는 생존전략 말이다. 이제 가축이 된 소가 포식자에게 쫓겨 달아날 일은 없다. 하지만 여전히 소의 뱃속에는 위가 네 개 있다. 풀을 되새김질해 소화시키는 반추동물의 특성까지 변한 것은 아닐 테니 말이다. 그래서 여전히 소는 풀을 먹어야 하고, 위가 하나뿐이어서 직접 거친 풀을 소화할 수 없는 사람은 풀을 먹고 자란 소고기를 먹는 것이다. 인간과 소의 공존은 소가 풀을 뜯어먹을 수 없는 겨울 동안 마른 풀로 여물을 대주고 쇠죽을 끓여주면서 가능해진 것 아닐까. 사람이 짐승을 잡아먹는 것도 푸성귀를 구하기 힘든 겨울 식량으로써 의미가 있었다고 한다.

　그러나 산업화된 미국식 축산은 소가 느긋하게 풀을 뜯어먹게 할 수가 없다. 소를 빨리 소고기로 만드는 것만이 관심사일 테니 말이다. 마이클 폴란의 《잡식동물의 딜레마》에 따르면 '할아버지 세대에서 도축 전까지 4년~5년을 살던 소들이 이제는 겨우 14개월~16개월 만에 도축' 되는 것이 미국의 소고기 시장이다. 미국 송아지들을 단시간에 살찌우는 것은 엄청난 양의 옥수수와 단백질과 지방 보충물 그리고 약물이다. 1997년 미 식약청에 의해 법으로 금지되기 전까지, 소고기 부산물과 소뼈로 만든 사료로 소의 단백질을 보충시키다가 광우병이 발생했다는 것을 우리는 똑똑히 알고 있다.

그러나 닭과 돼지에게는 여전히 소의 부산물로 만든 사료를 먹일 수 있다. 놀라운 것은 반추동물이 아닌 닭고기, 돼지고기, 물고기 등의 단백질은 여전히 소의 사료로 쓸 수 있다는 사실_{소의 피와 지방도 마찬가지}이다. 이것은 조삼모사보다 못한 눈속임이랄 수밖에. 그러니 언제고 소의 부산물로 만든 사료를 먹은 돼지와 닭에게서 듣도 보도 못한 새로운 질병이 생겨나지 않는다고 누가 장담할 수 있을까.

촛불은 꺼졌고, 우리 정부는 미국산 소고기 수입에 대한 추가 협상을 통해 '미국 농무부가 마련한 품질체계평가QSA 프로그램을 통해 현지 수출 작업장에서 광우병 위험물질을 제거한 것으로 확인된 30개월 미만 소고기만 한국에 수출한다'는 데 합의했다. 그렇게 미국산 소고기는 다시 우리 밥상 위로 흘러들어왔다. 그리고 2010년, 우리는 일본을 제치고 세계 1위의 미국산 소고기 수입국이 되었다. 일본과 대만에서는 수입금지 품목인 분쇄육과 내장도 받고, 머리뼈와 뇌, 눈 부위도 30개월 미만은 그대로 수입하고 있다. 살코기도 일본은 20개월 미만만 수입한다. 우리나라는 어느 틈엔가 세계에서 가장 너그러운 기준으로 미국산 소고기를 수입하는 국가가 되었다. 정부는 결코 우리 밥상의 안전을 끝까지 책임져 주지 않는다는 것을 깨달았다. 이제는 살림하는 이가 스스로 가족의 안전을 챙길 수밖에 없다. 내가 먹는 고기가 어디서 무엇을 먹고 어떻게 자란 것인지를 직접 따져보면서 말이다.

그런데 소가 더 이상 자신의 동족으로 만든 육골분 사료를 먹지 않는다고 해도 안심할 수 있을까. 마이클 폴란은 현대사회의 산업적 음식사슬의 핵심에 옥수수가 있다고 보고, 옥수수로 먹고 사는 현대인, 특히 미국인들의 식생활을 파헤치고 있다. 그는 육식의 문제 역시 옥수수로부터 자유롭지 않다고 설명한다. 미국의 집중 가축사육시설CAFO : concentrated animal feeding operation 에서 사육되는 소들은 옥수수로 살을 찌운다. 미국은 정부가 정책적으로 옥수수의 과잉생산을 유도해 옥수수가 넘쳐나는 나라이기 때문이다. 그 옥수수의 60퍼센트 가까이가 사료로 쓰인다. 그런데 풀을 먹도록 설계된 소의 위는 옥수수를 계속 먹으면 소화장애를 일으켜 쉽게 병이 든다. 대규모 사육장의 소들이 항생제 같은 약품을 달고 살 수밖에 없는 허약한 몸이 되는 것도 이 때문이라고 한다. 하지만 옥수수를 먹인 소는 빨리 몸무게를 늘릴 수 있고 사람들이 좋아하는 마블링도 선명해지기 때문에, 축산업계는 절대 옥수수를 포기하지 않는다.

하지만 옥수수로 만들어진 소고기는 명백히 우리 몸에 좋지 않다. 풀을 먹고 자란 소보다 포화지방이 더 많고 오메가-3 지방산이 더 적기 때문이다. 소고기 섭취와 관련된 많은 건강 문제들이 사실은 옥수수를 먹고 자란 소의 문제임을 점점 더 많은 연구들이 보여주고 있다. 야생동물의 고기를 먹는 사람들은 우리처럼 심장질환 발병률이 높지 않다. 반추동물이 옥수수를 먹도록 잘못 길들여진 것과 비슷하게, 인간은 옥수수를 먹는 반추동물을 먹도록 잘못 길들여졌다.

《잡식동물의 딜레마》, 마이클 폴란

마이클 폴란은 잡식동물인 인간이 옥수수로 만들어진 거대한

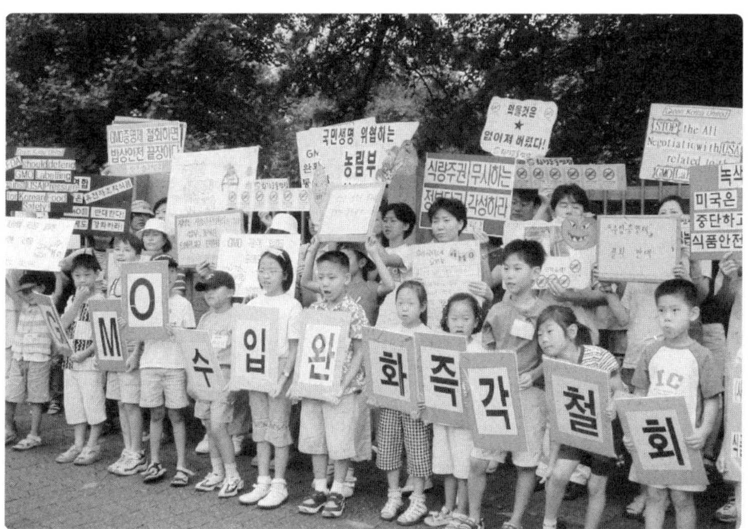

정부는 우리 밥상을 온전히 지켜주지 않는다. 이제는 살림하는 이가 스스로 가족의 안전을 챙길 수밖에 없다.

음식사슬에 꼼짝없이 갇혔다는 사실을 자세히 설명했다. 코카콜라에서 치킨너겟까지, 그리고 전분과 올리고당으로 만든 거의 모든 식료품이 옥수수로 만들어지고 있었다. 더구나 미국은 유전자조작 옥수수의 나라다. 2009년 '걱정하는 과학자 모임 UCS'의 발표보고서에 따르면 현재 미국에서 재배되는 대두의 90퍼센트, 옥수수의 63퍼센트가 GMO라고 한다. 결국 다양한 먹을거리로부터 골고루 영양분을 섭취하던 잡식동물은 지난날에 비해 배는 부르지만 오히려 건강하지 못한 식탁을 갖게 되었다. 현대인은 자신도 모르게 옥수수 편식 인간이 된 셈이다. 값싸게 길러진 수입 소고기를 많이 먹을수록 수입 옥수수 사료를 먹고 자라는 대부분의 국내산 닭고기와 돼지고기 역시, 또 식품첨가물이 듬뿍 든 가공식품을 많이 먹을수록 옥수수에 대한 의존

육식, 덜 먹고 함께 사는 길: 소, 돼지, 닭 이야기

도는 더욱 커진다. 그런데 중요한 것은 이 옥수수가 소뿐만 아니라 지구 전체에도 몹쓸 짓을 하고 있다는 사실이다.

　　농부들은 옥수수를 재배하면서 파산하고, 수많은 다른 생물종은 옥수수에게 밀려나거나 내쫓겼다. 인간은 가능한 신속하게 옥수수를 먹고 마시고 있다. 또한 그 중 일부는 연료로 옥수수를 마시는 자동차를 타고 있다. 호모 사피엔스가 지배하는 세계에서 번영을 누리는 방법을 깨달은 모든 생물종 가운데서 옥수수만큼 더 많은 땅과 인간의 몸을 식민화하는 데 탁월한 성공을 거둔 생물종은 없다. 옥수수는 자신을 길들인 인간을 길들였다.

《잡식동물의 딜레마》, 마이클 폴란

　도대체 누가 왜, 소에게 풀 대신 옥수수를 먹일 생각을 했을까. 옥수수를 처음 소에게 먹인 것은 1830년대 초 오하이오 주의 농부들이다. 과잉생산된 옥수수를 도살장으로 가기 직전의 소들에게 먹이면서부터 살을 찌워, 돼지처럼 기름진 소고기가 만들어지기 시작한 것이다. 이는 당시 미국의 목축업을 장악하고 있던 영국 소비자들의 식성에 맞춘 것이다. 지방이 촘촘히 박힌 소고기를 좋아하는 영국인들의 입맛 때문에 소들의 식성이 억지로 바뀌었다.

　영국은 광우병의 '원조' 국가다. 영국에서 버려지던 양의 내장과 뼈를 소의 단백질 사료로 쓰면서 양에게 있던 질병이 소에게 옮겨와, 뇌에 구멍이 숭숭 뚫려 미쳐버리게 만든 것이 광우병이다. 1995년 인간광우병으로 불리는 '변종크로이츠펠트야코브병' 환자가 처음 발견된 것도 영국이고, 현재까지 보고된 전 세계 광우병 환자 대부분이 영국인이었듯 광우병의 원죄로부터 자유로울 수 없다. 그들은 소고기를 배불리 먹기 위해 식민지를 개척했다고 해도 과언이 아닐 정도로 소고기를 탐닉한 사람들이다. 대영제국이 우아하고 품격 있는 신사의 나라가 될 수 있었던 것은 전 세계 식민지의 피와 눈물이 있었기 때문이 아닌가. 영국인들은 산업혁명 이후 노동자들에게 먹일 값싼 소고기가 필요했다. 전에는 귀족들이나 겨우 먹을 수 있던 소고기를 온 국민이 배불리 먹기 위해서는 식민지의 광활한 목초지가 필요했다. 그래서 먼저 스코틀랜드와 아일랜드의 울창한 숲이 베어져 영국인들을 위한 식민지 목장이 되었다. 그것만으로는 모자라 신대륙으로 건너가 소 떼를 풀어놓기 시작했다.

> 스코틀랜드의 자연 생태계를 순식간에 궤멸시켜버리고 18,19세기 유럽인들의 입맛을 매료시킨 쇠고기스테이크는 신대륙으로 넘어가 서부의 생태계를 다시 한 번 회복 불가능한 상태로 만들어버린다. 이 과정에서 버팔로라는 이름의 물소들이 먼저 대학살을 당하고, 이들을 먹이로 2,000년 이상 북미의 주인 노릇을 하던 인디언들이 그야말로 한줌의 노예 민족으로 전락하게 되는 과정은, '강인한 노동'을 필요로 했던 초기 자본주의 사회가 어떠한 방식으로 생태계를 수탈했는지를 잘 보여준다.
>
> 《도마 위에 오른 밥상》, 우석훈

영국인의 입맛 때문에 버팔로와 인디언들이 죽어갔다니, 끔찍

육식, 덜 먹고 함께 사는 길: 소, 돼지, 닭 이야기

한 일이다. 두 차례의 세계대전을 겪고 대영제국의 시대가 저물고 미국이 세계의 패권을 잡으면서 소고기 제국의 판세도 역전되었다. 영국에 소고기를 바치던 미국인들은 이제 세계에서 소고기를 가장 많이 소비하는 사람들이 되었다. 뿐만 아니라 곡물을 가축의 사료로 만들어버림으로써, 식량을 틀어쥐고 세계를 지배하는 방법을 알아버리게 되었다. 그것은 지구의 재앙을 몰고 왔다. 이제 미국의 소들은 미국인이 먹는 곡식보다 두 배 이상 많은 양을 먹어치우고 있다. 만일 전 세계에서 생산되는 곡물을 가축 대신 사람이 직접 먹는다면 10억 이상의 사람들이 배불리 먹을 수 있다고 한다. 제레미 리프킨은《육식의 종말》에서 인류가 뜻을 모아 지금처럼 산업화된 축산으로 생산된 육식에 종지부를 찍지 않는다면 지구에는 미래가 없다고까지 걱정했다.

　공자는 '배우고 때로 익히면 기쁘지 아니한가' 했는데 나는 먹을거리에 대해, 특히 고기에 대해 배우고 알아갈수록 분노만 커졌다. 그래서 고기가 풍족한 세상이 되기까지 인류 역사에 어떤 일들이 벌어졌는지를 이해하는 일은 괴로웠다. 새로운 책을 읽을 때마다 세상에 안심하고 먹을 수 있는 것들의 가짓수가 점점 줄어드는 기분이었다. 차라리 모르는 게 약이었던 것일까.

행복은 성적순이 아니듯
좋은 고기도
등급 순이 아니다

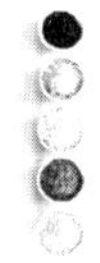

　　광우병 사태와 미국산 소고기 수입 재개 이후 한우의 인기가
더욱 높아졌다. 2008년 7월 축산물 원산지표시제를 전면 실시한
뒤로 국내산 축산물시장의 매출도 늘었다. 수입 소고기의 안전성에
대한 소비자들의 불안이 가시지 않은 탓이라고 생각한다. 나 역시
내 손으로는 수입 소고기를 사지 않는다. 외식을 할 때도 미국산은
피한다. 실제로 미국산이라고 떳떳하게 써 붙인 식당을 찾아보기
힘든 것도 나와 같은 생각을 가진 이들이 많기 때문은 아닐까. 그러
나 외식업체에서 먹는 고기들은 종종 미국산이 호주산으로, 수입산
이 국내산으로, 육우가 한우로 둔갑하기 때문에 솔직히 믿고 먹기
어렵다. 그래서 광우병 사태 이후에는 아예 생협에서 나오는 고기

육식, 덜 먹고 함께 사는 길: 소, 돼지, 닭 이야기

외에는 사지도, 먹지도 않으려고 노력한다. 아이들은 시키지 않아
도 한동안 학교급식에 나오는 고기반찬에 손도 대지 않았다. 물론
학교급식에서는 호주산 소고기를 쓴다고 한다. 나는 어찌되었든 고
기는 덜 먹을수록 좋다는 생각 때문에, 주는 대로 골고루 먹으라는
틀에 박힌 잔소리를 하지 않았다. 요즘은 살고 싶으면 '목숨 걸고
편식하라'는 세상 아닌가.

그런데 축산업계에서는 한우의 소비가 느는 것에 대해 소고기
수입자유화 이후 가격경쟁력에서 뒤처지는 국내 축산농가가 살아
남기 위해 안간힘을 쓴 결과라고 해석한다. 틀린 말은 아닐 것이다.
각 지자체마다 고유한 한우브랜드를 내걸면서 차별화 전략을 펼치
고 있으니 말이다. 모차르트 음악을 들으며 자라는 소부터 한약재
와 청보리, 쑥, 해조류 등 특별한 사료를 먹여 키우는 다양한 명품
한우까지 등장했다. 무엇보다 외국처럼 마블링을 중심으로 육질 등
급이 매겨지면서 소고기의 가격은 다양해졌다.

우리 소고기 시장은 세계화되었다. 1988년 수입이 허용된 이
래 현재 소고기 시장의 60퍼센트가 수입산이다. 지난 2008년 7월
부터 2009년 6월까지의 통계를 보면 수입 소고기는 호주산이 50.9
퍼센트, 미국산 35.2퍼센트, 뉴질랜드산 12.9퍼센트, 멕시코산이
1퍼센트를 차지하고 있다. 돼지고기의 경우는 훨씬 다양해서 미
국, 캐나다, 칠레, 프랑스, 오스트리아, 벨기에, 네덜란드, 헝가리,
폴란드, 덴마크에서 들여오고 있다. 그만큼 우리 식성도 다양해졌
을 것이다. 그리고 어떤 소고기를 먹느냐에 따라 그 사람에 대한
정보를 읽을 수 있는 시대가 되었다. 수입산이냐 국내산이냐, 호주

살림의 밥상

산이냐 미국산이냐, 국산 소고기를 고를 경우에는 한우냐 육우냐, 한우는 어느 브랜드의 몇 등급 고기를 고르느냐. 또 무엇을 먹고, 어떻게 자란 소의 고기인지까지 꼼꼼하게 따져봐야 하는 시대를 살고 있는 것이다.

그러면 한우는 무조건 수입산보다 안전하고 맛있는 고기일까. 우리나라는 축산물에 대해 무항생제축산물과 유기축산물에 대해 우수축산물 인증제도를 시행하고 있다. 또 1996년 제정된 식품위해요소중점관리기준에 의한 HACCP Hazard Analysis Critical Control Point, 위해요소중점관리기준 인증은 가축의 사료부터 사육단계까지 축산물의 원료관리, 가공, 포장 및 유통에 이르는 전 과정의 안전성을 보장하고 있다. 나는 일전에 HACCP 인증을 받은 충북 괴산의 두레식품을 견학한 일이 있다. 두레식품은 한살림축산생산자모임에서 생산한 소와 돼지고기들을 부위별로 가공, 포장하고 햄과 소시지, 사골곰국 등의 육가공품을 생산하는 곳이다. 가공시설 내부를 둘러보려면 머리끝부터 발끝까지 감싸는 위생복으로 갈아입고도 두 차례나 소독 절차를 걸쳐야 하는 등 위생관리가 철저했다. 이렇게 생산된 소고기는 이력추적제를 통해 소비자가 직접 원산지, 사육자, 소의 종류, 등급 등을 확인할 수도 있다.

최근에는 한발 더 나아가 영국의 프리덤푸드freedom food[1]처럼 동물복지 인증마크를 내건 대기업의 축산물도 나왔다. 그런데 생협에서 취급하는 대부분의 축산물들은 애초부터 가축도 인간과 똑같은 생명체로서 존엄성을 존중받아야 한다는 원칙에서 출발했다. 또 전통 한우는 굳이 동물복지라는 말을 쓰지 않아도 될 만큼 농가에서 한 식구와 다름없이 대접받으며 살아왔다. 그러나 이제는 우리도 법과 제도로 동물의 복지를 보장해야 할 만큼 산업형 축산의 규모가 커졌다. 대규모 축산분뇨 문제로 인한 수질과 토양오염, 악취 등의 민원으로 농촌에서 축사는 혐오시설로 여겨진 지 오래다. 외국처럼 대규모 밀집사육으로 효율성과 경제성만을 따진 생산체재를 선호하게 되면서 동물들의 집단 발병과 갖은 환경파괴 위험에 직면한 것이다. 구제역이나 조류독감이 발생할 때마다 살처분되는 동물들을 생각해보라. 병에 걸린 가축을 죽이는 것에서 끝나지 않고 사체를 묻은 땅의 지하수와 토양오염으로까지 재앙이 이어지고 있다.

우리나라에 동물보호법이 처음 제정된 것은 1991년이지만, 축산업 대상인 농장동물의 복지에 대한 법은 지난 2008년에야 개정안이 마련되었다. 이제는 사육환경과 사료, 관리, 도살 방법에 이르기까지 생명의 존엄성과 가치를 존중하도록 법으로 규정해놓고 있다.

우리는 유기농업의 가치를 깨닫기 전까지 오랜 세월 우리 몸으로 생체실험을 해온 셈이다. 화학농업 때문에 암과 아토피성피부염 같은 질병이 늘었고, 땅과 물이 오염되어 그 속에 사는 수많은 생물종이 위협을 받은 만큼 몸도 병들었다. 이제야 동물복지의 중요성을 깨닫고 친환경축산에 눈을 돌리게 된 것 역시 광우병과 조류독감, 구제역 같은 질병으로 집단 폐사하는 가축들이 인간의 안전을 위협하고 난 뒤에 가능해진 일이다. 여기서 짚고 넘어가야 할 것은 결코 선진국 사람들이 도덕적이고 아량이 넓어서 동물복지를 먼저 들고 나온 것이 아니라는 점이다. 영국에서 프리덤푸드 인증제를 마련하게 된 것도 '원조 광우병국가'로서 심각한 위기를 겪은 뒤의 일이다.

나는 고기를 끊었다가 다시 먹기 시작하면서, 생협에서 공급받는 축산물들로부터 많은 위안을 얻었다. 적어도 고기를 먹는 일에 대한 양심의 가책을 덜 느끼게 해주었기 때문이다. 법으로 농장동물의 복지를 규정하기 전부터 이들은 생명을 존중하는 축산물 취급원칙을 지켜오고 있었다. 그렇다고 그것을 면죄부 삼아 고기를 더 많이 먹어서는 안 되겠다는 생각을 하고 있다.

생협에서 공급하는 소고기, 돼지고기, 닭고기는 대부분 냉동육이다. 고기 등급도 대개 2, 3등급이다. 무항생제축산물과 유기축산물 인증을 받은 안전한 고기이지만 육질을 기준으로 한 등급에서는 열등한 성적표를 받고 있는 셈이다. 냉장육으로 팔리는 1^{++} 등급의 브랜드 명품 한우들과 비교하면 당연히 가격도 싸다.

그런데 나는 궁금하다. 그 비싼 명품 한우들은 정말 맛이 다를까. 내가 육질의 미묘한 차이를 느낄 만큼 미식가도 아니고 고기 먹는 일 자체를 불편해하는 사람이니 함부로 말할 자격은 없다. 하지만 우리가 느끼는 맛이란 분명 혀끝에서 일어나는 화학적 반응만이 아니라는 것은 자신 있게 말할 수 있다. 최종적으로 맛을 느끼는 것은 분명 뇌의 작용이고, 인간의 뇌는 주어진 상황과 환경, 생각과 감정, 기호에 따라 달리 반응하는 아주 민감한 기관이다. 그래서 맛이란 똑같은 음식이라도 매번 다르게 반응할 수 있는 의식적인 활동인 것이다.

역사적으로 사람들은 생물학적 필요성 이외에도 다른 많은 이유로 식사를 해왔다는 점을 잊지 말아야 한다. 음식은 또한 즐거움에 관한 것이고, 공동체에 관한 것이고, 가족과 영성에 관한 것이고, 우리와 자연세계의 관계에 관한 것이고, 우리의 정체성 표현에 관한 것이다.

《행복한 밥상》, 마이클 폴란

나는 '잡식동물의 권리찾기'라는 주제를 이야기하는 《행복한 밥상》을 읽다가 이 대목에서 무릎을 쳤다. '즐거움, 공동체, 가족과 영성, 자연과의 관계, 정체성의 표현' 등을 생각하면서 음식을 먹는다면 우리가 느끼는 맛에 대한 생각도 분명 달라질 것이다. 이것이 바로 내가 생협의 3등급 냉동육이 어떤 최상등급의 명품 한우보다 맛있다고 느끼는 이유였다.

우리는 실제로 등급에 따라 맛의 차이를 느낀다기보다 검사기관이 내민 성적표에 비싼 대가를 치르면서 길들여진 것 아닐까. 내가 지불한 비싼 대가에 대해 그렇게 믿어야 억울하지 않을 테니까. 그런데 과연 검사기관에서 등급을 매긴 성적표만으로 그 고기가 행복하게 잘 자란 소의 것이라고 확신할 수 있을까. 우리나라의 축산물등급판정소는 소고기 등급을 육질을 기준으로 1^{++}, 1^{+}, 1등급, 2등급, 3등급으로 나누고, 고기의 양을 따져 A, B, C, 등외인 D로 나눈다. 이때 소비자가 고기를 고르는 기준이 되는 것은 육질 등급인데, 근내지방도라는 마블링과 고기색, 조직감, 성숙도에 따라 평가한다. 한우의 경쟁력을 키우다 보니 마블링에 기초한 국제 육질 등급을 따르게 된 것이다. 한우에 '꽃등심'이라는 부위가 등장하면서 생고기를 직접 구워 먹는 스테이크 위주의 서양식 육식 문화가 빠르게 퍼져 나간 것도 같은 맥락이다.

그런데 소고기 등급제도는 1927년 미국 농무부가 지방 함유량에 따라 소고기 등급을 매기면서 시작되었다고 한다. 결국 지방이 많은 소고기를 좋아하는 영국인의 입맛에 맞추어서, 미국에서 판매되는 소고기의 가치를 매기는 기준이 되도록 한 것이다. 그리고 미국 정부는 앞장서서 젖을 뗀 송아지에게 풀 대신 옥수수를 먹이도록 하기 위해 축산업계에 보조금을 지원했다. 풀보다 옥수수를 먹고 자란 소고기에 유리하도록 마블링에 기초한 등급제도는 옥수수를 지배한 곡물회사에게도 날개를 달아주었다. 이제 미국의 옥수수는 사료로 전 세계로 팔려 나갈 지원군을 얻은 것이다. 우리나라 소들이 허울 좋은 국제경쟁력에 발맞추기 위해 수입 옥수수 사료를

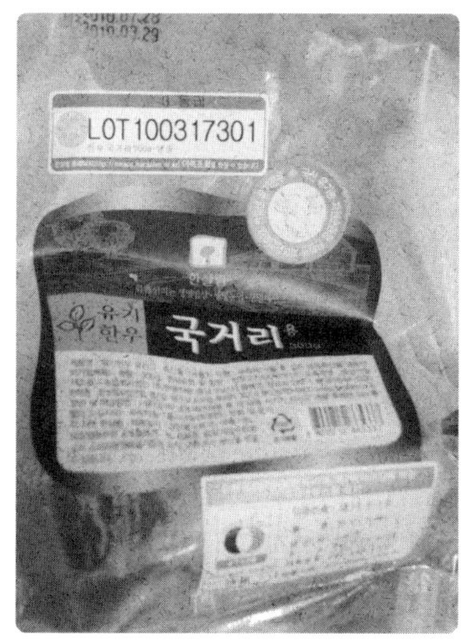

거세나 제각, 마블링 등으로 육질 등급을 높이는 일보다 생명의 존엄성과 가치를 높이기 위한 '생명 중심 등급'을 소중하게 생각한 고기를 먹는 것은 그나마 덜 미안한 일이다.

육식, 덜 먹고 함께 사는 길: 소, 돼지, 닭 이야기

먹게 된 것도 결국 마블링 때문이다.

박범신의 시 '제삿날'에 나오는 어머니는 생전에 제사상에 "숟가락 꽂아도 자빠지지 않게 / 고깃국 한 그릇만 아귀 맞춰 놔다오"라고 했다. 그의 어머니뿐 아니라 우리의 어머니와 할머니들은 고기에 한이 맺혔던 세대다. 그런데 자식 세대는 붉은 살코기에 촘촘히 박힌 지방덩어리를 '꽃'이라 칭송하며 육질을 따져 먹을 만큼 풍족하게 되었다. 시에 등장하는 가족들도 제사상에 올린 맛없는 고깃국은 손도 대지 않는다고 했다.

그런데 우리 입맛은 충분히 고급스러워졌을지 모르지만 소와 인간 사이의 관계는 훨씬 저급해졌다. 만일 소가 아닌 우리 몸 안에 마블링이 생긴다고 생각해보자. 당신 뱃살에, 등짝에 지방층이 켜켜이 곱게 쌓여 있다면? 당장 동맥경화와 고혈압, 심장병부터 걱정해야 할 것이다. 소들의 마블링도 다르지 않다. 그러므로 사람의 입맛이 아닌 소를 기준으로 등급을 바라보면 행복은 결코 등급 순이 아니라는 것을 알게 된다.

우리 입 안에 살살 녹는 고기가 되기 위해서는 소들에게 과연 어떤 일이 일어나야 하는 것일까. 대개의 경우 수송아지들은 5개월~6개월경에 거세를 한다. 수소보다 암소가 고기가 연하기 때문이다. 그러나 한살림에서는 생명존중 차원에서 소에게 거세를 하지 않는 것이 원칙이다. 거세뿐 아니라 뿔도 자르지 않는다. 또 마블링의 양을 인위적으로 늘리기 위해 소의 움직임을 제한하거나, 일부러 철분이 결핍되도록 만들고 지방 위주의 곡물사료를 공급하는 등의 '후기사육' 과정도 거치지 않는다. 그래서 지방보다 근육

양이 많은 고기가 생산되는 것이다. 때문에 거세하지 않은 한우는 높은 등급을 받지 못한다. 생협에서는 이를 '육질 등급'을 높이기보다 생명의 존엄성과 가치를 높이기 위한 '생명 중심 등급'을 소중히 하는 이유라고 설명한다. 날로 까다로워지는 소비자의 입맛에 따라 이윤을 맞추기 위한 상품으로 고기를 생산하기보다 소가 간직한 모습 그대로 자연스럽고 편안하게 자라는 것을 중요하게 생각하는 것이다.

육식, 덜 먹고 함께 사는 길: 소, 돼지, 닭 이야기

영국의 동물보호협회RSPCA에서 제정한 식품인증제도. 고기, 계란, 우유 등 동물성단백질을 공급하는 가축이 자란 환경을 사전 검증해서, 이를 통과한 식품에 '프리덤푸드 인증마크'를 붙여준다. 이 인증을 받으려면 동물들에게 최소한의 안락한 생존환경을 보장하기 위한 다섯 가지 자유가 주어져야 한다. 이 다섯 가지 자유는 다음과 같다.

- 공포와 스트레스로부터 자유로울 것Freedom from fear and distress
- 고통과 부상, 질병으로부터 자유로울 것Freedom frompain,injuryand-disease
- 배고픔과 갈증으로부터 자유로울 것Freedom from discomfort
- 생활의 불편으로부터 자유로울 것Freedom from express normal behaviour
- 정상적인 행동을 표현할 자유를 가질 것Freedom to express normal behaviour

생산자는 효율성을 극대화한 밀집사육 대신 넓고 쾌적한 환경을 마련하는 등 생산비 부담이 늘어나지만, 가축들이 쾌적한 공간에서 생활하면서 질병으로부터 강해져 질 높은 축산물을 얻을 수 있다. 따라서 프리덤푸드 인증마크를 단 축산물은 비싸지만 기꺼이 이에 대한 대가를 지불하는 소비자들이 늘고 있다.

농부,
소와 더불어 사는
꿈을 이루다

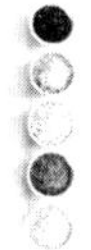

지난 2009년 추석을 앞두고 한살림에서 처음으로 유기축산 소고기 공급이 시작되었다. 기존에 공급되던 한우에 비해 유기축산으로 생산된 고기는 30퍼센트 정도 비쌌다. 이제껏 생협의 육류라면 무조건 믿고 먹었는데 다른 한우가 나왔다니 조금 의아했다. 그럼 전에 먹던 고기는 뭔가 부족했다는 것일까. 기존 소고기는 생협의 축산생산자모임에서 키운 한우로, '소 한 마리당 3평 이상의 공간을 확보하고 주변에 제초제를 뿌리지 않는 축사에서 거세하지 않고 키운다. 성장단계별로 유전자조작이 되지 않은 원료에 항생제, 성장촉진제를 섞지 않고 만든 흙살림의 사료 첨가물과 볏짚, 그리고 TMR Total Mixed Ration, 완전혼합사료 을 먹인다'고 했다. TMR은 생산자들

육식, 덜 먹고 함께 사는 길: 소, 돼지, 닭 이야기

이 직접 마련한 볏짚, 목초나 산야초, 콩깍지 등에 곡물과 미생물, 광물질 등을 소의 생리에 맞춰 섞어 만든 비빔밥 같은 것이다. 이때 쓰는 곡물은 유전자조작 검사를 마친 수입산이었다. 이 정도면 사료곡물 자급률이 2.7퍼센트2007년 기준 밖에 안 되는 국내 여건상 충분히 훌륭하다는 생각이 들었다. 그런데 유기한우는 대체 무엇이 다른 것일까. 해답을 찾기 위해 충남 아산에 있는 푸른들영농조합법인의 유기한우작목반 축산시설을 둘러본 것은 2010년 이른 봄이었다. 생협에 유기축산물이 공급되고 반 년 정도 지났을 때였다.

서울에서 KTX로 천안아산역까지 30여 분, 역에서 다시 자동차로 30여 분이면 도착하는 아산시 음봉면 동천리에 푸른들영농조합법인이 있었다. 친환경지원센터와 저온저장고와 물류센터, 미곡종합처리장, 유기농부산물 저장고 등을 갖춘 대규모 시설이었다. 처음 축사를 찾아간다고 나섰을 때 상상했던 소박한 목장의 이미지 때문에 푸른들의 규모에 놀라 어리둥절했다. 이곳은 축사가 있는 곳과는 떨어져 있는 아산 지역 유기농업과 축산의 사령탑이었다. 아산이라는 지역 역시 수도권으로 치면 경기도 광주쯤 돼 보이는 도농복합도시로, 들판의 논밭 사이로 초고층 아파트단지들이 치솟아 오르고 있는 모습이 놀랍기도 했다. 전국의 농사지을 수 있는 땅들이 부동산투기라는 괴물에 먹혀 점점 입지가 줄어들고 있다는 것을 아산에서도 한눈에 실감할 수 있었다. 그럼에도 이 지역에는 도시 괴물의 팽창에도 불구하고 굳건하게 자기 자리를 지키고 있는 농민들이 있었다. 그 중심에 우뚝 서 있는 푸른들영농조합법인 때문에 가능한 일이라고 했다.

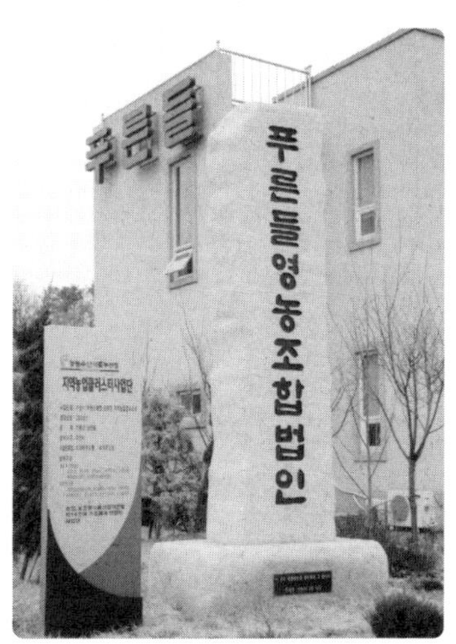

열 명의 농민들이 1,000만 원씩 투자해 만든 푸른들영
농조합법인은 불과 10여 년 만에 생산자 회원만 500
여 명에 이르는 규모로 성장하며 아산 지역 유기농업의
삼장부 역할을 하고 있다.

푸른들영농조합법인은 아산 지역에서 쌀과 토마토, 오이 등의
친환경농산물을 생산하는 한살림아산시생산자연합회 농부들이 힘
을 모아 지난 2000년에 세운 농산물 유통가공조직이다. 맨 처음 열
명의 농민들이 1,000만 원씩 출자해 만든 영농조합법인이 2010년
현재는 생산자 회원만 500여 명으로 늘어나고, 3개 면 18.2헥타르
에 불과하던 친환경농산물 생산지를 9개 면 540헥타르로 불어나게
했다. 2002년 소비자 조직인 한살림천안아산생활협동조합을 만든
것도 푸른들 농민들의 힘이었다. 이로써 아산은 친환경농산물의 생
산과 유통·소비조직이 한 곳에서 삼위일체의 완결된 구조를 갖춘
이상적인 지역이 되었다. 모두가 우리의 농업 현실에 비추어보면
기적과 같은 결실이다.

기적은 남다른 꿈으로부터 이루어졌다. 이들은 푸른들영농조
합법인을 만들 때부터 '자원순환형 친환경지역농업 만들기'라는

육식, 덜 먹고 함께 사는 길: 소, 돼지, 닭 이야기

꿈을 꾸었고, 유기축산은 그 원대한 구상 아래 차근차근 이루어낸 값진 결과물이었다. 유기농업을 위해서는 땅을 기름지게 할 질 좋은 퇴비가 필요한데, 지역 안에서 퇴비를 자급하려면 유기축산이 반드시 필요했기 때문이다.

현재 푸른들영농조합 안에는 한우작목반과 유기사료를 생산하는 푸른들축산, 유기축산물만을 따로 가공하는 (주)한들식품이 함께 힘을 모아 유기 한우를 생산하고 있었다. 지난 2008년 1월 아산시 송악면 수곡리에 한우 스무 마리를 처음 들여온 것을 발판으로 해서, 2010년 현재 아산 지역 열한 곳에 713마리가 유기축산 방식으로 자라고 있었다. 다섯 개 한우작목반에 직접 참여하는 농가만 쉰여덟 집이고, 사료로 쓰는 농산물을 생산하는 방식으로 300여 농가가 간접적으로 참여하고 있다고 했다.

한살림충남생산자연합회 백운장 사무국장의 안내로 먼저 푸른들농장의 축사를 방문했다. 들판 한가운데 새로 지은 현대식 축사는 비를 가리는 높은 지붕을 제외하고는 사위가 환하게 트여 있었다. 집으로 치면 환기와 채광이 좋은 쾌적한 느낌이었다. 내가 예전에 살던 경기도 광주의 곤지암은 도축장이 가까이 있어 동네에 축산농가가 많았다. 특히 아이들이 다니는 초등학교 바로 앞에도 젖소농장이 있었기 때문에 축사 바닥에 질척하게 쌓여 있는 축산분뇨 냄새에 익숙하다. 그래서 솔직히 축사는 가까이 가고 싶지 않은 곳이었다. 그런데 이곳은 불쾌한 냄새가 없었다. 볏짚과 쌀겨가 새로 깔린 축사 바닥은 보송보송해서 쾌적해 보이기까지 했다. 소똥과 오줌이 바닥의 건초와 뒤섞여 뭉쳐져 있는 곳에서도 새콤한 식초 냄새가 나는 것이 전부였다.

"나쁜 냄새가 하나도 안 나네요?"

나는 신기한 듯 물었다.

"사료에 든 효소성분 때문에 똥이 저절로 발효가 돼서 하얗게 되고 좋은 냄새가 나죠."

때마침 소들에게 여물 주는 일을 마친 지완선 씨의 설명이었다. 그는 푸른들영농조합법인의 상무 일을 맡고 있는데, 고향인 아산에서 계속 농사를 지어왔다. 1995년에 이호열 현 푸른들영농조합법인 대표를 만나면서 친환경농업에 눈을 뜨고, 지금까지 한살림 아산생산자연합회 활동을 중추적으로 이끌어오고 있는 젊은 농부다. 들판에서 단련된 삶의 모습이 그대로 읽히는 검게 그을린 얼굴에 크고 순한 눈망울은 그가 보살피는 소들을 닮았다. 알고 보니 그는 소 키우는 게 좋아 농고를 나오고 농업전문대학에서 축산까지 전공했다고 한다.

지완선 씨는 사료 때문에 냄새가 나지 않는 것이라고 했지만, 환기가 잘 되고 햇볕을 충분히 받는 곳에서 소에게 여유로운 거주 공간을 마련해주는 축사 환경도 큰 몫을 하는 것 같았다. 푸른들농장의 축사는 영농조합에서 직접 운영하는 곳으로 지역 내 유기축산 농가에 공급할 송아지를 길러내기 위한 어미 소들의 보금자리였다. 지속적인 유기축산을 위한 새로운 세대의 산실인 셈이다.

소들은 유유자적한 표정으로 마른 볏짚을 질겅질겅 씹고 있었다. 갓난 송아지가 세 마리 있었는데 어미 젖을 빠는 까맣고 맑은 눈망울은 차마 마주보기 민망할 정도로 맑았다. 안간힘을 써 젖을

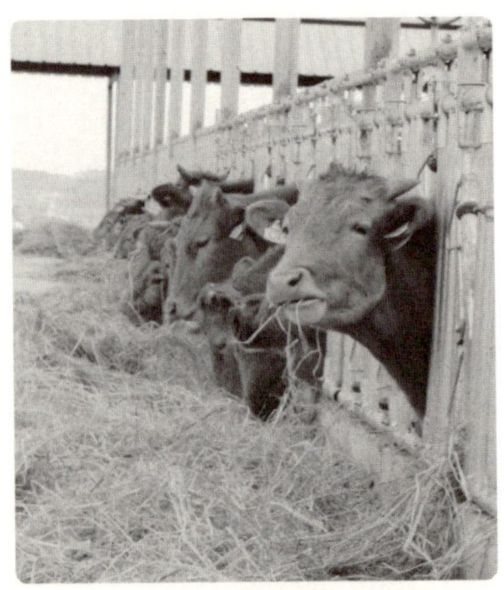

'잘 먹고 잘 싸는' 기본적인 생리작용만으로도 인간에게 양질의 단백질과 기름진 퇴비를 공급해주는 소들이 생명의 존엄성을 존중받으면서 자라는 푸른들농장의 축사

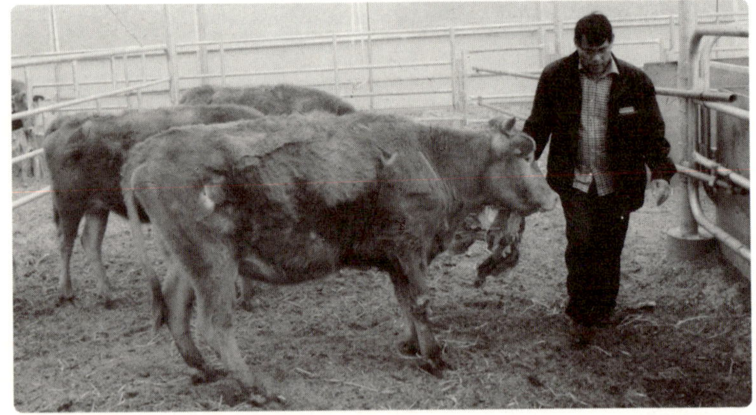

빠는 새끼의 세찬 입질 때문에 유두가 빨갛게 부어오른 어미를 보니 내 아이들 젖 물릴 때 생각이 나서 몸에서 찌릿찌릿 전기가 오는 듯했다. 어미는 큰 혀로 연신 새끼를 핥아주고 있었다. 비록 새끼나 어미 모두 고기가 될 운명이지만, 그래도 이곳에서는 6개월까지 암소와 송아지가 함께 지낼 수 있다고 했다.

"옆에 있던 소가 도축되러 나가는 날이면 남아 있는 소들이 한

동안 사료를 먹지 않아요. 저희들끼리도 다 아는 거죠."

지완선 씨의 이야기를 들으니 어미 소의 눈빛이 더 애잔해 보였다.

이천식천以天食天, 동학에서는 음식과 생명체의 관계를 하늘이 하늘을 먹는 것이라고 설명했다. 그런데 나는 과연 저 눈 맑은 소들의 하늘을 감사히 받아먹고서 저 하늘처럼 다른 생명체를 이롭게 하는 하늘이 되었을까. 소들을 바라보며 '잘 먹고 잘 싸는' 가장 기본적인 생리작용만으로도 인간에게 질 좋은 단백질과 귀한 퇴비까지 만들어주는 존재라고 생각하니 고마웠다. 물품공급 상자에 비닐포장이 된 채로 배달되는 냉동 살코기만 보고는 결코 느낄 수 없는 감정이었다. 일전에 괴산 두레식품에서 소고기가 가공되는 과정을 지켜볼 때도, 깨끗하고 믿을 수 있다는 생각 외에는 별다른 감흥이 없었다. 그때도 아이들이 좋아하는 사골국물이며 햄, 돈가스 같은 것을 안심하고 먹을 수 있게 만들어주는 '사람들이 고맙다'는 생각뿐이었다.

축사에는 보통 한 우리에 서너 마리가 함께 있었는데 유독 독방을 쓰는 녀석이 눈에 띄었다. 다른 소들에 비해 엄청나게 덩치가 크고 호랑이처럼 시커먼 얼룩무늬가 있는 것이 특이했다.

"칡소예요. 사람들이 얼룩소를 젖소라고 잘못 알고 있는데 저게 바로 우리 토종 얼룩소예요."

'송아지' 동요에 나오는 얼룩소였다. 정지용의 시 '향수'에 "얼룩백이 황소가 해설피 금빛 게으른 울음을 우는 곳……"으로 나오는 얼룩소도 마찬가지다. 바로 토종한우인 칡소를 부르는 다

육식, 덜 먹고 함께 사는 길: 소, 돼지, 닭 이야기

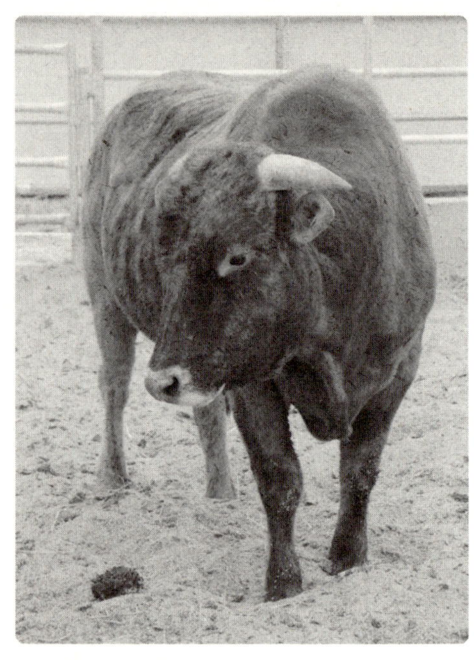

고대인들이 소고기를 먹음으로써 소의 강인한 기운을 나누어 받는다고 생각했는데, 우리 토종인 칡소에서는 그런 위엄이 느껴졌다.

른 이름이라고 했다. 칡소는 검은 칡넝쿨처럼 몸을 감고 있는 무늬 때문에 붙여진 이름이다. 칡소는 현재 유엔식량농업기구가 정한 멸종 위험종이다. 지난 100년 동안 전 세계 800여 품종의 가축동물이 이미 멸종했고, 살아남은 것 중 30퍼센트가 멸종 위기에 있다. 산업화된 화학농법으로 전 세계의 다양한 토종종자들이 사라지고 종자회사에서 파는 개량종자들로 씨앗이 획일화된 것처럼, 가축개량사업으로 인해 산업형 축산업의 경쟁체제에 뒤처지는 재래종 가축들도 사라져버린 것이다. 칡소는 함부로 눈을 마주하기 어려울 만큼 위엄이 있었다. 하늘에 제물로 바친 소고기를 먹음으로써 소의 강인한 기운을 나누어받는다고 생각했던 고대인들의 의식에 공감할 만큼 힘이 느껴졌다.

칡소 맞은편에도 독방을 쓰는 왜소한 녀석이 있었는데, 축사 한 귀퉁이에 웅크린 채 미동도 하지 않았다. 다른 소의 뿔에 받혀 다친 소라고 했다. 자세히 살펴보니 몸뚱이에 털이 빠지고 붉은 살갗이 드러난 부분이 보였다. 상처를 입고 보호차원에서 격리된 것이었다. 뿔을 자르면 소가 온순해지기 때문에 사육하기가 한결 수월해진다. 그럼에도 동물을 본성 그대로 존중하려는 한살림 축산원칙 때문에 제각을 하지 않는다고 한다. 우리 속담에 '소뿔도 단김에 빼라'는 말이 있는데도 소를 위해 이를 마다하다니, 보통 고집들이 아니다. 관행축산에서는 보통 2개월~3개월 된 송아지 때 뿔이 자라지 못하도록 싹을 제거해버린다고 했다.

그런데 달리 생각해보면 뿔은 소의 자존심이 아닌가. 소는 뿔로 상대를 들이받는 것으로 서열다툼을 벌인다. 그래서 뿔은 소들의 세계에서 질서를 유지하는 힘이다. 그래서 종종 성난 황소의 뿔은 사람을 위협하는 치명적인 무기가 되기도 한다. 하지만 뿔 없는 소를 생각하면 온전한 생명력이 느껴지지 않았다. 독일에서는 중세의 농노를 '뿔 없는 소'라 부르기도 했다. 인간으로서의 존엄성을 인정받지 못한 채 신분의 제약을 받던 서글픈 신세를 빗댄 말이다. 그러니 소도 뿔이 없으면 소다움을 잃는 것은 당연하다. 고환이 잘리는 수소도 마찬가지란 생각이 들었다.

두 번째로 방문한 곳은 수곡리에 있는 마을 공동축사였다. 번식우를 키우던 곳과 달리 수소들만 모여 있어서인지 분위기가 사뭇 달랐다. 자세히 살펴보니 대부분 소뿔에 충혈된 눈마냥 시뻘건 핏

육식, 덜 먹고 함께 사는 길: 소, 돼지, 닭 이야기

기가 돌았다.

"소뿔이 빨개졌네요?"

암소와 송아지가 있던 축사에서는 보지 못했던 것이 제일 먼저 눈에 들어왔다. 축사를 돌보던 김명래 씨는 소들끼리 뿔싸움을 자주 하면서 생긴 타박상의 흔적이라고 했다. 나는 딱딱한 뿔에는 별다른 감각이 없을 것이라 생각했다. 저렇게 핏기가 도는 뿔을 잘라내기 위해 불에 달군 쇠막대로 지지거나, 뿔을 녹이는 독한 제각연고 등을 바르는 일이 소에게 어떤 스트레스를 줄지 생각해보았다. 생각만으로도 몸서리가 쳐졌다.

김명래 씨는 모두가 거세를 하지 않은 수소이기 때문에 야성이 강하게 살아 있다고 했다. 거기다 뿔까지 온전하기 때문에 암소가 발정이 날 때 다른 소가 등에 올라타는 승가현상과 잦은 서열싸움으로 종종 부상을 입는다고 했다. 소뿐 아니라 사람을 공격하는 일도 더러 있다. 심할 경우 다리가 부러지거나 골반탈골 등이 생기기도 하는데, 이럴 때는 치료를 위해 부득이 항생제를 쓰기 때문에 유기축사에서 내보내 헐값에 팔아야 하는 등 손해를 입기도 한다. 소들끼리 싸우다 크게 다치는 경우가 100마리 중 한 마리 꼴로 나타난다고 했다. 말이 1퍼센트지 소 한 마리 값을 생각하면 엄청난 손해를 감수하는 셈이다. 더구나 사육 과정에서 비용이 많이 드는 유기축산의 경우는 손해가 더 크다. 이윤과 생산성, 효율 등의 잣대를 들이댄다면 분명 어리석어 보일 수 있다. 유기농이란 원래 그렇게 바보스러울 정도로 우직한 사람들이 지켜낸 것이라는 사실을 다시금 깨닫게 되었다.

살림의 밥상

축사 한구석에는 '쇠죽이'라는 이름의 사료부대가 쌓여 있었
다. 쇠죽이는 사료의 소화흡수율을 높여서 축사환경을 획기적으로
개선시켜주었다. 소의 부산물이 쉽게 부패하고 악취가 심해 주변
농가에서 항의를 받는 등의 어려움을 해결해준 일등공신이다. 쇠죽
이를 먹은 소의 똥은 축사 바닥에 깔린 볏짚과 쌀겨 등에 잘 버무려
져 향긋한 두엄 만드는 일을 돕는다. 실제로 김명래 씨는 작년부터
유기축사에서 나오는 두엄에 균배양초 퇴비를 섞어 1년 동안 발효
시켜두었다가, 올해 처음으로 직접 기른 소의 퇴비로 고추와 오이
농사를 짓게 된 것이다. 그는 전에는 관행농으로 약을 치며 오이를
키웠는데, 그때는 농약중독 때문에 1년에 한두 번씩 병원 신세를
졌다고 한다. 유기농만 10년째인 지금은 소와 더불어 퇴비까지 자

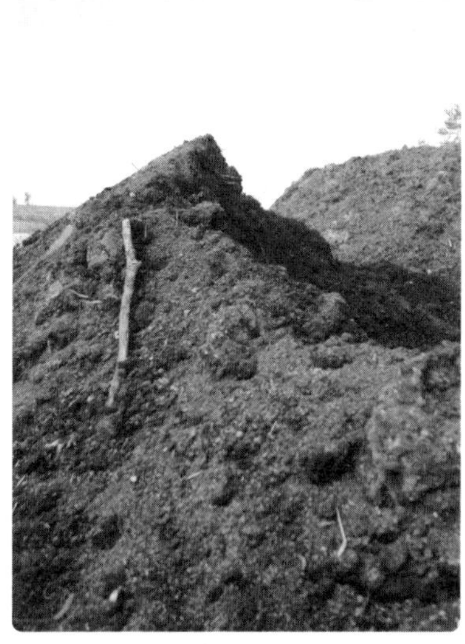
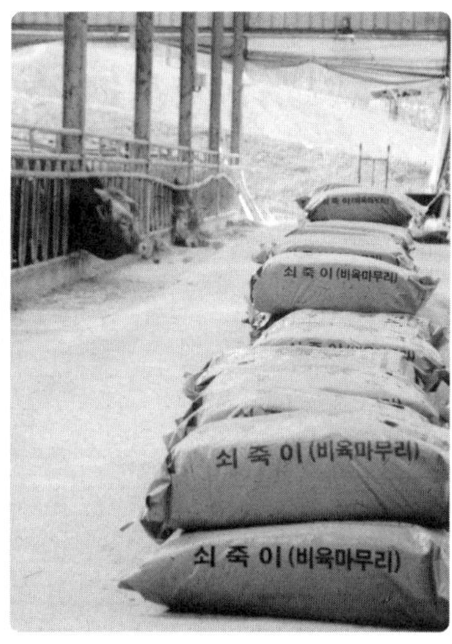

소 사료 '쇠죽이'에 포함된 효소성분 덕분에 푸른들농장의 축사에는 여느 농장에서 나는 불쾌한 냄새가
전혀 나지 않는다.

육식, 덜 먹고 함께 사는 길: 소, 돼지, 닭 이야기

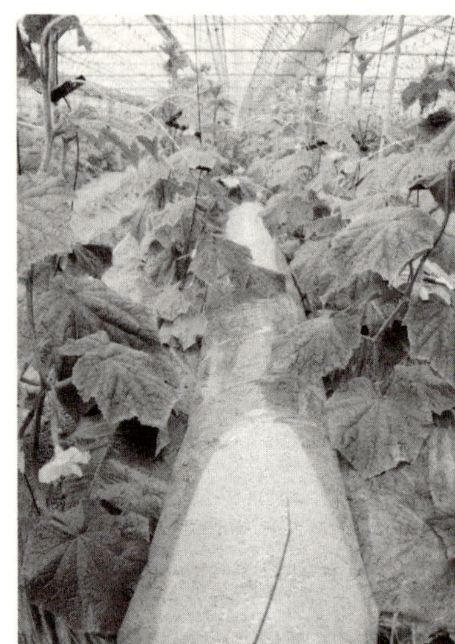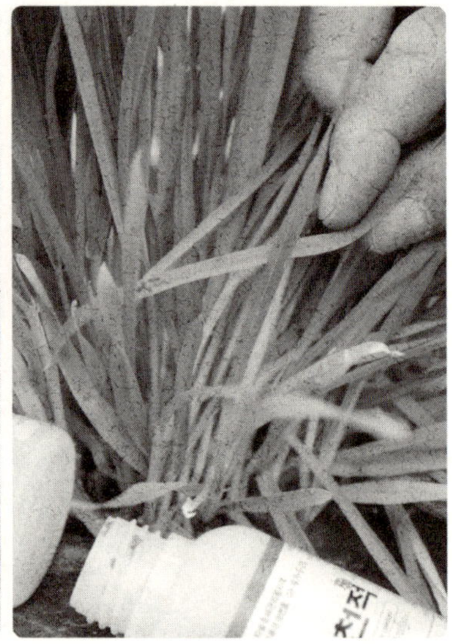

유기축산의 부산물로 퇴비의 많은 부분을 자급하고, 천적을 이용해 병충해를 막고 있는 김명래 씨의 오이농사

급하게 되었으니, 올해는 자신이 길렀던 오이 중에서도 최고 명품이 나오리라 기대했다.

"올 고추와 오이는 더 맛있을 겁니다."

그는 기존에 쓰던 균배양체 퇴비보다 소똥이 '효과가 진득하니 오래 간다'고 좋아했다. 균배양체 퇴비는 흙살림에서 생산하는 우리나라의 대표적인 유기농 퇴비다. 김명래 씨의 경우 1,500평 하우스농사에 1년에 1,000포 정도 퇴비를 사서 쓰는데, 유기축산을 시작하고부터 퇴비 구입비용이 3분의 1로 줄었다고 한다. 현재 그의 축사에서 나오는 퇴비를 지역공동체의 여섯 농가가 나누어 쓴다고 했다.

공동축사 근처에 있는 김명래 씨의 비닐하우스 안에는 고추와 오이가 자라고 있었다. 모종들 사이에는 오이진딧물을 잡아먹는 천적의 먹이가 될 보리가 군데군데 심어져 있었다. 올봄 이상한파와 잦은 비 때문에 일조량이 턱없이 부족한 상황이었다. 고추는 이제 막 꽃이 피었고 오이는 손가락 한마디 정도 크기의 실 같은 열매가 매달려 있었는데, 수확 시기가 보름 이상 늦어질 전망이라고 했다. 그럼에도 김명래 씨는 퇴비의 많은 부분을 자급하게 된 올 농사에 대한 기대가 컸다. 오이와 고추 모두 천천히 소똥의 기운을 빨아들이며 튼실하게 자랄 것이다. 몇 달 뒤면 맛보게 될 그의 오이 맛이 궁금해졌다.

육식, 덜 먹고 함께 사는 길: 소, 돼지, 닭 이야기

소를 위해
두부 공장을 먼저 만든
사람들

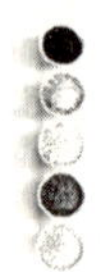

국제식품규격위원회CODEX는 유기축산이란 '생태계 보존을 위한 순환축산이어야 하고 이는 반드시 대지와 관련한 활동으로 가축분뇨의 리사이클링을 전제하는 축산'이라고 정의한다. 비록 아산 지역의 유기축산은 일소를 부려 농사를 지으면서 소와 사람과 땅이 서로 도움을 주고받으며 함께 살아가던 전통 방식은 아니다. 그렇지만 대량소비사회의 대안적인 모델임은 틀림없어 보였다. 한 지역 안에서 축산과 경종농업이 서로를 튼튼하게 지지해주고 있기 때문이다.

문제는 사료다. 사료는 외국에서 사다 먹이면서 그 소의 부산물을 우리 땅에 뿌린다면 완전한 유기농업이 될 수 없다. 그 땅에서 난 것은 다시 그 자리로 되돌리는 것이 옳다. 멀리 있는 남의 땅의 유기물질을 가져다 내 땅의 잇속을 챙긴다는 것은 근본적으로 제국 주의자의 수탈 방식과 다를 바 없다. 그래서 유기축산에서 사료 자급은 매우 중요한 문제였다. 아산에서 본격적인 유기축산을 시작할 수 있었던 것도 지역에서 사료 문제를 해결했기 때문이다.

푸른들농장과 수곡리의 마을 공동축사를 둘러본 뒤 송악면 동화리에 있는 푸른들축산의 사료공장을 찾아가보았다. 두 곳 축사의 소들이 먹던 쇠죽이를 만드는 곳이었다. 쇠죽이는 푸른들축산에서 새로 개발한 TMF Total Mixed Fermantation, 완전혼합발효사료 사료의 이름이고, 푸른들축산은 지난 2007년 유기축산에서 쓸 사료를 자급하기 위해 세운 농업회사법인이다. 사료공장은 농민들 힘만으로 세우기에는 자본규모가 만만치 않은 사업이다. 다행히 우여곡절 끝에 지역에 부도난 사료공장의 부지와 자재를 인수하면서 경제적인 문제를 수월하게 해결할 수 있었다고 한다.

"전통 쇠죽과 같은 원리로 끓여서 발효시킨 게 다른 사료와 가장 큰 차이예요."

김병칠 푸른들축산 대표가 쇠죽이 만드는 과정을 설명했다.

원래 우리나라에서는 여름철에는 꼴을 베 소를 먹이고 풀이 사라진 겨울철에는 볏짚, 콩깍지, 무청 등의 농가 부산물들을 물과 함께 삶아 쇠죽을 쑤어 먹였다. 그래서 집집마다 소 한 마리씩을 키우던 옛 농가에서는 쇠죽을 끓이는 데 쓰는 가마솥이 따로 있었고, 설거지를 할 때 그릇을 행군 물도 따로 알뜰하게 모아놓았다. 물론 세제를 쓰지 않을 때의 얘기다.

육식, 덜 먹고 함께 사는 길: 소, 돼지, 닭 이야기

다섯 살 때까지 시골에서 살았던 나도 어린 시절 외양간 앞에 구정물을 모아두었던 통을 기억한다. 막내 동생이 막 걸음마를 시작했을 때 그 구정물을 퍼먹어 식구들을 놀라게 했던 일이 있었다. 요즘 엄마들 같으면 펄쩍 뛰며 아기를 병원으로 데려갔을 테지만 당시 그걸 본 할머니는 그냥 웃으며 타이르기만 하셨다. 지금 생각해보니 구정물은 미생물 발효가 일어난 효소와 별반 다를 바 없었을 것 같다. 사람이 먹지 못할 몹쓸 것을 소에게 줄 리가 없던 시절이다.

쇠죽이는 그런 전통 쇠죽과 같은 역할을 하도록 만든 배합사료다. 때마침 생협에 공급하는 두부와 두유를 생산하는 푸른들식품 공장에서 그날 나온 콩비지를 실은 차가 도착했다. 콩비지는 TMF 사료의 주요 단백질원으로 쓰이는 재료다. 흥미로운 것은 두부에서 콩비지가 나와서 사료공장에서 가져다 쓰게 된 것이 아니라, 유기농사료 자급을 위해 비지가 꼭 필요하다는 생각으로 2003년에 두부공장을 먼저 세웠다는 사실이다. 김병칠 씨가 바로 푸른들영농조합의 두부공장을 오랫동안 운영해온 사람이기도 하다. 아산에서 유기축산물을 생산하기까지 지역에서 10년을 한결같이 준비했다는 사실을 확인할 수 있었다.

"푸른들에서 생산하는 두부와 두유는 올해부터 모두 무농약 콩으로 만들고 있어요. 거기서 나오는 고급 콩비지가 유기사료의 원료가 되는 거죠."

쇠죽이는 콩비지와 함께 아산 지역에서 생산하는 유기농 쌀에서 나오는 쌀겨와 싸래기 쌀, 볏짚을 주원료로 하고 추가로 옥수수와 보리 등을 발효미생물과 함께 혼합해서 만든다. 사료 재료의 85퍼센트 이상이 모두 유기농으로 생산된 것이다. 이렇게 좋은 재료로 만드는 쇠죽이는 가마솥에 쇠죽을 쑤듯 커다란 사료탱크에서 85도로 끓여서 살균 소독과정까지 거치기 때문에 소화흡수율이 높다고 했다. 쇠죽은 가족이 먹는 밥을 짓는 정성으로 만들었던 우리 조상들만의 지혜로운 사료다.

"다른 재료는 거의 아산에서 자급이 되는데 옥수수가 제일 큰 문제였어요. 다행히 지난해 중국에서 GMO가 아닌 유기농 옥수수를 구할 수 있었어요."

김병칠 씨는 푸른들축산의 사료공장이 가동을 시작하게 되기까지 원료수급 때문에 겪었던 어려움들을 설명해주었다. 우리나라는 옥수수를 단 1퍼센트밖에 자급하지 못하고 있다. 유기농은커녕 관행으로 재배한 옥수수마저 국내산을 구하기 힘든 상황이다. 이들은 볏짚과 콩비지 등 사료의 상당 부분을 자급하면서도 일부분은 고육지책으로 중국산 유기농 옥수수를 소에게 먹이고 있다. 100퍼센트 국내에서 자급한 사료를 먹이고 싶은 열망이 있지만 현재로서는 부득이하다. 실제로 우리가 먹는 고기는 국내산이라고 해도 거의 모두가 수입 사료를 먹고 자란다. 내가 먹은 것이 나이듯 소가 먹은 것이 소라면, 국내에서 길렀지만 거의 대부분 수입한 사료를 먹이는 보통의 한우들이 과연 우리 소라고 할 수 있을까.

심지어 유기농업의 보루인 국내 생협 조직 전체가 수입하는 사료곡물의 양은 2009년을 기준으로 연간 약 3만 8,450톤에 달한다. 결코 적은 양이 아니다. 이를 옥수수를 기준으로, 생산하는 농경지 면적으로 바꾸어보면 대략 2,307만 평에 이른다. 이는 전체 생협 조직에 공급되는 1차 농산물 재배면적인 약 1,875만 평보다 훨씬 많은 양이다.[2] 우리가 사료 자급을 이루지 않고는 생협 고기를 먹는 일 역시 대외의존적인 우리 농업의 기형적인 구조를 심화시키는 것임을 인식할 필요가 있다. 특히나 광우병 사태 이후 국내 생협의 조합원 수는 폭발적으로 늘었다. 그래서 한살림에서도 갑작스럽게 축산물 수요가 늘어 종종 공급 부족 사태가 빚어지곤 한다. 한 사람이 하루에 주문할 수 있는 양을 제한하거나 소 한 마리에서 나오는 여러 부위 가운데 상대적으로 양이 적은 안심, 도가니, 국갈비 등은 한 가정에서 한 달에 1회씩만 주문할 수 있도록 제한하기도 한다. 부족한 것을 골고루 나누어 먹기 위한 조치다.

결국 수입사료에 의존하고 있는 축산업은 세계 곡물시장의 변동에 따라 위태로운 줄타기를 계속할 수밖에 없는 운명이다. 실제로 지난 2008년 국제곡물가 파동 때는 수입 옥수수 가격이 폭등해 국내 배합사료업체가 줄도산 위기에 처하기도 했다. 또 중국은 자국의 쌀, 밀, 옥수수 등의 곡물 수출을 엄격하게 규제하고 있다. 수출보다는 중국 국민들을 위한 곡물 물가안정과 식량 자급을 우선시하는 정책을 펼치고 있기 때문이다. 그래서 옥수수의 경우 사료용으로 가공한 것만 수출을 허용한다고 했다. 실제로 김병칠 대표가 보여준 중국에서 들여왔다는 사료용 유기농 옥수수도 옥수수펠렛이었다. 이마저도 언제든지 수출을 중단할 수 있는 것이다. 우리가 중국뿐 아니라 값싼 수입 농산물만 믿고 있다가는 언제 어떤 식으로 위기가 닥쳐올지 모른다. 식량 자급 문제의 심각성을 피부로 느끼게 해주는 대목이었다.

"그래서 유기축산에 필요한 사료원료를 최대한 우리 지역에서 생산해내는 게 제일 중요해요. 푸른들에서는 실무자와 귀농을 준비하는 사람들을 중심으로 조직한 영농사업단을 통해 55만 평에서 나오는 유기볏짚을 확보해놓았어요. 또 아산과 천안 지역 밭 7만 평을 빌려 수단그라스와 사료용 옥수수도 기르고 있고요."

수단그라스는 볏과의 한해살이풀로, 생이나 건초 형태로 가축에게 먹이는 작물이다. 이런 사료용 작물은 주로 지역에서 나이 든 유기농 생산자들을 중심으로 재배한다. 채소류 재배보다 상대적으로 손이 덜 가는 농사이기 때문이다. 유기축산이 지역에서 생산자들의 능력과 처지에 맞게 골고루 일자리를 나누고 있다는 것을 알 수 있었다. 어쩌면 농촌을 살리는 데 눈에 보이지 않는 가장 큰 성과는 그런 것이 아닐까 싶었다.

아산에서는 수단그라스와 옥수수 재배를 통해 현재 70퍼센트에 이르는 유기축산의 사료 자급률을 100퍼센트로 끌어올리게 될 것이라고 했다. 괴산 한축회에서 생산하는 무항생제 한우도 현재 사료의 79.8퍼센트를 국내에서 자급하고 있다. 일반 축산농가의 사료 자급률이 10퍼센트대인 것에 비하면 한살림 축산의 사료 자급률은 놀라운 수준이다. 결국 바람직한 축산업이란 단지 좋은 사료로 질 좋은 고기를 만드는 것 이상의 의미가 있었다. 지역에서 기른 사료를 먹고 자란 소들이 질 좋은 퇴비를 만들어 다시 농가의 논과 밭에 되돌려주면서 생태순환을 완결하는 데 유기농업과 유기축산의 참뜻이 있었다.

육식, 덜 먹고 함께 사는 길: 소, 돼지, 닭 이야기

밭을
기름지게 한 고기를
먹는다

유기축사와 유기사료공장, 그리고 유기축산의 부산물로 나온 퇴비로 오이와 고추를 기르는 농가까지 돌아보고서 마지막으로 찾은 곳은 (주)한들식품이다. 유기축산물 가공을 전담하는 곳으로 푸른들영농조합의 농민 예순다섯 명과 천안아산한살림 소비자 여섯 명이 주주로 참여해 만들었다고 한다.

"아직 소비자들이 무항생제축산물과 유기축산물의 차이를 정확히 모르고 있어요."

정진권 대표는 유기축산물 공급이 시작된 지 반 년 가까이 지난 상황에서 판매부진으로 겪는 어려움들에 대해 먼저 이야기를 시작했다. 사실 나 역시 아산에 내려가 이들을 직접 만나보기 전까지는 유기축산의 가치를 제대로 이해하지 못했다.

한살림에 공급하는 불고기감의 경우 600그램 기준으로 무항생제한우가 2만 2,500원이면 유기한우는 2만 8,000원이고, 안심은 각각 3만 2,100원과 3만 9,700원이다. 사실 장을 보면서 몇 백 원 차이에도 고민하는 게 주부들 아닌가. 시중 일반 축산물의 고급 냉장육과 비교하면 오히려 저렴한 가격임에도 당장 눈앞에 보이는 숫자에만 집착하다 보면 저렴한 쪽에 먼저 손이 갈 수밖에 없다.

"한 달에 유기소 40두 출하를 예상했는데, 현재 25두~30두 정도만 소비되고 있어요. 결국 한 달에 열 마리씩 적체되는 셈이죠."

도축 시기가 늦어지면 소에게 계속 사료를 먹어야 하기 때문에 비용이 추가된다. 그만큼 농가의 부담이 느는 것이다. 결국 개별 농가의 소를 먼저 출하시키고, 영농조합에서 입식한 소들의 도축을 늦추는 식으로 공동체가 부담을 떠안고 있었다. 협동 원리에 따라 움직이는 공동체의 힘이 아니면 오래 버티기 힘든 조건이라는 것을 알 수 있었다. 하지만 앞으로도 생협 안에서 유기축산물을 100퍼센트 소화하기 힘들어 계속 물량이 적체된다면, 남는 고기를 육포로 가공하거나 직영 식당을 운영할 계획도 세우고 있다.

"저희도 소비자들이 이렇게 가격에 민감한 줄 몰랐어요. 값싼 국거리나 분쇄육은 모자라는데 다른 고급 부위는 영 소비가 안 되네요."

그는 한들축산이 겪는 어려움은 최근의 경제사정 때문에 소비자 조합원들의 가계가 겪는 어려움이 반영된 것이라는 생각에 마음이 무겁다고 했다. 어느 한쪽이 더 많은 이윤을 남기려고 경쟁하는

육식, 덜 먹고 함께 사는 길: 소, 돼지, 닭 이야기

시장의 거래가 아니라 서로 돕는 호혜와 상생의 관계가 협동조합의 근본정신이라는 것을, 그의 마음씀씀이에서도 확인할 수 있었다. 정진권 씨는 푸른들 농민들이 먼저 팔을 걷어붙이고 세운 한살림천안아산생활협동조합의 초대이사장을 지낸 이다. 처음 푸른들영농조합법인을 세울 때 공장이 들어설 땅 400평을 내놓은 이도 그였다. 소비자조합이사장에서 생산자연합회회장까지 두루 거치면서 아산의 꿈을 실현하는 데 앞장섰던 농부가 지금은 유기축산물가공업체 책임을 맡고 있는 것이다.

유기한우는 무항생제한우보다 30퍼센트 정도 가격이 높다. 하지만 실제 투입된 생산원가에 맞추어 단가를 계산하면 지금보다 40퍼센트 이상 더 비싼 값을 받아야 한다고 했다. 그러나 유기축산물을 공급하기 전에 소비자 조합원들에게 설문조사를 진행했다. 여기서 소비자들은 '유기축산 소고기 등이 출하되면 30퍼센트 정도를 더 지불할 의사가 있다'는 의견을 냈다. 지금 가격은 이 의견을 반영한 것이라고 했다. 결국 한우 생산농가와 생협의 물류를 담당하는 (주)한살림사업연합 측에서 각각 5퍼센트씩 부담을 나눠 맡기로 하고 소비자 부담을 최소화한 상태에서 현재 가격을 책정한 것이다. 그런데도 소비 부진으로 어려움을 겪고 있었다. 이 때문에 푸른들축산의 사료공장 역시 적자를 면치 못하고 있었다. 하지만 이들은 희망의 끈을 놓지 않고 있다. 당장의 이윤이 아니라 자신들이 믿는 사람과 자연, 도시와 농촌이 생명의 원리에 따라 조화를 이루는 세상을 향해 험난한 가시밭길을 함께 헤쳐온, 지난 수십 년간 이어진 '한살림운동'의 저력을 신뢰한다고 했다.

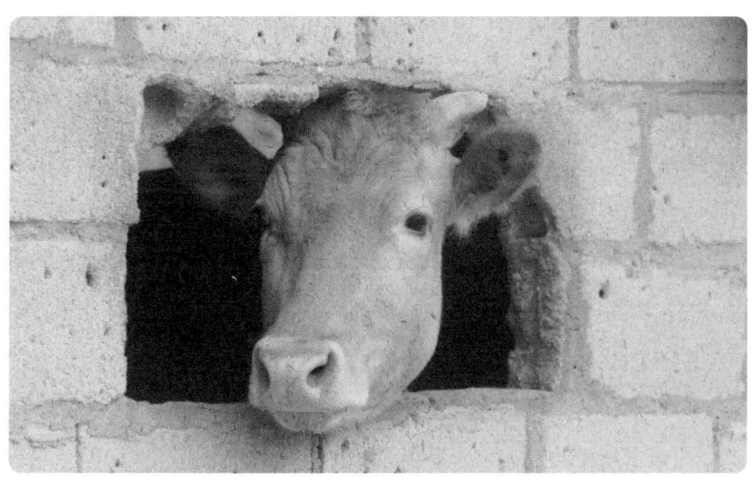

고기를 완전히 끊을 수 없다면 절제해서 먹되, 좀 덜 미안한 방법으로, 보다 가치 있게 고기를 먹는 방안을 고민해야 한다.

이들은 유기축산을 통해 비로소 자신들이 수십 년 동안 꿈꿔 온 지역 생태순환농업이 완결된다고 생각하고 있다. 땅을 살려야 하는 유기농업이 하루아침에 가능하지 않듯 유기축산 역시 지역의 유기농 농가들이 기반이 되었기에 출발할 수 있었다. 농사와 축산과 두부 등 가공공장이 서로 원료와 사료, 퇴비를 주고받으며 지역 안에서 생태적으로 순환하는 고리를, 친환경농산물 55개 품목을 생산하는 383개 농가들이 거의 완성해가고 있었다.

유기농산물은 아직 충분히 제값을 받지 못하고 있는 상태인데 친환경농산물 인증을 받는 데 들어가는 요건은 더욱 까다로워지고 있는 추세다. 이 때문에 많은 농가들이 상대적으로 수월한 무농약 농산물 생산에 몰리고 있다고 한다. 유기축산이 추구하는 지역 생태순환에 대한 지향을 이해하지 않은 채 가격 비교를 하고 외면하

육식, 덜 먹고 함께 사는 길: 소, 돼지, 닭 이야기

게 되면, 무항생제축산물을 공급하는 농가들이 굳이 힘겹게 유기축산으로 전환할 엄두를 내려고 하지 않을 것 같다. 단순히 한우인가 아닌가만을 따질 일이 아니다. 소비자들이 일반 축산물보다는 사료 국산화율을 높이기 위해 노력하는 무항생제사료로 키운 축산물을 많이 찾을 때 우리 농업과 농촌의 사정도, 소비자가 먹는 육류의 안전성도 나아질 것이다. 유기축산은 여기서 또 한 걸음 더 나아가는 일이라고 여겨진다. 생태순환 고리가 완성되는 아산과 같은 지역이 전국에 번져갈 때 우리 농업과 농촌에 새 희망이 싹틀 수 있지 않을까. 그렇게 생각하면 유기축산물을 선택하며 치르는 조금 더 비싼 값은 우리 농촌과 농업의 미래를 위해 지불하는 뜻 깊은 투자가 아닐까.

나는 이들의 이야기를 들으며 조금 비싼 가격 때문에 유기한우를 선택하는 데 망설여온 것이 미안해졌다. 유기축산은 세계를 병들게 하는 대규모 산업축산과는 전혀 다른 의미였다. 축산의 축 畜에는 '쌓다, 모아두다, 준비하다'라는 뜻이 있다. 밭을 기름지게 하는 이로운 물질을 보태주는 것이 축산물인 것이다. 사냥과 수렵, 채취만 하던 시절의 인류에게는 가축이 없었다. 본격적인 농경사회로 접어들면서 인간이 가축을 기르게 된 것도, 땅의 기운을 빼앗아 작물을 기르는 농사를 지속하자면 다시 땅을 기름지게 해줄 가축의 분뇨가 반드시 필요했기 때문이다.

아산의 사례를 통해 고기를 가치 있게 먹는 일에 대해 다시 생각하지 않을 수 없었다. 아예 고기를 끊지 않는다면 절제해서 먹되, 기왕 먹는 것은 우리 유기농업을 응원하도록 하자. 논밭에 돌려줄 퇴비를 보태고, 농사 부산물이 소의 사료가 되는 그 순환고리 안에서 덜 미안한 고기를 먹자는 말이다. 나는 한들축산을 방문하고 나서 제사상에 올릴 산적을 만들기 위해 유기한우를 처음 구입했다. 그들이 신념에 차서 하던 이야기가 귓가에 쟁쟁한 데다 비싼 만큼 귀하게 먹어야겠다는 생각마저 들어서 음식을 만드는 데 여간 정성이 들어가지 않았다. 그런데 얼마 지나지 않아 생협의 장보기 사이트에서 등심과 산적, 갈비 등 유기한우 할인행사가 진행됐다. 소비자들에게 유기축산을 알리기 위해 한시적으로 가격을 내려 파는 것이라고 했다. 그들의 속사정을 모르지 않는 터라 반갑기는커녕 여간 마음이 쓸쓸하지 않았다.

육식, 덜 먹고 함께 사는 길: 소, 돼지, 닭 이야기

돼지를 존중하면
웅취도
약이 된다

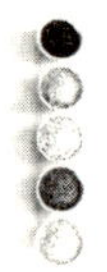

소고기에 비해 상대적으로 값이 싼 돼지고기는 서민들의 훌륭한 단백질 공급원이다. 특히 우리 국민들은 돼지고기 중에서도 삼겹살 편식이 심하다. 삼겹살이 체내 중금속을 걸러준다는 이유로 황사가 밀려오는 봄철에는 수요가 급증하기까지 한다. 그즈음인 3월 3일을 '삼겹살데이'라고 홍보할 정도다. 과도하게 삼겹살에 편중된 불균형한 소비 때문에 다른 부위 고기를 짜집기한 가짜 삼겹살까지 유통되고 있다.

그런데 돼지는 잡식동물이다. 반추위가 없어 풀만으로는 키울 수가 없다. 구약성서와 코란에서 돼지고기를 금기시한 이유를, 인간과 먹이를 다툴 수 있는 동물이기 때문이라고 해석하는 이도 있다. 우리에게 '돼지 같다'는 말이 모욕적으로 여겨지는 것도 돼지가 인간의 먹을거리를 탐욕스럽게 넘보았기 때문은 아닐까. 실제로 과도한 육식 때문에 돼지들이 먹는 사료곡물이 인간이 먹는 곡물의 양을 추월하고 있다.

도시에 사는 우리가 일상에서 살아 있는 돼지를 만나는 경우는 고작해야 고속도로에서 트럭에 짐짝처럼 실려 도축장으로 끌려가는 모습과 조우하는 정도가 전부다. 운송비를 아끼기 위해서인지 트럭에 실린 돼지들은 선 채로 빼곡하게 갇혀 있다. 서로 살갗이 쓸리는 탓인지 꽥꽥 괴성을 질러댄다. 과연 저 모습이 다산과 풍요의 상징이며 우리에게 복을 가져다준다는 돼지꿈의 주인공이란 말인가. 그러나 인간들이 돼지를 저토록 비참하게 대접하지 않는다면, 본래 돼지는 매우 영리하고 청결한 동물이라고 한다.

전라남도 해남군 황산면 홍동리에 있는 김동수 씨의 선은농장에서 만난 돼지들이 그랬다. 우선 몸에 오물이 전혀 묻어 있지 않고 깨끗해서, 연분홍빛 살갗이 아기 피부처럼 뽀얗다. 바닥에는 톱밥이 깔려 있었다. 채광과 환기가 잘 되도록 설계한 개방형 깔짚 돈사 때문이다. 톱밥에는 발효미생물이 있어 돼지의 배설물을 자연분해시켜 질 좋은 퇴비로 만들어준다. 축사 하면 떠올리는 오물 썩는 냄새는 이 농장에서 찾아볼 수 없었다. 돼지도 행복하고 농가에도 이익이 되는 조화로운 풍경이었다.

반면 공장형 축산농장의 돼지들은 마음대로 눕거나 몸을 돌릴 수도 없게 좁은 틀 안에 갇혀 자기 배설물을 뒤집어쓰고 겨우 숨이 붙은 채 목숨을 이어간다. 분뇨더미 위에서 뿜어져 나오는 암모니아가스 때문에 질식할 지경으로 갇혀 있는 돼지는 스트레스 때문에 반미치광이 상태가 된다. 이 때문에 밀집사육 돼지들은 신경질적으로 철창이나 다른 돼지의 꼬리를 물어뜯는다. 이를 막으려고 돼지의 꼬리와 송곳니를 제거한다.

돼지분뇨 또한 골칫거리다. 2005년에 방영된 〈KBS 스페셜-해양투기 17년, 바다는 경고한다〉라는 프로그램을 보고 충격을 받은 적이 있다. 우리나라는 1988년부터 동해 두 곳과 서해 한 곳에 하수슬러지와 축산분뇨를 버리는 해양투기 지역을 지정했다. 주로 돼지의 똥오줌이 이곳에 뿌려진다고 한다. 텔레비전을 함께 보던 아이들은 "이제껏 돼지똥물에 해수욕을 했단 말이야?"하면서 다시는 바다에 들어가지 않겠다고 다짐하기도 했다. 아이들의 반응보다 심각한 것은 우리가 먹는 어패류에서 중금속과 발암물질이 검출되고 있다는 연구자들의 증언이었다. 2012년부터는 가축분뇨의 해양투기가 전면 금지된다고 한다. 이미 너무 많이 나오고 있는 돼지분뇨를, 이제 육지 안에서 처리해야 하는 것이다. 때문에 톱밥발효 돈사의 평화로운 풍경은 이 골칫거리를 해결할 수 있는 대안이 되겠다고 여겨졌다.

김동수 씨의 돼지들은 보송보송한 톱밥 위를 마음껏 헤집고 다녔다. 사람을 두려워하지도 않고 오히려 다가와 친근함을 표시하기도 했다. 마치 영화 〈꼬마돼지 베이브〉나 〈샬롯의 거미줄〉에 나오는 새끼돼지 윌버이처럼 철창 밖으로 얼굴을 내미는 모습은 귀엽기도 했다. 무항생제축산은 이렇게 돼지들이 쾌적한 환경에서 건강하게 뛰놀며 자라게 해 스스로 질병을 이겨내는 힘을 길러준다. 이

살림의 밥상

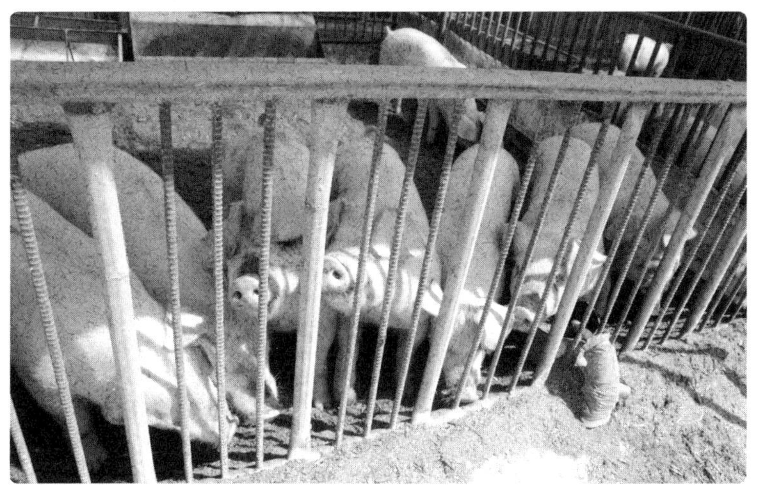

선은농장의 돼지들은 공장이 아닌 생명이 숨 쉬는 농장에서 존중받으며 자라고 있었다.

곳의 돼지들은 행복까지는 아니어도 적어도 존중은 받고 있다고 여겨졌다.

스트레스가 건강의 적인 것은 사람이나 돼지나 마찬가지일 것이다. 밀집사육 시설에서 극도의 스트레스 속에 살아가는 돼지들은 항생제의 힘으로 가까스로 목숨을 이어간다. 가뜩이나 항생제 오남용이 심각한 우리나라에서 온 국민이 즐겨 먹는 돼지고기에마저 항생제가 뒤섞여 있을 것을 생각하면 여간 마음이 무거워지지 않는다. 고와카 준이치의 《항생제 중독》에 의하면 실제로 우리나라 병원에서 처방되는 항생제보다 가축에게 투여되는 항생제 양이 열한 배나 많다고 한다. 똑똑한 엄마들이 아이들에게 항생제 주사를 덜 맞히려고 노력해도 밥상에서 삼겹살과 보쌈, 돼지갈비를 무심코 먹는다면 아무 소용없는 일이 되고 마는 것이다.

육식, 덜 먹고 함께 사는 길: 소, 돼지, 닭 이야기

선은농장의 돼지들은 항생제와 성장호르몬 대신 건강한 면역력을 길러줄 특별영양식을 사료를 먹고 있다.

"먹어보세요. 괜찮아요, 몸에 좋은 유산균이에요."

김동수 씨가 사료에 섞어 쓴다는 효소배양액을 먹어보라면서 권했다. 사료탱크 옆 커다란 플라스틱 통에 들어 있는 뽀얀 액체에는 하얗게 막이 형성되어 있었다. '아무리 그래도, 돼지에게 먹일 것을 먹어보라니……' 망설이고 있는 새 그가 먼저 맛을 보았다. 나도 마지못해 집게손가락으로 액체를 찍어 혀끝에 대보았다. 새콤한 동동주 맛이 났다. 자기가 먹을 수 없는 것을 자식 같은 돼지에게 줄 수 없다는 것이 이 농부의 마음이다. 순간 께름칙하게 여겼던 내가 부끄러워졌다. 이 돼지들은 유산균배양액만이 아니라 봉침을 맞으면서 면역력을 키우고 한약재, 황토, 마늘 등 다양한 천연식품으로 영양보충을 하고 있다. 선은농장 돼지들은 항생제와 성장호르몬을 맞으며 180일도 안 돼 출하하는 돼지공장의 여느 돼지들과 달리 200일 이상 자란 뒤에 출하되고 있다. 이곳은 분명 공장이 아니라 생명이 숨 쉬는 농장이었다.

그러나 한 가지 아쉬움은 무항생제인증을 받은 돼지도 카길의 사료를 먹고 있다는 점이다. 축사 한구석에 쌓여 있는 '임신돈여름'이라는 카길의 사료부대가 눈에 띄었다. 사료저장탱크와 김동수 씨가 쓴 모자에도 카길 로고가 붙어 있었다. 한국 카길은 1967년 우리나라에 설립된 퓨리나코리아의 모회사인 애그리브랜드인터내셔널이 2001년 카길에 합병되면서 (주)카길애그리퓨리나코리아가 된 것이다. 현재 우리나라 축산사료 시장 1위를 이들이 차지하고 있다. 우리나라 수입 곡물의 60퍼센트가 카길을 통해 들어온다. 그나마 선은농장의 돼지들은 김동수 씨가 자체 생산한 대체사료를 먹고 있어서 사료 자급률이 높은 편이었다. 사료 독립 없이는 완전한 축산 독립도 없을 것이다. 사료 독립이 가능하려면 식량 자급이 우선돼야 하고, 사람이 먹는 것보다 많은 곡물을 소비하는 고기를 덜 먹는 것 말고는 달리 해결할 길이 없어 보였다.

김동수 씨는 해남참솔공동체 일원으로 유기농 쌀과 보리, 밀 등을 생산하는 농부이기도 하다. 그가 자식처럼 돌보는 돼지들이 생협 소비자들 밥상에 오를 곡식들을 기르는 유기질퇴비를 만들고 있었다. 그는 해남 지역에 무항생제 양돈농가를 늘리는 데도 선도적인 역할을 했다. 김동수 씨의 돼지들은 '강산이야기'라는 지역 농업회사법인을 통해 시중에서 판매되고 있다고 한다.

한살림에는 충북 괴산에 있는 한살림 축산생산자모임에서 기른 돼지고기가 두레식품을 통해 공급되는데 이들은 거세를 하지 않은 돼지로 만든다. 반면 선은농장 돼지들은 거세를 하고 있었다.

"거세를 하지 않으면 소비자들이 냄새 때문에 찾질 않으니 어쩔 수 없죠. 나도 그 냄새가 싫은데 참고 먹으라고 할 수도 없고…."

김동수 씨도 자신이 키우는 돼지의 거세 문제를 안타까워하고 있었다. 하지만 거세를 하지 않으면 상품가치가 없다. 실제로 거세하지 않은 돼지고기는 양념 없이 생으로 요리할 때는 냄새가 난다. 그래서 나도 생협에서 구이용 삼겹살보다는 양념을 하는 보쌈용 고기나 불고기감을 많이 이용한다. 그것은 수퇘지에만 있는 웅취라는 독특한 냄새 때문이다. 가축을 거세하는 것은 사육하는 사람의 편리 때문이기도 하지만 돼지의 경우 이 웅취를 제거하기 위한 목적도 크다. 이 때문에 거세를 하지 않으면 고기 등급도 두 단계나 낮아진다. 우리나라 사육돼지 수컷의 97퍼센트가 거세를 당하고 있다. 그럼에도 불구하고 한살림은 아직까지 동물복지를 생각해 이 까다로운 조건을 고수하고 있었다.

거세로 제거되는 수돼지의 정소에서는 '난드롤론'이라는 남성호르몬이 만들어진다고 한다. 이는 근육의 성장촉진과 회복효과가 뛰어난 천연 성호르몬으로 오직 돼지의 몸속에서만 만들어지는데, 가히 '현대판 불로초'로 불릴 만하다고 한다. 동의보감에도 돼지 정소를 '힘줄과 뼈가 허약하거나 피부가 헌 데 약으로 쓴다'고 했다. 고기를 먹어서 힘을 낸다는 것은 바로 이런 뜻 아닐까. 이 때문에 한살림에서는 거세하지 않은 돼지고기를 먹는 것은 '돼지의 본성을 그대로 살리면서 수돼지만의 특별한 영양성분도 함께 먹는 일'이라고 설명한다. 양기회복에 좋다면 뱀도 잡아먹는 사람들이 웅취 정도를 참아내지 못한다는 것은 이상한 일이다. 소비자들이 웅취가 있어야만 돼지고기에서만 섭취할 수 있는 고유한 영양덩어리를 온전히 얻을 수 있다는 생각으로 돼지고기를 본성 그대로 받아들인다면, 축산농가에서 굳이 까다로운 거세 과정을 거칠 이유는 없을 것이다. 웅취야 조리 과정에서 얼마든지 향신료 등으로 제거할 방법이 있지만 정소와 함께 사라진 '난드롤론'을 되찾을 방법은 없을 테니까.

유럽에서는 동물복지단체들의 반발 때문에 노르웨이의 경우 2009년부터 법으로 수돼지의 거세를 금지하고 있다. 우리나라에서

살림의 밥상

는 동물복지 인증마크를 도입한 풀무원 올가의 무항생제돼지고기도 거세만은 허용하고 있다. 한살림은 어쩌면 무모하리만큼 소비자의 기호와 시장의 요구를 거스르면서도 다른 생협들과는 달리 비거세 원칙을 고수하고 있다.

외국에서는 생후 3개월 이내에 거세를 시키면 돼지에게 극심한 고통과 스트레스를 준다는 이유로 동물학대 논란이 일었다. 다국적 제약회사인 화이자는 1998년 거세 효과를 내는 임프롤박이라는 백신을 시판하고 있다. 그러나 물리적인 거세는 하지 않을지라도 돼지 몸에 약을 써서 성호르몬을 억제시키는 일은 과연 안전한 일일까. 2009년 6월 11일자 《농어민신문》에 따르면 국내 육가공업체들은 약물 사용에 대한 소비자들의 불신을 우려해 백신으로 거세한 돼지는 구매하지 않겠다는 뜻을 밝히기도 했다. 아무리 간편하고 좋은 거세 방법이 개발된다고 해도 돼지의 본성을 해치는 일은 피해야 할 것이다. 결국 돼지가 보다 쾌적한 상태에서 평화롭게 살다가 안전한 고기가 될 수 있게 하는 일에도 소비자들의 안목이 필요한 것이다.

육식, 덜 먹고 함께 사는 길: 소, 돼지, 닭 이야기

계란
한 알에도
우주가 있다

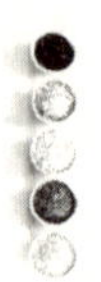

어린 시절 동네 아주머니들은 우리 엄마를 '농장 새댁'이라 불렀다. 나는 농장 새댁의 맏딸이었다. 당시로는 최첨단 기술이었을, 케이지양계를 도입한 양계장이 우리 농장에 있었다. 내가 1969년생 닭띠인데 그해 《현대양계》라는 국내 양계전문지가 창간된 것도 우연일까. 아무튼 농가 마당에서 길러지던 닭들이 양계장 케이지 안으로 들어가고 본격적인 양계산업이 발돋움하던 시기였다. 나는 아장아장 걸음마를 시작하면서부터 양계장에 들어가 계란 꺼내오는 일을 놀이삼아 했다. 물론 내 기억에는 하나도 남아 있지 않은 일이다. 다만 네 살 때 농장 앞마당에서 찍은 흑백사진 한쪽에 폐가처럼 우중충한 계사가 보였다. 1973년에 사료파동을 겪으면서 양계를 포기한 까닭에 버려진 건물의 모습이었다.

자료를 찾아보니 1970년대 초 전 세계를 뒤흔든 식량파동이 이후 세계농업구조를 어떻게 변화시켰는지를 이해하게 되었다. 그 파장은 경기도 화성에서 작은 농장을 꾸리던 우리 집의 역사까지 바꾸어놓았다. 양계장을 접은 지 얼마 지나지 않아 부모님은 전답을 모두 팔아 빚잔치를 하고서, 보증금도 없는 월세방을 얻어 도시로 나와야 했다.

1970년대 초의 식량파동은 옛 소련이 흉작으로 인해 미국의 밀을 마구 사들이자 국제곡물 시장이 요동치면서 시작됐다. 1973년에는 미국의 콩 재고량까지 바닥나면서 수출금지 조치가 내려졌다. 설상가상으로 이 시기에 오일쇼크까지 겹쳤다. 이때 당시 미국 국무장관이던 헨리 키신저는 "석유를 장악하라. 그러면 전 세계를 장악하게 될 것이다. 식량을 장악하라. 그러면 전 세계 인민을 장악하게 될 것이다"라고 주장했다. 이 시기 식량파동 때문에 우리나라 수입사료의 가격도 두 배로 뛰었다. 수많은 양계농가가 줄도산을 했다. 그 시기에 내가 태어나고 자랐다. 내가 유년기를 보낸, 언덕 위에 하얀 집이 있던 아름다운 농장도 이런 시대적 배경에서 탄생하고 무너진 것이다.

그로부터 40여 년이 지났지만 양계뿐 아니라 모든 축산업은 여전히 국제곡물 가격의 영향을 받는다. 사료란 곧 곡물이기 때문이다. 우리나라의 식량 자급률은 줄어들고 있지만 수입사료 의존율은 더욱 심해지고 있다. 아니, 육식이 늘면서 더 많은 사료곡물을 수입하게 되니 식량 자급률이 낮아진 것이라고 해야 바른 설명

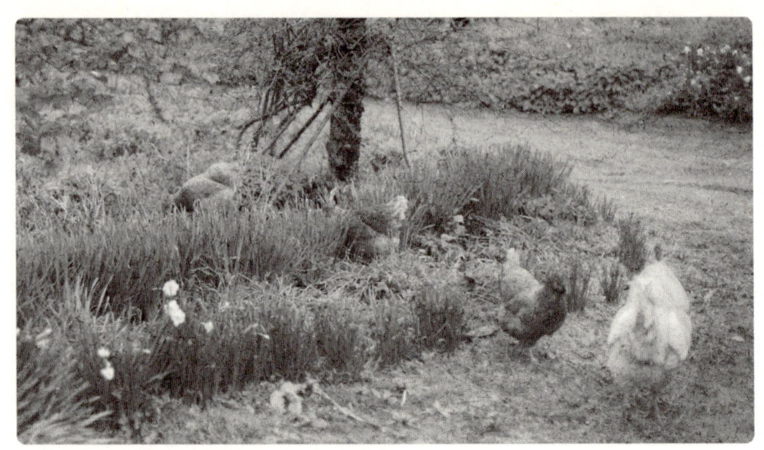

태양에너지를 듬뿍 머금은 풀들을 자유롭게 뜯어먹은 닭들이 생명에너지가 충만한 계란을 낳는다.

일 것이다.

양계장 집 딸로 태어났으니 나는 그 시절 귀했던 계란을 실컷 먹었을 것이다. 그래서일까, 양계장에서 계란을 꺼내오던 어린아이는 아이 엄마가 된 뒤에도 계란을 좋아했다. 특히 게으른 엄마에게 계란만큼 착한 요리재료가 없었다. 반찬이 없을 때는 계란프라이에 참기름과 간장만 있으면 아이들이 뚝딱 밥 한 그릇을 해치운다. 잠시 육식을 끊는 동안 계란을 먹을 것인가 말 것인가로 잠깐 고민했지만 도저히 계란을 빼고서 요리할 자신이 없었다. 도대체 내가 평생 먹은 계란이 얼마나 될까.

지난 2009년 유정란 생산지를 방문하면서 계란에 대한 통계자료를 뒤적여본 일이 있다. 2009년 8월 12일 농림수산부가 발표한 자료에 따르면 당시 우리나라에서 1년 동안 생산되는 계란이 108억 3,800만 개였다. 전년도보다 줄어든 수치라고 했다. 대신 계란이 시장에서 거래되는 금액은 1조 5,000억 원. 닭과 오리고기를 크게 앞지르고 있었다. 사료값이 올라 덩달아 계란값이 오르고 고급 유정란 수요가 늘어난 까닭이라고 했다. 광우병 파동 이후 안전한 먹을거리에 대한 관심이 높아지면서 고기보다 상대적으로 저렴한 단백질 공급원으로서 '좋은 계란'에 대한 요구가 폭발적으로 늘어났다고 한다. 실제로 서울에 있는 한 생협 매장에서는 부족한 유정란을 서로 가져가려다 주부들 사이에 다툼이 일어나기도 했다고 한다. 대부분 매장에서는 오전에 계란이 바닥난다고 했다. 나는 그 소식을 들으면서 가족에게 좋은 먹을거리를 먹이려는 엄마들의 노력이 눈물겹지만 어쩐지 씁쓸한 마음을 지울 수 없었다.

과연 좋은 계란이란 무엇일까. 충북 괴산군 소수면 입암리에 있는 눈비산마을[3]에서 답을 찾았다. 눈비산마을은 높이가 546미터 정도 되는, 눈과 비를 만드는 야트막한 설우산雪雨山 자락 물탕골에 자리 잡은 유정란 생산공동체다. 이재화, 조희부, 정남숙, 이종운, 김임순, 김원택, 임익성, 김치환 씨 등 여덟 명의 생산자가 1만여 평의 밭과 계사 8개동에서 닭 1만여 마리와 함께 생활하며 하루 평균 8,000개의 계란과 전병 그리고 감자, 고추, 채소, 매실 등을 생산하는 곳이다.

그곳은 내가 어른이 되어 처음으로 방문한 양계장이었다. 사실 현대식 대규모 밀식양계장은 혐오시설이란 선입견 때문에 가까이 가볼 일이 있어도 꺼렸을 것이다. 양계장에서 나오는 악취를 생각해보라. 눈살부터 찌푸려질 것이다. 그런데 눈비산마을은 달랐다. 초여름 햇볕이 따가운 날이었는데도 일단 가까이 다가가도 역한 냄새가 거의 나지 않았다.

눈비산마을에서는 '야마기시식山岸 양계법'에 따라 닭을 기르고 계란을 낳게 하고 있었다. 야마기시 미요조山岸 巳代藏, 1901~1961의 이름에서 따온 것으로, 자연과 하나되어 행복한 삶을 살아가는 이상사회를 꿈꾸던 그의 철학을 바탕으로 일군 양계법을 말한다. 나는 눈비산에 야마기시 양계법을 도입한 조희부 씨의 안내로 닭들의 일생을 따라가보았다.

"이 양계의 가장 큰 특징은 채광과 통풍이 잘되는 계사의 구조에 있습니다."

어디서 어떻게 사느냐가 삶의 질을 결정하는 가장 중요한 조건이라는 점은 닭과 사람이 다르지 않을 것이다. 계사 벽의 앞, 뒷면은 철망을 쳐 바람이 잘 통하게 하고 지붕은 햇빛과 바람이 잘 통하게 설계되어 있었다. 더위에 약한 닭을 위해 지붕에는 열을 식힐 수 있는 안개분무 시스템도 갖추어놓았다고 한다. 계사와 계사 사이의 간격도 널찍했다. 우리에서 나와 계사 사이 풀밭을 제멋대로 돌아다니는 녀석도 있었다. 햇볕을 충분히 쬐고 신선한 공기가 원활하게 흐르도록 하는 것이 바로 야마기시 계사의 기본원칙이라고 했다.

"봄과 가을 두 번에 걸쳐 5,000마리씩 새 병아리를 들이고 있어요. 빈 닭장에 묵은 흙을 걷어내고 석회와 새 흙을 깔고 왕겨와 볏짚을 덮어 병아리 보금자리를 만들죠."

새로 들어올 병아리를 위해 비워둔 계사를 볼 수 있었는데 바닥에는 전에 살던 닭들의 분비물로 보이는 것들이 딱지처럼 남아 있었다.

"기존 닭장에 있던 분비물들을 일부러 완전히 치우지 않아요. 닭똥 속에 병아리에게 이로운 미생물들이 있거든요. 그걸 그대로 살려두기 위해서예요."

병아리를 들인 후에도 닭장 바닥의 분비물들은 50퍼센트 정도만 거두어 밭작물의 퇴비로 쓰고, 나머지는 그대로 둔다고 했다. 신선한 공기와 충분한 햇빛 그리고 이로운 미생물에 의해 잘 발효된 바닥의 분비물 등이, 닭들이 항생제 없이도 스스로 질병을 이겨낼 수 있게 하는 힘이다. 눈비산의 닭들이 조류독감에 취약했던 공장식 양계닭과 달랐던 데는 이런 이유가 있었다.

계사는 8평 크기의 방들로 구분되어 있는데 이 안에 수닭 일고

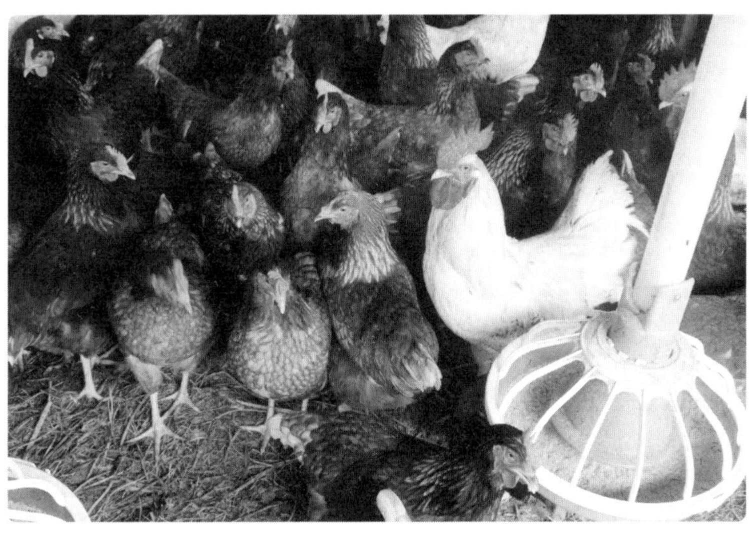

채광과 통풍이 잘 되는 쾌적한 계사에서 자유롭게 활동하는 눈비산 농장의 건강한 닭들이 모이를 먹기 위해 몰려든 모습이다.

육식, 덜 먹고 함께 사는 길: 소, 돼지, 닭 이야기

여덟 마리와 암탉 120여 마리가 함께 살고 있었다. 방마다 모이통이 있고 눈비산에서 내려오는 계곡물이 흐르는 수로식 물통, 그리고 횃대와 산란상자가 놓여 있다. 계사 안으로 들어가 나무로 만든 산란상자를 열어보니 암탉 한 마리가 알을 품은 채 놀라는 기색도 없이 태연하게 나를 쳐다본다. 산란상자는 암막이 쳐진 출입구로 닭들이 자유롭게 드나들 수 있고, 바닥에는 왕겨가 깔려 있어 암탉이 편안하게 알을 낳을 수 있다. 아침과 저녁 두 차례에 걸쳐 산란상자에 낳은 계란을 거두는데, 닭들은 대개 오전 열 시 이전에 70퍼센트 가까이 알을 낳는다고 한다.

24시간 불을 밝힌 계란공장의 빼곡하게 층층이 쌓아올린 케이지에 갇혀 알 낳는 기계로 전락한 암탉이 무정란을 생산하는 것에 비하면, 눈비산마을의 닭들은 생명의 원리에 맞게 마치 아기를 낳듯이 건강한 유정란을 낳고 있었다.

"계란 꺼내러 들어가는데 옆에서 짝짓기를 하는 것을 보고 있으면 미안한 마음이 들어요."

계란을 수거하던 김치환 씨의 말이다. 사실 닭의 짝짓기는 순식간에 끝나는 일상임에도 그들에게서 계란을 걷어오는 일에도 마음이 쓰인다는 눈비산 사람들의 이야기를 듣자니 이들이 닭을 어떻게 대하고 있을지 짐작할 수 있었다.

병아리들은 태어난 지 120일 만에 알을 낳기 시작해 180일쯤 되면 열흘에 아홉 개 정도를 가장 왕성하게 산란한다. 눈비산 사람들은 이 시기의 젊은 닭을 '새댁'이라고 불렀는데, 젊은 암탉이 사는 방에 들어가보니 암갈색 털에 반질반질 윤기가 흐르는 것이 활기가 넘쳤다. 난생 처음 닭들이 예쁘다는 생각이 들었다.

일명 요양병동으로 불리는 계사도 둘러보았다. 닭들은 본능적으로 힘이 약한 녀석들을 부리로 사정없이 쪼아대는 습성이 있다. 이런 이유로 공장식 양계에서는 닭의 부리를 납작하게 잘라버린다. 살찐 닭은 산란율이 떨어지기 때문에 강제로 모이 양을 조절하려는 수단이기도 하다. 그런데 한번 공격을 받아 상처를 입은 닭은 계속 힘센 닭들의 표적이 되기 때문에, 눈비산에서는 약한 닭들을 따로 모아 격리한다. 이 요양병동에는 자동으로 지급되는 모이통 대신 나무로 만든 재래식 모이상자를 두고, 사람 손으로 직접 모이를 준다. 약한 이들에게 한 번이라도 눈길을 더 주려고 배려하는 것이다. 힘센 닭에게 쪼이고 털이 뜯긴 닭들이 시뻘건 살을 드러내고 있는 모습은 마치 인간사회에서 경쟁에 낙오된 이들만큼이나 보기에 안쓰러웠다.

"이곳에서 건강을 회복해도 가능한 원래 있던 곳으로는 보내지 않아요. 한번 세력관계가 정해지면 약한 애들은 계속 괴롭힘을 당하거든요. 비슷한 애들끼리 따로 살도록 하는 게 나아요."

닭을 돌보고 있던 임익성 씨의 설명이었다. 농장 식구들의 하루일과는 닭의 생체리듬에 맞춘다고 했다. 아침을 깨우는 닭 울음소리와 함께 시작해, 해가 저물어 횃대 위에 올라가 잠들 때까지 닭과 함께 지내다 보니 자연 하루해가 긴 여름날이 가장 고되다고 했다. 더구나 추위에 강하고 더위에 약한 닭의 특성 때문에 여름에는 더 손이 많이 간다고 한다.

"닭도 좀 쉬어가며 알을 낳으면 좋을 텐데…… 알 낳는데 휴

육식, 덜 먹고 함께 사는 길: 소, 돼지, 닭 이야기

가가 있나, 일요일이 있나! 그게 제일 힘들죠."

365일 쉼 없는 애정과 돌봄으로 길러지는 생명체로서의 닭과 계란, 그것이 우리 식탁에 오기까지 스며 있을 그들의 노고에 고개가 끄덕여졌다.

눈비산의 닭들은 평균 18개월 정도 살면 산란닭으로서 일생을 마친다. 은퇴를 앞둔 노계들이 생활하는 계사를 들여다보면 털이 빠지고 홀쭉해진 몸뚱이에 애잔한 마음이 인다. 이런 닭들을 일정 기간 동안 굶긴 뒤 병아리 때 먹던 사료를 다시 먹이면 회춘하듯 털이 새로 나고 산란율이 높아진다고 한다. 그러나 눈비산마을에서는 이 방법을 쓰지 않는다. 비록 천수를 누리지는 못해도 최소한의 복지를 누리고 살다가 은퇴한 닭들은 마지막으로 육가공업체인 두레식품으로 가 소시지 재료가 돼 일생을 마친다.

그렇다면 눈비산의 닭들은 무엇을 먹고 자랄까. 옥수수, 밀, 콩깻묵대두박 등이 섞인 곡물사료가 주식이라면 옥수수줄기와 잎, 열매, 그리고 잡풀들을 섞어 자연발효시킨 유산균 풍부한 풀김치가 반찬이라고 했다. 풀이 없는 겨울을 대비해 풀김치 김장을 넉넉하게 담가두는 것도 눈비산 농부들의 중요한 일이다. 눈비산마을에서는 퇴비가 듬뿍 담긴 밭에서 태양에너지를 흠뻑 받고 자란 풀을 먹이는 것이, 계란의 생명력을 길러내는 중요한 힘이라고 생각하고 있다.

눈비산마을에 다녀온 지 얼마 지나지 않아 한살림에서는 눈비산 유정란과는 또 다른 논지엠오NON GMO 유정란이 공급되기 시작했다. 전북 완주 김종춘 씨와 충북 음성 김하식 씨의 양계장에서 유전자조작곡물이 들어있지 않은 사료를 먹인 달걀을 본격적으로 출하하기 시작한 것이다. 2008년 생협 내 전체 축산물에 대한 논지엠오 사료전환을 결정하고 시범사육을 통해 논지엠오 유정란이 먼저 선을 보인 것이다. 계사와 생산방식은 눈비산과 다르지 않다. 성장촉진제, 산란촉진제, 성장호르몬을 넣지 않은 주문사료에, 닭의 면역성을 키우기 위해 죽순, 당귀, 매실, 살구 등을 발효시킨 천연효소를 농가에서 직접 만들어 먹인다. 차이가 있다면 농약과 화학비료를 사용하지 않고 키운 논지엠오 유기사료를 곡물사료로 쓴다는 점이다. 그렇지만 유기사료 역시 아산의 유기축산처럼 일부는 중국에서 수입하고 있다. 소와 비교해 곡물사료 비중이 큰 돼지와 닭의 경우 국내 사료 자급량이 절대적으로 부족한 상황이다. 결국 수입곡물로 만든 사료에만 의존하다가는 1970년대 초 사료파동 같은 위기가 언제 또 축산, 양계 농가를 덮칠지 알 수 없는 노릇이다.

《현대양계》2010년 1월호에 실린 '창간 41주년 기념 특별 좌담회' 기사에 따르면 1970년 당시 우리나라 사람들의 1인당 연간 계란 소비량은 77개였지만 지금은 세 배 가까이 늘었다. 같은 기간 동안 쌀 소비량은 절반으로 줄었지만, 닭고기 소비는 6.4배, 돼지고기는 7.3배, 쇠고기는 6.3배나 늘었다. 결국 우리는 밥으로 먹던 곡물을 가축에게 대신 먹여서, 어마어마한 양의 수입곡물을 고기 형태로 먹어치우고 있는 것이다.

눈비산마을에서도 사료독립을 위해 옥수수 재배면적을 늘리고 있었다. 조희부 씨는 '근본적으로 지금처럼 자급의 한계를 훨씬 뛰어넘는 수준으로 고기와 그 부산물을 많이 먹는 현실이 바뀌지 않으면 이런 문제를 해결하기 어렵다'고 했다. 고기와 계란 소비를 절제하는 것만이 근본적인 대책이라는 것이다. 계란농사를 짓는 사람이 닭고기와 계란 소비가 과하다는 걱정을 하고 있다. 우리 농업과 밥상이 얼마나 위태로운 기반 위에 놓여 있는지를 걱정하고 있는 것이다.

더 간소하게 보다 절제된 밥상을 차리고 이를 감사히 받아먹을 때, 닭과 소와 돼지를 동등한 생명체로 존중하기 위해 노력하는 사람들의 노력도 헛되지 않을 것이다.

살림의 밥상

우유는
동냥젖,
빼앗지 말고 나누어야

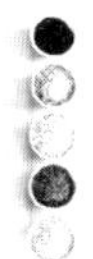

지금 알고 있는 걸 그때도 알았더라면

내 가슴이 말하는 것에 더 자주 귀 기울였으리라.

더 즐겁게 살고, 덜 고민했으리라.

…

사랑에 더 열중하고

그 결말에 대해선 덜 걱정했으리라.

설령 그것이 실패로 끝난다 해도

더 좋은 어떤 것이 기다리고 있음을 믿었으리라.

육식, 덜 먹고 함께 사는 길: 소, 돼지, 닭 이야기

킴벌리 커버거의 시 구절을 떠올리며 내가 반성해야 할 것이 있다면 무엇일까 생각해본 일이 있다. 나는 '지금 알고 있는 걸 그때도 알았더라면 절대 우유를 그렇게 많이 먹지도, 먹이지도 않았을 것이다. 내 가슴에 넘쳐나는 젖을 일부러 말려버리지도 않고 우유를 먹이지 않는 것에 대해 고민하지도, 걱정하지도 않았을 것이다.'

1970년대 초 부모님이 시골 농장을 정리하고 도시로 올라와 단칸방에 살았던 어린 시절에도, 집에서는 유리병에 든 우유를 배달시켜 먹었다. 일주일에 두 병이 왔는데 먹을 게 귀하던 시절 병 주둥이를 싼 비닐을 뜯고 집게손가락으로 종이뚜껑을 눌러서 마시던 순백의 우유는 꿀맛이었다. 그보다 어릴 때는 아침마다 엄마가 따뜻한 두유를 직접 만들어주었는데, 밍밍하던 두유와 진한 우유의 맛은 천지차이였다. 부모님은 아무리 궁해도 학교급식으로 나오던 삼각봉지 우유와 소보로 빵을 먹을 수 있게 해주셨다. 가난했지만 우유만큼은 먹을 수 있었다는 사실에 얼마나 안도했는지 모른다. 생각해보면 그 시절 부모님들은 자식에게 우유와 빵을 먹이는 일을 더 나은 삶을 성취하는 것으로 여겼는지 모르겠다. 아무튼 나는 유아 때는 엄마 젖을 먹었지만, '국민학교' 이후로는 줄곧 우유를 음료수처럼 마시고 자랐다. 갈증이 날 때도 물보다 시원한 우유가 더 좋았다.

문제는 첫아이를 임신했을 때였다. 특별히 음식을 가리지는 않았는데 우유를 탐닉하는 정도가 심했다. 입덧이 심했는데 공복인 상태를 견디지 못해서 늘 우유를 입에 달고 살았다. 그리고 1994년에 첫딸을 낳고는 당시 또래 엄마들 중에는 드물게 모유수유를 했

살림의 밥상

다. 정말 어딜 가나 나의 모유수유는 화제가 될 만큼 젖 먹이는 엄마가 드물었다. 지금이야 엄마 젖 먹이기를 권장하는 사회가 됐지만 그래도 여전히 우리나라는 OECD 국가 중 모유수유 비율이 가장 낮다. 그런데 나는 수유 기간에도 우유를 많이 마셨다. 어떤 날은 하루에 2,000밀리리터를 마시기도 했다. 젖으로 빠져나가는 만큼 우유로 내 몸을 보충한다는 생각도 있었다. 가끔은 내 몸이 아기에게 우유를 보내는 필터가 아닐까 생각하기도 했다. 아무튼 젖은 풍부했는데도 당시로는 젖을 오래 먹이면 성장에 문제가 생기고 의존적인 아이로 자란다는 식의 분유회사가 퍼트렸을 육아정보에 휘둘려, 7개월째에 강제로 모유를 끊고 말았다. 둘째 때는 전반적으로 입맛이 없었는데 우유도 그다지 당기지 않았다. 그래도 모유는 똑같이 7개월만 먹였다. 그 뒤로는 분유 중에서 제일 좋다는 것만 골라 먹였다. 이제와 생각하니 참 어리석었다. 세상에 엄마 젖보다 좋은 분유가 어디 있다는 말인가. 두 딸 모두 또래 친구들 사이에서는 드물게 젖을 먹고 자랐지만, 엄마인 내가 소젖을 너무 많이 먹었다는 게 영 찜찜하다. 두 딸은 한 뱃속에서 자랐으면서도 체형과 성격, 기질이 모두 판이하게 다르다. 큰딸은 갓난아기 때부터 또래들보다 컸다. 키만 큰 게 아니라 이도 빨리 났는데, 치과의사가 "이렇게 이갈이를 하는 아이는 처음 봤다"고 놀랄 정도였다. 평생 써야 할 영구치가 빨리 나와서 좋을 이유는 하나도 없었다. 반면 둘째는 모든 면에서 적당하게 또래들만큼 자라는 편이다. 둘째는 우유를 싫어하는데, 큰아이는 우유를 물처럼 마시기 좋아한다. 아무리 생각해도 첫아이 때 내가 우유를 지나치게 많이 먹었기 때문인 것 같다. 젖먹이 때 엄마가 무엇을 먹었는지에 따라 아이들이 이렇게 달라진다면 놀랍고도 무섭지 않은가.

자연의 섭리에서 말하면, 어떤 동물이든 다 자란 후에는 다른 동물의 젖을 먹지 않는다. 그것만 생각해도 다른 동물의 젖을 먹는 것 자체가 부자연스러운 것이다.

《위장은 말한다》, 신야 히로미

신야 히로미는 사람마다 인상이 다른 것처럼 몸속 위와 장에도 위상과 장상이 있다는 철학으로 질병을 치료해온 세계적인 내과 의사인데, '우유가 현대의 난치병을 만들었다'고 주장한다. 그는 우유에는 사람 젖보다 칼슘은 네 배, 인은 여섯 배가 많이 들어 있는 이유가 무엇일까 생각해보라고 한다. 사람과 소가 다르기 때문이라는 것이다. 송아지는 한두 해만 자라면 어른 소가 되지만, 사람은 15년~20년은 자라야 어른이 된다는 것, 그것이 소젖과 사람 젖이 다르게 만들어진 이유라는 것이다. 그는 "아기일 때 전혀 모유를 먹일 수 없어서 다른 동물의 젖으로 어느 정도 영양을 취해야 하는 경우는 있을지 모른다. 사람은 한 살 정도까지는 다른 동물의 젖을 마셔도 알레르기반응 등 거절반응이 거의 일어나지 않도록 되어 있다"고 말한다. 그러나 송아지를 1년~2년 만에 성체로 만들기 위해 필요한 우유를 사람의 자식이 어른이 되어서도 계속 먹어야 할 이유가 없다는 것이다. 오히려 체질적으로 유당분해효소가 부족한 사람들이 계속 우유를 먹다가는 갖가지 병만 부른다고 지적한다.

그는 우유를 먹고 설사를 하는 경우 장내 이로운 영양분까지 몸 밖으로 배출하는 효과가 있고, 우유 단백질로 인한 알레르기반응, 또 우유를 많이 먹는 미국인들에게 골다공증이 가장 많다는 이유 등을 들어 우유에 대한 맹신을 경계하라고 충고한다. 내가 30대 중반 처음 골밀도검사를 받았을 때 정상 이하로 수치가 낮았던 이유도 평생 우유를 너무 많이 먹은 탓이구나 싶었다. 신야 박사의 이야기는 내가 의심하고 있던 문제들에 고개가 끄덕여질 만한 설명을 해주었다. 그의 주장이 옳지 않다고 해도 상관없다. 더 이상 다른 짐승이 자기 새끼를 위해 만든 젖을 다 자란 내가 빼앗아 먹어야 할 이유는 없다고 생각한다.

석가모니는 격렬한 고행 끝에 죽음이 눈앞에 다가올 만큼 수척해졌을 때 세나니라는 마을의 처녀 수자타가 바친 우유죽을 받아 먹고 기력을 회복했다고 한다. 우유는 그렇게 아픈 사람에게 소가 나누어주는 비상식이지, 일상에서 인간이 음료로 섭취할 것은 아닐 것이다. 그래서 요즘 나는 우유를 잘 사지 않으려고 노력한다. 개인적으로는 우유를 끊어도 섭섭하지 않을 만큼 지나치게 많이 먹어왔다. 오히려 우유가 완전식품이라는 말만 믿고 다른 것을 골고루 먹는 데 소홀했던 것은 아닌지 반성도 한다. 하지만 나 혼자 아무리 우유를 먹지 않으려고 노력해도 세상은 온통 유제품투성이다.

그래도 어쩔 수 없이 우유를 사야 할 일이 있다면 이제는 유기농 우유를 산다. 내가 이용하는 생협에서는 한동안 우유를 취급하지 않았다. 나의 고민처럼 우유는 자연의 섭리를 거스르는 먹을거리라는 이유 때문이었다. 그러나 우유의 신화에 길들여진 소비자들의 요구를 거부하기 힘들었던 모양이다. 다른 생협이나 대기업 유기농 매장에서 취급하는 유기농 우유를 공급해달라는 조합원들의 요구는 집요했다. 결국 지난 2006년 가을, 한살림 서울에서는 우유 취급에 대한 설문조사를 실시했다. 인터넷 설문 응답자 3,499명 가운데 74.31퍼센트인 2,600명이 우유를 마시고 있었고, 91.7퍼센트에 이르는 3,197명이 우유 취급에 찬성했다. 매장에서 직접 설문에 응한 1,127명 가운데도 982명이 찬성했다고 한다. 어차피 먹고 있는 우유를 믿을 수 있는 생협에서 안전하게 공급해달라는 조합원들의 요구는 간절하다 싶을 정도였다. 단 8.63퍼센트만이 '축산분뇨로 인한 환경오염과 송아지의 젖을 사람이 먹는다는 것에 대한 거부' 등을 이유로 반대의사를 표시했다. 생협에 새로운 물품 하나가 공급되려면 이렇게 조합원들의 의견수렴을 거쳐 19개 지역조직의 동의를 얻는 등 복잡한 과정을 거친다고 한다.

나는 장보기 사이트에 뜬 설문조사 팝업창을 통해 우유 취급 반대에 표를 던졌다. 하지만 우유 공급이 시작된 뒤 나도 모르게 우유를 주문하는 일이 많아지고 있다. 아예 끊겠다고 결심했다가도 유기농 우유니까 괜찮겠지 하는 식으로 타협한 것이다. 그래도 한 달에 한두 병 정도로 절제하고 있지만 견물생심이라고, 없던 우유가 생기니 소비가 늘어나는 것 또한 사실이다.

유기농 우유는 강원도 횡성군 우천면에 있는 범산목장에서 공급되고 있다. 이 목장은 두레생협과 파스퇴르유업, 리스나범산목장 우유 등에 납품을 하고 있던 우유 생산지인데, 국내 유기축산물 인증과 세계유기농운동연맹IFOAM의 인증을 받았고, 농림수산부로부터 환경친화축산농장으로 지정되기도 했다.

　우유의 유기농 인증조건은 소 한 마리당 초지 약 277평과 축사 5.2평, 10.5평의 운동장 면적을 확보한 목장에서 젖소에게 마음껏 활동할 수 있는 공간을 확보해주어야 한다. 축사면적 대비 우유를 짜내는 젖소의 수를 엄격하게 제한하는 것은, 소들에게 최소한의 자유로운 생활공간을 확보해주어 동물복지를 보장하려는 조치다. 한 예로 울산에 있던 어느 목장의 경우 유기농 인증을 받을 당시 95마리를 기준으로 우유를 짜냈는데 인증을 받은 이후 젖소 수가 110마리로 늘어난 것 때문에 기존 인증을 반납하는 문제가 생겨, 생협의 우유 공급이 중단되기도 했다.

　젖소들이 먹는 사료는 농약, 화학비료, 항생제, 수유촉진제, GMO 농작물을 사용하지 않은 유기농[6]이어야 한다. 또한 소가 먹는 물과 생활하는 땅의 중금속에 의한 토양오염 역시 엄격한 기준이 정해져 있다. 더불어 중요한 것은 목장 안에서 유기농 풀 사료를 직접 생산하고, 젖소에서 나오는 축산분뇨를 목초지의 퇴비로 사용하는 순환구조를 갖추고 있어야 한다는 점이다.

　일반 우유들이 여러 목장에서 생산한 우유를 집유차로 한데 모아서 공장에서 생산하는 것과 달리 유기농 우유는 개별 목장의 우유를 직접 받아먹기 때문에, 생산자의 정확한 정보를 얻을 수 있다. 물론 동화 '플란다스의 개'에 나오는 것처럼 파트라슈와 네로가 가져다준 우유와 비교하면 오늘날 유기농 목장은 엄청난 규모로 산업화된 시설을 갖추고 있다.

　우유와 유제품이 어린 동물의 먹이를 빼앗는 것이라는 생각에

육식, 덜 먹고 함께 사는 길: 소, 돼지, 닭 이야기

우유를 거부하는 채식주의자들도 많다. 그들에게는 동물의 복지를 고려한 유기농 우유 역시 면죄부를 준 것에 불과할지도 모른다. 분명한 것은 매일 퉁퉁 붙은 젖을 하루에 두 번씩 차가운 기계로 짜내는 젖소의 몸뚱이는 태생적으로 새끼를 먹일 젖보다 많은 우유를 짜내도록 개량한 '우유공장'이라는 사실이다. 그러나 여전히 새끼를 낳아야만 젖이 나오는 것은 여느 소와 똑같다. 제 새끼 먹일 젖을 인간들이 빼앗으니 결국 송아지는 초유 정도만 겨우 먹고 일치감치 어미에게서 떨어져 사료를 먹을 것이다. 그 송아지가 자라 다시 인간을 위해 임신을 하고 젖을 짜내야 한다고 생각하면 엄격한 채식주의자가 아니라도 마음이 무거워진다. 그러므로 어쩔 수 없이 우유를 먹더라도 남의 젖을 빼앗는 것이 아니라 어미 소가 젖동냥한 것을 나누어 먹는다는 생각으로, 우유를 지금처럼 양껏 먹는 일은 분명 돌아봐야 한다. 그뿐인가, 우리가 우유를 많이 먹는 만큼 숲을 황폐하게 만드는 방목지는 더 늘어나야 하고, 소들을 먹이기 위해 지하수는 점점 더 말라갈 것이다.

1 영국은 광우병 파동 등을 겪은 1990년대 후반부터 축산업의 집약적 밀집 사육에 반대해 1999년 돼지의 분만틀 사용을 금지했고, 동물복지 인증제도인 '프리덤푸드'를 도입했다. 프리덤푸드는 동물학대방지협회에서 인증하고 동물복지를 실현하는 농장에서 생산되는 제품에 부착하는 것으로, 소비자들도 육류를 고를 때 동물복지 인증마크를 확인할 만큼 동물복지에 대한 인식이 높아졌다. 닭의 경우 자연 상태로 천천히 자라는 닭과, 1제곱미터 당 최대 열다섯 마리를 넘지 않는 넉넉한 사육환경에서 자란 닭에게만 붙여진다.

2 조완형의 글 '생협운동의 경과 및 현황과 당면 핵심과제'를 참고했다.

3 눈비산마을 취재는 계간 《살림이야기》 2009년 가을호에 실린 본인의 글을 재구성했다.

4 2010년 12월까지는 유기농 비율이 85퍼센트 이상이고, 이후는 100퍼센트 유기농 사료를 먹여야 한다.

음식은 관계를 먹는 것

우리는 무엇을 먹어야 하는가?

GMO에 포위된 밥상을 걱정하며

두부를 고르며 농부를 생각한다

설탕 소비를 깊이 생각한다

우리 농업을 살려 단맛을 찾는다

유기농업의 완성은 남과 북의 평화로부터

주부와 농부가 손을 잡으면 더 나은 세상이

착한 밥상이 건강한 밥상

GMO에
포위된 밥상을
걱정하며

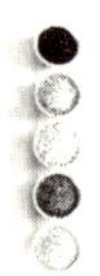

보글보글 된장찌개를 끓이고, 콩나물은 조물조물 무치고, 기름 두른 팬에 바삭하게 부쳐낸 따끈한 두부를 양념간장에 찍어 먹고……. 이 모두가 콩이 없으면 할 수 없는 일이다. 콩을 떼어놓고 우리 밥상을 상상하기는 어렵다. 콩쥐와 팥쥐라는 이름만 봐도 우리 민족이 콩과 밀접하다는 것을 알 수 있다. 팥이야 어쩌다 먹는 간식이라고 해도 콩은 밥에 넣어 먹을 뿐 아니라 두부와 콩나물을 만들고, 된장, 간장, 청국장으로 발효시키고, 콩기름을 짜내고, 미숫가루와 두유로도 마신다. 또 채식주의자들을 위한 콩고기까지, 우리 식생활에서 콩의 쓰임새는 넓고도 크다.

콩은 동북아시아가 원산지다. 조상 대대로 우리는 콩과 함께 살아왔다. 특히 쌀밥을 먹는 사람들에게 콩은 단백질을 보충해주는 중요한 곡식이라 예로부터 논두렁, 밭두렁까지 살뜰하게 콩을 심고 길러 먹었다. 콩을 털어내고 남은 콩깍지와 콩대는 소에게도 좋은 먹이다. 또 공기 중의 질소를 고정시키는 뿌리혹박테리아가 있어 메마른 흙에서도 잘 자라며 땅을 기름지게 하는 보배로운 농작물이 바로 콩이다.

그런데 지금 우리는 콩을 90퍼센트 이상 수입하고 있다. 나는 한 번도 수입 콩을 직접 사본 일은 없다. 그러나 과연 그럴까? 수입 콩 그대로를 사본 일은 없을지 몰라도 이미 수많은 가공식품으로 만들어진 엄청난 양의 수입 콩을 먹어왔을 것이다. 우리나라에서 한 해 동안 쓰이는 콩은 모두 160만 톤이다. 이 가운데 식용으로 40만 톤, 가축사료와 가공식품 원료로 120만 톤이 쓰인다. 그런데 우리나라에서 심고 수확한 콩은 고작 13만 톤에 지나지 않는다. 부족한 107만 톤은 모두 미국, 브라질, 중국에서 들여오고 있다.[1] 현실이 이런데 무슨 재간으로 수입 콩을 피해 국산 콩만 먹으며 살 수 있겠는가. 그런데 문제는 콩이 옥수수와 마찬가지로 대표적인 GMO 작물이라는 것이다. 전 세계 GMO 가운데 콩이 6,580만 헥타르로 가장 많고 그 다음으로 옥수수 3,730만 헥타르, 면화 1,550만 헥타르, 유채 590만 헥타르 순이다.[2] 무서운 것은 해마다 GMO 작물을 심는 땅이 매우 빠르게 늘어나고 있다는 점이다.

GMO 작물이 전 세계에 퍼져 상업화된 이후 우리 밥상에 스며든 지도 벌써 10여 년이 지났다. GMO 콩에 대한 안전성 논란은 여전히 끊이지 않고 있다. 절대 안전하다고 주장하는 쪽은 당연히

음식은 관계를 먹는 것: 우리는 무엇을 먹어야 하는가?

GMO 작물을 팔아 이득을 얻는 사람들이다. 어쩌면 GMO로 인한 피해는 보다 먼 미래에 나타날 지도 모른다. 또는 먼 훗날에 지금 우리가 걱정하고 염려하는 일들이 기우였다는 것이 밝혀질 수도 있다. 그렇지만 설령 충분히 안전하다는 것이 입증되더라도, 나와 우리 아이들이 살아 있는 동안에는 어떤 심각한 위험이 나타나지 않는다 할지라도, 나는 GMO 작물을 반대한다. GMO가 생명체의 본성을 도둑질하고 생태를 파괴하는 자본의 배를 불려주고 있기 때문이다. 종자회사들은 세계 곳곳에서 본래 농부들의 손으로 뿌리고 다시 거두어야 마땅한 씨앗의 운명을 훼손하고, 오로지 자신들이 만든 GMO 종자로만 공장의 상품을 찍어내듯이 농사를 획일화시켰다. 그리고 해마다 농부들에게 특허사용료를 내라고 요구한다. 하지만 종자회사가 개입하기 전까지 씨앗의 주인은 농부들이었다. 자신이 기른 농작물을 수확하고 씨앗을 받아두었다가 이듬해 다시 뿌리는 것이 자연스러운 농사의 흐름이다. 그러니 이를 상품화하고 자신들의 굴레에 묶어둔 것은 종자회사의 음모일 것이다. 만일 유전자를 조작해 새로운 씨앗을 만든 종자회사와 과학자들이, 인류의 자산으로부터 아무런 도움도 받지 않고 혼자 힘으로 자기 뱃속에서 GMO 씨앗을 잉태했다면 기꺼이 돈을 받아도 좋을 것이다.

　나는 몬산토라는 거대 기업이 GMO 작물의 씨앗으로 어떤 일들을 벌였는지 알고부터는 그 씨앗이 설령 안전하다 해도 절대로 그것들을 먹어서는 안 되겠다고 생각했다. 몬산토는 농부들이 자기 회사의 GMO 종자를 무단으로 사용하는 것을 적발하기 위해 유전자경찰관이란 사설 탐정을 고용해 농촌 지역을 이 잡듯 뒤지고 다

실림의 밥상

닌다고 한다. 그들은 GMO에 대한 기술사용료 없이 씨앗을 되사용한 농부들에게 천문학적인 액수를 요구하는 소송을 제기하고 있는데, 문제는 GMO 씨앗을 심지 않은 밭에 꽃가루나 씨앗이 저절로 날아와 싹이 튼 경우에도 그 밭의 농민에게 책임을 묻는다는 것이다. 옆 가게에서 틀어놓은 음악이 우리 가게에서도 들린다고 저작권법 위반이라 생떼를 쓰는 것과 무엇이 다른가. 결국 초국적 기업과의 소송을 감당할 수 없는 힘없는 농민들은 순순히 GMO 종자를 계속 쓰겠다는 노예계약에 무릎을 꿇게 되는 것이다.

이미 우리나라에는 식용과 사료용으로 GMO 곡물을 수입하는 길이 모두 열려 있다. 2009년에만 약 90만 톤, 4.2억 달러어치의 GMO 콩이 수입됐다고 한다. 이제 GMO 콩을 우리 땅에 직접 심는 일만 남았다. 식용과 사료용으로 들어온 것은 우리가 먹지 않으면 폐기처분할 수 있지만 한번 뿌려진 씨앗은 거침없이 세력을 확장할 것이다. 우리밀이 사라졌던 것을 기억한다면, 조상 대대로 논두렁 밭두렁에 심어 먹던 콩들을 지키기 위해 다시 '우리콩살리기 운동'을 벌어야 할지도 모른다. 지금이야말로 도시 소비자들이 우리 농민들을 응원해 GMO 종자의 유혹에 흔들리지 않도록 힘을 실어주어야 할 때다. 그것은 우리 밥상과 농부들을 지키는 일만이 아니라 GMO 콩의 노예가 된 외국 농민들의 비참한 삶을 개선하기 위해서도 필요한 일이다.

몬산토의 GMO 콩은 '라운드업 레디'다. 라운드업이란 제초제를 받아들일 준비가 된 콩이란 뜻이다. 라운드업을 뿌리면 '라운드업 레디' 콩만 남기고 다른 식물은 깡그리 말라 죽게 되니, 결국 콩과 농약이 세트상품인 셈이다. 과연 이 콩이 몬산토 주장대로 농약 사용량을 줄이고 생산성을 높여 농민들을 편하게 만들었을까. 세계에서 세 번째로 GMO 콩을 많이 재배하는 아르헨티나에서는 지난 2008년 농민들이 나서서 농약 살포를 반대하는 시위를 벌였다고 한다. GMO 콩 재배 이후 아르헨티나에는 오히려 제초제에 내성을 가진 슈퍼잡초들이 자라기 시작해, 점점 강한 농약을 더 많이 뿌릴 수밖에 없게 되었다고 한다. 그리고 농장에 항공기로 비처럼 뿌려대는 농약 때문에 잡초가 아닌 사람들이 죽어가게 되었다는 것이다. 암 환자가 늘고, 아이들의 피부가 썩고, 기형아가 태어나고, 아예 뱃속에서 죽어가는 아기들도 늘어나기 시작했다고 한다.[3] 피해를 입은 이들 대부분은 대규모 부재지주들의 농장에 고용된 가난한 농업 노동자들이었다. 그들에게는 농약을 거부할 수 있는 아무런 선택권이 없었다.

전 세계에서 가장 많은 GMO 콩을 재배하고 있는 미국 농장은 어떠할까. 대부분 가난한 나라의 이민자들이 농약 세례를 받으며 일하고 있을 것이다. 그 콩이 화물선으로 실려와 값싼 가공식품의 원료가 되면서 우리나라에서도 제일 먼저 가난한 사람들의 식탁이 위협을 받았다. 이 콩이 바로 가장 대중적인 반찬인 두부와 콩나물 그리고 식용유가 되기 때문이다. 물론 가난한 사람들에게 값싼 먹을거리를 공급해주는 것은 좋은 일이다. 그렇지만 가난하기 때문에 안전하지 않은 식품을 먹을 수밖에 없다면 이것은 비극이다. 그런 사회에서 혼자만 좋은 먹을거리를 골라 먹는다고 우리 삶이 평화롭고 건강하기는 어려울 것이다.

살림의 밥상

우리 콩을 지키려면 국산 콩이 가격경쟁력을 갖추도록 생산량
이 늘어나야 한다. 그러려면 농민들이 콩을 심어 생활이 안정될 수
있도록 소비자들이 국산 콩으로 만든 식품에 먼저 지갑을 열어야
한다. 아무래도 이 삭막한 시장거래를 통해 우리가 서로를 도울 수
있는 길이 이것뿐인 듯싶다. 대구한살림이사장이기도 한 천규석 씨
는 이렇게까지 말한다.

> 무엇보다 도시 노동자들의 값싼 수입 농산물 구입은 그나마 남아
> 있는 우리 농촌의 완전분해로 이어져 도시의 실업률을 더 높일 것이
> 다. (중략) 노동자가 누구인가? 농촌의 농민이 망해서 도시의 노동자가
> 되는 것 아닌가? 그렇다면 노동자와 농민은 결코 남이 아니다. 따라
> 서 농민과 농업에 대한 노동자의 배려는 곧 자신에 대한 배려다.
>
> 《소농 버리고 가는 진보는 십리도 못 가 발병 난다》, 천규석

주부인 나 역시 콩에 관심을 갖기까지 오랜 시간이 필요했다.
첫아이가 이유식을 시작하면서 우유와 두유를 같이 먹였는데 당시
에는 원료인 콩에 대한 원산지표시의무가 없었다. 나는 어린 시절
엄마가 직접 콩을 갈아 만들어주던 두유 생각도 나고 우유를 좀 덜
먹이겠다는 생각에, 팩에 든 두유를 박스째 사다놓고 먹였다. 두유
는 장기보관이 가능하니 게으른 엄마가 냉장고에 쟁여두었다가 급
할 때 요긴하게 쓰기에 좋은 간식이다 싶었던 것이다. 그런데 그때
는 그 콩이 다 어디서 왔을까 미처 고민하지 못했다. 그리고 한참
뒤 채식 때문에 처음으로 콩에 대한 고민을 시작했다. '밭에서 나

음식은 관계를 먹는 것: 우리는 무엇을 먹어야 하는가?

는 고기'라고 불리는 콩은 특히 채식주의자들에게는 없어서는 안 될 사랑스런 곡물이다. 나도 한동안 고기를 끊으면서 두부를 더 많이 먹고, 콩고기나 콩햄 같은 새로운 식재료들도 자주 사게 되었다. "사랑하면 알게 되고, 알면 보이나니, 그때 보이는 것은 전과 같지 않으리라"는 말은 식생활에도 똑같이 적용되는 것 같다. 고기를 대신할 콩을 사랑하게 되니 콩이 궁금할 수밖에 없었다. 그런데 콩으로 된 그 많은 음식들 중에 국산 콩 제품을 찾는다는 것은 사막에서 우물을 찾는 일만큼이나 어려웠다. 결국 할 수 있는 선택이란 불안한 것을 피하는 수밖에 없었다.

나는 먼저 수입 콩으로 만든 식용유를 국산 현미유로 바꾸고, 시중의 두유는 멀리하기 시작했다. 다행히 가장 즐겨 먹는 두부와 콩나물에는 원산지표시가 확실하게 되어 있어, 국산 콩으로 만든 것을 골라 먹을 수 있었다. 그런데 유명 식품회사에서 '유기농 콩'이라고 글자를 크게 해서 대대적으로 광고하는 제품들 때문에 잠시 혼란스러웠던 적이 있다. 유기농 글자만 보고 무턱대고 두부를 장바구니에 담았는데, 집에 와서 자세히 살펴보니 깨알 같은 글씨로 중국산이라 쓰여 있는 것이다. 나는 이때부터 유기농이란 글자를 강조하는 포장을 보면 재료의 생산지부터 꼼꼼히 살펴보는 버릇이 생겼다. 역시나 유기농만 강조한 것은 십중팔구 수입산을 쓴 경우가 대부분이었다.

그나마 중국산이라고 표기한 것은 다행이고, 수입 국가를 표기하지 않고 수입산이라고 한 것도 많았다. 그런데 알고 보니 여기에는 교묘한 함정이 있었다. 전문가들은 미국에서 재배되는 콩의

살림의 밥상

94퍼센트가 GMO이기 때문에 2007년 기준 가공용으로 수입된 미국 콩은 거의 GMO로 봐야 한다고 했다.[4] 소비자들이 똑똑하고 까다로워진 만큼 기업은 교묘해진 셈이다. 미국산이라고 표기하는 것은 곧 GMO 콩임이 드러나기 때문에 두루뭉술하게 수입산으로 적어놓은 것이고, 이는 십중팔구 미국산 콩이라는 의미였다. 밀을 주원료로 하는 과자나 빵은 수입 국가를 정확히 밝히는 반면 간장, 식용유, 된장 등 콩을 원료로 쓰는 것과 옥수수수프 같은 옥수수 가공품들은 거의 수입 국가를 밝히지 않는다. 이는 수입된 콩과 옥수수는 거의 대부분 GMO 작물이라는 뜻이다.

음식은 관계를 먹는 것: 우리는 무엇을 먹어야 하는가?

GMO는 본래 유전자조작 또는 변형생물체
Genetically Modified Organism를 뜻하는데 GMO에 대한 가치 판단에 따라
'Modified'의 해석을 달리하고 있다. GMO를 긍정하는 이들은 '변형'
또는 '재조합'이란 의미를, 부정하는 쪽은 '조작'이란 단어를 사용하고
있다. 최근에는 GMO에 대한 거부감을 없애기 위해 의도적으로 생명
공학작물이란 단어를 사용하기도 한다.

GMO는 '기존 생물체 속에 전혀 다른 생물체의 유전자를 끼워 넣음
으로써 완전히 새로운 성질을 갖도록 한 생물체'[5]로 주로 농업에서 제
초제나 해충에 저항성을 갖추도록 만들어지고 있다. 아무리 강력한 제
초제나 살충제를 뿌려도 농작물이 끄떡없도록 만든 것이다. GMO를
개발한 다국적 종자회사는 농약을 적게 쓰고도 잡초와 해충을 박멸할
수 있다고 선전하지만, 실제로는 해충과 잡초가 내성을 키워 더욱 강력
한 농약을 뿌려야 하는 악순환이 반복되고 있다. 또한 유전자이식에 사
용되는 독성 바이러스가 인체에 알레르기나 암을 유발할 수 있다는 우
려들이 계속 제기되고 있다.

우리나라는 지난 1999년 밥상에 올라오는 두부의 82퍼센트가 GMO
두부라는 한국소비자보호원의 발표 이후 GMO 식품에 대한 소비자들
의 관심이 높아졌다. 농촌진흥청에 따르면 현재 GMO 작물 24개 144
종이 세계에서 상업화가 승인되었고, 우리나라는 이중 식용으로 7개
작물 66종, 사료가공용 5개 작물 53종의 수입이 승인돼 있다. 그런데

일반 농산물은 GMO가 3퍼센트 이상 들어 있을 경우에만 이를 표시하지만 정작 GMO로 만든 식품은 표시하지 않아도 되는 것이 문제이다. 실제로 우리 밥상에 올라오고 있는 GMO 식품들[6]은 다음과 같다.

- 콩 : 간장, 된장, 고추장, 쌈장 등의 장류, 두부류와 콩나물, 식용유 콩기름 라면 포함, 마가린쇼트닝 등 유지, 콩가루가 든 과자와 빵, 콩단백이 든 두유 대두버터, 마요네즈, 스파게티, 마카로니, 각종 향신료, 소시지, 베이컨, 커피크림 등
- 옥수수 : 콘샐러드 통조림, 옥수수유, 콘스낵, 팝콘, 시리얼, 물엿, 물엿이 든 과자, 옥수수전분이 든 과자, 빵, 맥주, 콜라, 사이다, 수프, 당면, 팥앙금 등
- 토마토 : 케첩, 토마토주스, 스파게티, 파스타, 피자용 소스
- 감자 : 포테이토칩, 감자튀김, 감자전분이 든 가공식품
- 면화 : 땅콩버터, 스낵류에 든 식용 면실유
- 유채 : 샐러드드레싱, 카놀라유, 과자, 마가린
- 치커리 : 치커리 차
- 기타 : 콩과 옥수수가 든 이유식, 유전자조작효소를 쓴 가공식품 등

두부를 고르며
농부를
생각한다

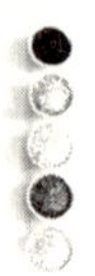

유기축산물 때문에 충남 아산을 찾아갔을 때 푸른들영농조합의 콩나물공장과 두부와 두유공장까지 차례로 방문했었다. 유기축산의 사료 자급에서 콩이 매우 중요한 역할을 하고 있기 때문이다.

"콩을 심으면 많은 것을 해결할 수 있다고 생각했어요."

이호열 푸른들영농조합대표는 아산에서 콩을 심은 것은 지역 안에서 논농사 밭농사와 유기축산이 결합해 지역 생태순환농업을 완성하려는 꿈을 파종한 것이라고 했다. 실제로 '재크와 콩나무'가 만든 꿈 같은 이야기가 아산에서는 현실이 되고 있었다. 지금은 그나마 국산 콩이 대접을 받고 있지만 당시에는 밀려들어오는 수입 콩 때문에 콩농사로는 입에 풀칠조차 할 수 없었다. 그러나 콩이 꼭 필요하다는 생각에 우선 콩을 심고 콩나물부터 키워 팔겠다며 농민들이 직접 콩나물공장을 세웠다.

"원래 충주에서 생협에 콩나물을 내던 서원석 씨가 있었어요. 그때는 혼자 콩나물을 길러서 새벽에 서울까지 직접 배달까지 하고, 남는 건 충주시장에 헐값으로 내다 팔고 그랬죠. 그러다 결국 과로로 쓰러졌어요. 나중에 부인까지 교통사고가 나면서 우리가 그 기계들을 들여와 대신 콩나물을 만들게 됐죠."

그는 1999년 아산에서 다섯 명의 농민이 힘을 모아 콩나물공장을 시작한 데는, 혼자 외롭게 국산콩나물을 지켜오던 생산자의 죽음이 계기가 되었다는 안타까운 사연을 먼저 이야기했다. 농가에서 콩농사만으로는 생계를 유지할 수 없었지만 국산 콩으로 농약이나 성장촉진제 없이 안전하게 기른 콩나물을 만들어 팔면서 조금씩 수익이 생겼다고 했다. 아산 농민들은 콩나물공장에서 생긴 수익을 고스란히 지역의 미래를 위해 재투자하기로 했다. 그렇게 시작된 것이 푸른들영농조합법인이다. 나중에는 콩나물을 먹어줄 소비자들을 모으기 위해 한살림 천안아산생활협동조합까지 꾸렸다. 소비자가 아닌 생산자가 중심이 되어 생협을 꾸린 것은 한살림 안에서도 드문 경우라고 한다. 곧이어 두부공장을 세웠고, 2003년에는 농림부 지원을 받아 물류센터와 저온저장고까지 세울 만큼 푸른들영농조합은 꾸준히 성장했다. 이전까지는 개별 농민들이 직접 자신이 기른 농산물을 트럭에 싣고 배달까지 해야 했지만 영농조합 물류센터가 생긴 뒤로는 효율이 높아졌다.

"농민들이 걱정 없이 농사에만 전념할 수 있게 하자고 해서 시

음식은 관계를 먹는 것: 우리는 무엇을 먹어야 하는가?

작한 것이 푸른들영농조합법인입니다."

이호열 씨의 소망대로 푸른들영농조합에서 안정적으로 콩을 수매하면서 아산 지역에 콩을 심는 농가가 부쩍 늘어났다. 10년 만에 생산자도 500여 농가로 늘었다. 농민 스스로 만든 콩나물과 두부공장이 우리 콩을 되살렸을 뿐 아니라 아산을 대표적인 친환경농업생산지로 발전시켰다.

"모두가 소비자들이 있었기에 가능한 일이죠. 콩나물과 두부를 고른 주부들이 우리가 꿈을 꿀 수 있는 토대를 만들어준 거예요."

이호열 씨는 우리콩을 살려낸 것은 시중보다 두 배나 비싼 값에도 불구하고 우리콩으로 안전하게 기른 콩나물과 두부를 선택해준 소비자들 덕분이라고 말했다. 지금은 대기업의 포장두부들이 고급화, 고가화되면서 오히려 생협의 두부 가격이 시중보다 저렴해졌다.

이호열 씨가 처음 한살림과 인연을 맺게 된 것도 "돈을 떼먹지 않는 사람들"에 대한 믿음 때문이었다고 했다. 그는 1970년대 중반부터 고향인 아산 음봉면에서 농사를 지어왔는데, 처음부터 "평생 농사짓고 살려면 정말 멋지게 해봐야겠다"는 결심으로 관행농을 거부했다고 한다. 유기농이란 말도 없던 시절, 메뚜기가 살아 있는 그의 논이 KBS 뉴스에 소개된 일이 있었다. 이것이 무공해 쌀로 유명해져 서울 사람들과 직거래를 시작했다. 용달차를 빌려 직접 쌀을 싣고 올라가, 지리도 모르는 낯선 서울 동네를 헤매며 집집마다 쌀독에 직접 쌀을 부어주고, 한밤중에 물에 젖은 솜처럼 녹초가 돼 집으로 돌아오곤 했다. 그런데 돈을 떼이는 일이 잦았다. 설령 돈을 제대로 받더라도 부잣집 사람들에게 머슴 취급을 받아 환멸스러운 순간도 많았다. 오죽하면 '한동안 서울 쪽으로는 오줌도 안 누겠다'는 다짐을 했을까. 이렇게 무공해 쌀 직거래운동에 실패하고 고향마저 떠나려던 그가 1987년 한살림을 만났다. 처음 생협 실무자인 이상국 씨 현재 한살림 물류를 담당하는 사업연합대표 에게 쌀 한가마를 올려보낼 때도 믿음이 가지 않아, 떼여도 좋다는 심정으로 자포자기한 상태였다고 한다. 그런데 이들은 달랐다. 단순히 쌀을 파는 농부가 아니라 생명의 농사를 짓는 '생산자님'으로 깍듯하게 그를 대접했다. 또 생협의 사람들은 농부들이 돈 걱정을 하지 않도록 여간 정성을 쏟는 게 아니었다.

그런 일을 겪으면서 그가 한살림운동의 전도사가 된 것은 당연한 일일지 모른다. 이호열 씨는 유기농 생산자들 가운데서도 그토록 어렵다는 무공해 오이농사를 진딧물을 일일이 손으로 잡아가며 성공시킨 일로도 유명하다. 약을 치지 않아 번번이 오이농사에 실패하자 보다 못한 소비자들이 오히려 조금이라도 약을 치라 성화를 했다. 하지만 '농약통 들고 밭에 나갔다가 순결한 처녀 몸에 약을 치는 것 같아 차마 못 치고 그냥 돌아왔다'는 그의 일화는 알 만한 사람은 다 알 만큼 유명하다. 그런 농부가 2010년 현재 한살림 전국생산자연합회 회장을 맡고 있다.

"농민은 대지를 밟고 생명을 다루는 사람입니다. 그런 농민들이 돈 걱정에서 떠나야 모두가 행복하고 즐거워집니다."

그는 농민들이 농사를 지으며 행복할 수 있는 기반을 만들어준 것이 소비자들이라는 사실을 누누이 강조했다. 그렇지만 지역의 농민들이 평생 서울에 있는 소비자들만 바라보고 살 수는 없었다고 했다.

　지난 2004년 풀무원에서 중국산 유기농 콩을 수입해 만든 두부를 대대적으로 홍보하기 시작했다. 그 뒤로 CJ 같은 대기업에서 두부의 질을 차별화하는 전략으로 경쟁적으로 국산 콩으로 만든 고급 두부를 내놓았다. 두부를 응고시키는 데 해양심층수를 쓰기도 하고, 소포제와 유화제 등의 첨가물을 전혀 쓰지 않는 두부, 고농축 콩국물을 쓴다는 진한 두부까지 우리콩으로 만든 다양한 고급 두부들이 쏟아져 나왔다. 우리콩으로 만든 두부가 시장에 늘어난 것은 분명 반가운 일이다. 그렇지만 그것으로 당장 콩 생산농가의 살림살이가 나아지지는 않았다. 오히려 안전한 두부를 시중에서도 쉽게 구할 수 있게 되자 생협의 두부 소비가 급격히 줄어들었다. 하루 3,500모에서 4,000모까지 나가던 두부가 1,000모 수준까지 떨어진 적도 있다. 결국 2004년에는 수매한 콩이 3분의 2도 채 가공되지 못하고 창고에 쌓였고, 푸른들에서는 2005년 콩 수매량을 전체 300톤에서 50톤이나 줄이기까지 했다. 원래 농민들에게 콩 1킬로그램당 4,500원씩 계약재배를 했지만 어쩔 수 없이 수매가마저 500원을 낮추어야 했다. 당시 시중의 콩 수매가는 킬로그램당 2,500원~3,000원이었는데, 이 가격으로는 도저히 농민들이 콩농사를 계속할 수 없는 수준이라고 했다. 생협의 두부 소비 감소로 인한 손해는 아산 지역 농민들 스스로 적극적으로 시장을 개척해야겠다는 생각을 하게 하는 계기가 되었다.

　"서울 소비자들이 모든 걸 다 해결해줄 수 있을까, 그럴 수 있으면 유토피아지요. 지금까지는 도시의 중산층들이 튼튼하게 버텨

살림의 밥상

서 우리의 희망이 돼주었는데, 지금은 그 소비자들의 삶이 무너지고 있어요. 이제는 농촌이 도시를 떠받쳐주는 구조가 돼야 한다고 생각해요."

이호열 씨는 도시 소비자들이 무한 가격경쟁 앞에 흔들리고 있는 상황을 충분히 이해한다고 했다. 그래서 이제는 농촌이 무너지는 도시의 삶을 책임져야 할 대전환의 시기가 다가오고 있다고 했다. 아산에서는 그런 마음으로 미래를 준비하고 있다. 그는 서로 돕는 한살림운동의 정신을 실현하는 곳으로, 도시 소비자와 유기농 농부들의 노후를 준비하는 친환경 실버타운이나 생태순환원리를 기반으로 한 이상적인 생태마을 같은 것도 구상하고 있다. 유기축산을 시작한 푸른들농장이 바로 그 꿈을 향해 뜬 첫 삽이기도 하다.

나는 생협 물품들을 받아먹으면서도 늘 아이들의 미래가 불안했다. 농부들은 해가 갈수록 고령화되는데, 소비자가 늘어나는 속도만큼 생산자가 늘기는 어렵겠다는 생각 때문이었다. 소비자 조합원이야 가입비만 내면 바로 원하는 물품을 받을 수 있지만 유기농 농부는 하루아침에 만들어지지 않는다. 특히 화학비료와 농약으로 죽어가던 땅을 힘겹게 되살려낸 유기농업 1세대 생산자들이 노환으로 세상을 떠났다는 소식이 부쩍 잦아지면서 걱정은 더 커졌다. 농약과 화학비료로 편하게 농사짓는 사람 중에도 젊은 농부를 구경하기 힘든 게 우리 농촌인데, 몇 갑절 더 고단한 유기농업을 지켜줄 젊은 사람 구하기는 무척 어려울 것이다.

누가 우리 아이들의 밥상을 안전하게 지켜줄 수 있을까. 우리가 지금 어떻게 농산물을 선택하느냐에 아이들의 미래가 달려 있다는 생각이 굳어진다. 올곧게 유기농업을 실천해도 안정되게 잘살 수 있다는 희망을 지금 농부들에게 보여주어야 한다. 자랑스러운 유기농 농부가 되고 싶은 사람들이 많이 생기도록 해야 한다. 그래서 지금 당장 우리 땅에서 자란 유기농산물에 지갑을 여는 것은 저축보다 중요한, 내 아이들의 밥상에 대한 투자다.

얼치기 시골살이 10년 만에 서울로 돌아온 우리 부부는 다시 제2의 귀농을 꿈꾸고 있다. 제대로 준비해서 시골에서 자립하는 노후를 맞고 싶기 때문이다. 적어도 우리 아이들과 손자들 그리고 주위의 이웃들이 먹을 농사라도 직접 지어야겠다는 생각이다. 도시에 사는 동안은 알뜰한 생협 소비자로 유기농 농부들의 생활을 책임지는 데 힘을 모으고, 적당한 시기에 우리 스스로도 소비자에서 생산자로 전환하자는 꿈이다. 이런 구조라면 사회 전체 구성원간의 유기적 관계를 완성하는 인적순환도 이루어지지 않을까. 나는 이렇게 막연한 꿈을 꾸고 있었는데, 이호열 씨는 농촌으로 돌아올 도시 소비자들을 위해 아산에서 이미 실질적인 준비를 하고 있었다. 그는 땅에서 직접 생명을 길러내는 사람답게 구체적이고 생산적인 결과물들을 차근차근 내놓고 있다. 아산에서 처음 콩을 심을 때 이렇게 먼 미래까지 내다본 것일까. 나는 세상 모든 씨앗에는 기적과도 같은 희망이 담겨 있다고 믿는다. 수천 년이 지난 후에도 기필코 싹을 틔우는 게 씨앗의 힘이다. 그러니 아산의 농부들은 콩이 아니라 희망을 심은 게 분명하다.

푸른들영농조합에서는 지난 2008년부터 두부와 콩나물의 재료로 쓰는 국산 콩을 모두 무농약 이상으로 바꾸었다. 본격적인 유기축산을 시작하기 위해 유기농 사료를 준비하는 일과 함께 내린 결정이었다. 그만큼 콩농사가 안정되어 국산 콩 재배농가들이 점차 농약을 쓰지 않고 무농약재배에서 유기재배까지 발전할 수 있는 여건이 무르익은 결과였다. 그럼에도 두부와 콩나물은 워낙 소비자들이 가격에 민감한 생활재이기 때문에 원가상승에도 불구하고 가격을 올리지 못하고 있었다. 결국 콩을 생산하는 농가들이 손해

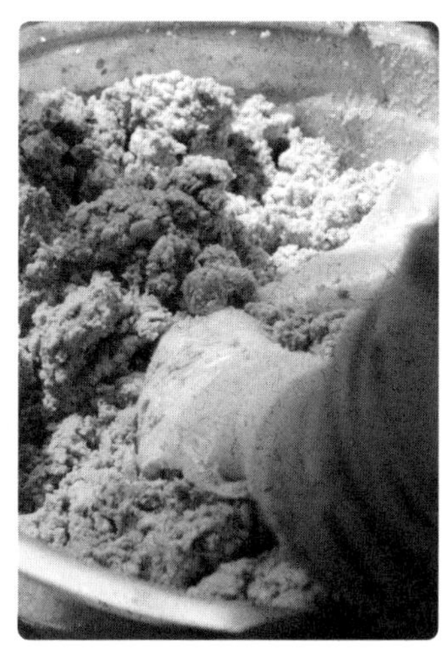

우리가 콩 생산농가들의 생활을 책임져준다면 콩으로 차리는 우리 식탁의 안전은 저절로 지켜질 것이다.

를 감수하며 두부와 콩나물을 길러내는 상황이 계속되었다. 그러다 보니 결과적으로는 콩 수급에 문제가 생기기 시작했다. 백운장 한살림 충남생산자연합회사무국장은 2010년에는 "생산지의 남는 자투리땅까지 모두 콩을 심어도 절대적으로 콩이 부족하다"고 내다보기까지 했다. 이제 시장에는 국산 콩을 차지하려는 업체들 간의 경쟁도 치열해졌다. 콩나물과 두부에 이어 두유까지 100퍼센트 국산 콩을 쓰는 대기업 제품도 생겼다. 머지않아 장류에까지 국산 콩 시장이 확대되면 그야말로 콩 전쟁이 날 판이라고 했다.

그로 인해 국산 콩 자급률이 높아진다면 반가운 일이다. 하지만 시장의 변화만큼 농작물이 빨리 자라주지 않는다는 것이 문제다. 콩은 모자라고 콩값은 올라갈 테고, 그러면 유기농 콩 수입은

음식은 관계를 먹는 것: 우리는 무엇을 먹어야 하는가?

더욱 활기를 띠고, 호시탐탐 기회를 노리며 생명공학기술을 이용해 수확량을 늘려야 한다는 GMO 작물의 끈질긴 유혹도 탄력을 받게 될 것이다. 농촌진흥청에서도 GMO 콩을 연구개발하고 있다고 하니, 유전자를 조작한 다수확 콩이 이 땅에 뿌리내리는 일도 머지않은 것 같다. 유기농산물 시장이 급속하게 팽창하고 있지만 오히려 어렵게 유기농업을 지켜온 생협들의 상황이 대기업과의 경쟁 격화로 어려워지고 있다는 것은 참으로 가슴 아픈 일이다.

본래 농민과 소비자 사이, 땅과 사람 사이의 관계를 회복하는 것이 목적이었던 유기농업과 시장경쟁이라는 말은 태생적으로 어울리지 않는다. 그래서 나는 생협의 운영을 합리화하고 협동의 원리가 더 잘 작동하게 하려는 시도와 노력은 필요하지만, 경쟁력을 높여야 한다는 말에는 고개가 갸웃해진다. 생협과 기업의 경쟁은 새우와 고래의 싸움과 같을 것이다. 새우는 떼로 몰려 서로의 힘을 모으는 것 말고는 저 거대한 자본에 맞설 방법이 없다. 기업과 똑같이 자본을 집적하고 물량과 속도로 경쟁하다 보면 생협은 본래 추구하던 가치와 멀어질 수밖에 없다. 중요한 것은 생협 물품이 시장에 나온 상품들처럼 다양하고 화려해지는 것이나 시장의 서비스처럼 편리하고 빠른 것만이 능사가 아니라는 점이다. 협동조합에 경쟁력이 있다면 사람과 사람 사이의 관계를 중심으로 모자라고 부족하더라도 서로를 믿고 도우려는 진정성에서 나오는 것이 아닐까.

처음 수입 유기농 콩 두부가 시장에 나왔을 때 나는 잠시 고민했다. 일반 국산 콩으로 만든 두부와 수입 유기농 콩 두부 중 어느 것이 좋을까. 콩만 생각하면 당연히 유기농 콩이 좋을 수 있다.

살림의 밥상

GMO가 아닌 것만 확실하다면. 하지만 콩은 우리 자존심이라 생각하니 차라리 농약을 썼든 안 썼든 국산 콩에 먼저 손을 들어주고 싶었다. 똑같은 국산 콩 두부라도 차별화된 대기업 두부와 소박한 생협 두부 앞에서도 망설임이 있었다. 그때는 이 콩이 단지 두부 하나만을 위한 콩인가 아니면 아산 지역에서 콩을 심은 것처럼, 콩 한 알이 지역의 유기농업을 완성시키는 고리로 농민들의 생활을 책임지는 씨앗인가를 다시 생각해보게 되었다.

물론 싸고 질 좋은 두부 앞에서 망설여지지 않는 것은 아니다. 슈퍼마켓에서 두부 하나를 고르면서 이렇게 복잡한 생각을 한다면 정신 나간 사람처럼 보일지도 모르겠다. 하지만 내가 아산에서 만난 콩은 단지 두부와 콩나물만 만드는 데 그치는 것이 아니었다. 이 콩은 콩을 심은 사람들의 꿈을 실현시킨 씨앗이었다. 우리가 콩을 심는 농부들의 생활을 책임져 주면 콩으로 만드는 우리 식탁의 안전은 저절로 지킬 수 있다는 믿음이 생겼다. 그들이 심는 콩 한 알은 땅속뿌리로는 흙을 기름지게 하고, 콩깍지 속에 여문 열매로는 지구에 같이 세 들어 사는 새와 벌레도 먹이고 사람도 나누어 먹는 따뜻한 관계를 만든다. 그들만이 더 많은 제초제와 살충제를 요구하는 다수확 GMO 콩으로 사람만 배불리 먹고 보자는 이기적인 콩 농사의 유혹에 흔들리지 않을 것이다.

음식은 관계를 먹는 것: 우리는 무엇을 먹어야 하는가?

설탕
소비를 깊이
생각한다

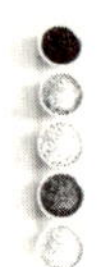

나는 대단한 애국자도 아니고 국가가 개인의 삶을 행복하게 해준다는 데 대한 믿음도 그다지 없다. 그럼에도 먹을거리만큼은 우리 땅에서 나고 자란 것을 고르려고 애쓴다. 그것은 가까이 있는 사람들과의 관계를 소중하게 생각하기 때문이다. 건강한 밥상은 건강한 관계에서 만들어진다. 서로 얼굴을 아는 한동네 사람끼리 먹을 음식에 장난을 칠 수 있는 간 큰 장사꾼은 없을 것이다. 문제는 항상 누가 먹는지, 어디 있는 누구에게 팔려가는지 모르는 상품을 만들 때, 또 그것을 만드는 사람도 그 속에 무엇이 들어가는 줄 모르게 분업화된 대규모 식품산업 속에서 돈과 물품만 오가는 가운데 발생한다. 먹을거리와 소비자 사이의 거리가 멀어질수록 많은 문제가 발생하는 것이다. 또 멀리서 온 먹을거리보다는 가까이 있는 먹을거리가 에너지를 적게 쓰기 때문에 궁극적으로 자연과 인간에게 해를 덜 끼친다.

그럼에도 이 땅 안에서 해결되지 않는 것들이 있었다. 설탕과 커피, 이 두 가지는 한동안 나를 괴롭혔다. 엄마가 해주는 음식을 먹고 자랄 때야 설탕 때문에 고민할 일은 없었다. 토마토나 수박화채에 흰 눈처럼 솔솔 뿌리던 설탕, 미숫가루를 탈 때 듬뿍 집어넣던 설탕의 달콤함이 많은 것을 위로해주던 시절이 있었다. 그러나 그런 어린 시절은 꿈결처럼 짧았다. 고등학교 때부터 초콜릿과 자판기커피에 길들여진 나는 설탕에 중독된 채로 젊은 시절을 보냈다. 신경질이 나거나 우울할 때, 일이 잘 풀리지 않을 때마다 달달한 커피와 초콜릿 속으로 도망쳤다.

하지만 주부가 되고 직접 음식을 만들어보니 제일 먼저 설탕이 눈에 거슬렸다. 아이를 낳고부터 설탕과의 거리 조절이 필요하다는 생각을 하게 됐다. 처음에는 백설탕이 해롭다는 말만 믿고 황설탕만 사다 썼다. 그런데 시중에 나와 있는 황설탕이 백설탕을 다시 가공한 것이고, 흑설탕은 황설탕에 캐러멜까지 첨가한, 그야말로 무늬만 다르고 오십보백보인 똑같은 정제 설탕이라는 사실을 알고는 얼마나 황당하던지.

사실 나는 요리를 하면서 설탕을 쓰는 일은 거의 없었다. 고작 커피를 마시거나 미숫가루를 마실 때뿐이었는데, 커피야 커피믹스를 끊은 뒤로는 설탕이 필요 없었다. 하지만 아이들이 좋아하는 미숫가루를 타줄 때는 밥숟가락으로 한가득 넣어주길 원하는 딸아이 때문에 늘 마음에 걸렸다.

그러다가 정제하지 않은 유기농 설탕을 만났다. 얼마나 반가웠는지 모른다. 유기농 설탕이란 말에 처음으로 설탕이 공장에서 만드는 상품이 아니라 본래 사탕수수농사의 산물이란 사실을 떠올리게 되었다. 그전까지 설탕은 공장에서 비닐봉지에 담겨 올 뿐이지 그 속에서 농부의 얼굴을 떠올릴 수 없었다.

사실 설탕의 역사를 들여다보고 사탕수수를 재배하는 농민의 삶을 생각한다면 결코 설탕이 달콤하지만은 않다는 것을 알게 된다. 옛날에는 귀족이나 왕실에서 귀한 약재나 사치품 향신료로 쓰던 설탕이 값싸게 대중화될 수 있었던 것은 아프리카 노예를 부린 사탕수수농장 때문이었다. 유럽인들은 신대륙에 식민지를 건설하면서 서인도제도에 사탕수수를 기르고 추수할 노동력을 얻기 위해 아프리카에서 노예사냥에 나섰다. 지금이야 노예가 사라졌지만 사탕수수농장의 가난한 농민들이 여전히 자본의 노예로 살고 있기 때문에 전 세계 어디서나 손쉽게 설탕을 구할 수 있게 된 것이다. 그런데 국내에 처음 소개된 유기농 설탕은 민중교역이란 이름으로 사탕수수 생산자에게 제값을 주는 상품이라고 했다. 어차피 먹고 있는 설탕으로 대기업의 배를 불리는 것이 아니라 사탕수수를 재배하는 다른 나라 농부를 도울 수 있다니. 일순간 설탕에 가졌던 모든 불신과 혐오감 같은 나쁜 감정들이 씻겨 내려가는 기분이었다. 이 설탕은 마스코바도라고 불리는데, 필리핀 네그로스 섬에서 전통적으로 흑설탕을 만들어온 방법 그대로 사탕수수 즙을 끓여서 정제 과정 없이 설탕가루를 만들어낸 것이다. 자극적으로 단맛이 아니라

살림의 밥상

은근한 단맛에 고유한 향기도 있었다. 마스코바도는 두레생협에서 2004년부터 '민중교역1호 생활재'라는 이름으로 네그로스 섬의 생산자로부터 수입하기 시작했다.

흑설탕인 마스코바도 외에도 유기농 황설탕들도 하나둘 시장에 선보이기 시작했다. 처음엔 유기농 설탕을 살 수 있는 곳이 드물어서 설탕 때문에 유기농 식품 전문매장으로 원정을 가기도 했다. 일반 설탕보다 많이 비쌌지만 평소 설탕을 많이 먹지 않던 나로서는 크게 부담되지 않았다. 더구나 공정무역제품의 경우는 설탕값 일부에 교류기금이라는 것이 포함돼 있어서 누군가를 도울 수 있다기에, 설탕 하나를 사면서도 가치 있는 일을 한다는 자부심마저 느끼게 해주었다. 그런데 지금은 대기업들까지 앞 다투어 직접 유기농 설탕을 수입하면서 이제는 어지간한 큰 슈퍼에서도 질 좋은 설탕을 만날 수 있게 되었다. 물론 경쟁이 붙으니 값도 싸졌다. '절대 공정하지 않은 무역'으로 만들어진 유기농 설탕도 쉽게 살 수 있게 된 것이다. 또 과자나 빵 중에도 유기농 설탕을 썼다는 이유로 비싼 값을 받는 물건들이 생겨났다. 역시 유기농 식품이 단지 내 몸의 건강만을 위한 선택이 될 때, 언제든 대자본이 뛰어든 유기농 산업에 자리를 내줄 수 있다는 사실을 깨달았다. 시중에 나온 유기농 설탕들은 마스코바도와 달리 원심분리 방식으로 당밀을 분리해낸 것이기 때문에 비록 정제 과정을 거치지 않았다 해도 사탕수수가 가진 본래의 영양성분은 많은 부분 사라진다고 한다.

일부 생협에서만 귀하게 얻을 수 있던 유기농 설탕이 대중화되면서 사탕수수를 기르는 농민들의 삶은 얼마나 나아졌을까. 생협

음식은 관계를 먹는 것: 우리는 무엇을 먹어야 하는가?

에서 설탕을 사던 사람들도 이제는 자유롭게 시중에서 유기농 설탕을 사니, 생협이 대기업과 유기농 식품을 놓고 경쟁해야 하는 상황이 돼버렸다. 서로 돕자고 나선 생협이 대자본의 틈바구니 속에서 얼마나 버틸 수 있을지 걱정스럽다.

그런데 그보다 더 큰 문제는 유기농 설탕이 좋다는 생각을 하게 되면서 우리 가족이 설탕을 먹는 양이 늘었다는 점이다. 칼슘과 인, 마그네슘, 칼륨과 철분까지 정제 설탕에는 없는 미네랄이 듬뿍 들어 있다고 하니, 마치 설탕이 무슨 건강식품인 양 거리낌 없이 쓰게 된 것이다. 나는 아이들이 미숫가루를 더 달게 해달라고 조를 때도 유기농이니까, 일반 설탕보다는 덜 다니까 하면서 양을 늘리게 되었다. 심지어 유기농 설탕 때문에 집에서 빵과 과자를 굽는 번거로운 일까지 엄두를 냈다. 우리밀 밀가루에 유기농 설탕을 넣어서 직접 만들면 아이들이 좋아하는 과자나 빵도 안심할 수 있다는 생각 때문이었다. 작은 전기오븐과 요리책도 야심차게 사고, 여성지에 나오는 '빵과 과자도 만들어주는 엄마' 노릇을 하게 된 데 으쓱하기까지 했다. 하지만 과자 만들기는 오래가지 못했다. 레시피에 적힌 대로 그렇게 많은 설탕을 쏟아부어야만 제맛이 난다는 데 질려버렸기 때문이다. 설탕 때문에 알게 된 과자의 진실이라고나 할까.

또 6월이면 매실과 설탕을 반씩 섞어 효소를 담갔는데 유기농 설탕이 있으니 날개를 단 기분이었다. 집에서 매실 효소를 직접 담가 먹기 시작한 것은 아이들에게 시중에서 파는 음료수 대신 매실 음료를 마시게 하고, 요리에도 설탕 대신 매실로 단맛을 내기 위해서였다. 똑같은 설탕도 매실과 함께 오래 숙성시키면 해롭지 않다고 했기 때문이다. 그런데 이것 역시 문제였다. 매실 효소를 만들어놓으니 아이들이 수시로 냉장고 문을 여닫으며 하루에도 몇 잔씩 매실 음료를 마시려고 했다. 요리에 쓸 새도 없이 귀하게 담근 매실 효소가 눈 깜짝할 사이 자취를 감추고 말았다. 이제는 아예 매실 효소는 냉장고에 두지 않고 나만 아는 곳에 숨겨두고서 몰래 꺼내줄 정도다. 그래야만 겨우 아이들의 단맛에 대한 욕구를 통제할 수 있었다. 결과적으로 유기농 설탕을 만난 뒤로 우리 가족의 설탕 섭취량은 급속히 늘었다. 전에는 1년에 1킬로그램 한두 봉지를 겨우 먹었는데 유기농 설탕은 500그램짜리가 한 달도 안 돼 떨어지곤 했다.

나는 당뇨병 가족력이 있기 때문에 이제는 살기 위해서라도 식생활을 조절해야 할 나이가 되었다. 친정엄마, 외삼촌, 이모, 외할머니까지 모두가 당뇨 환자다. 그러니 설탕이야말로 가장 먼저 경계해야 할 식품이다. 그런데 설탕중독은 당뇨 환자뿐 아니라 현대인에게 마약중독보다 무섭고 심각한 질병이 되었다. 유기농 설탕이 영양소가 풍부하다고 해서, 설탕을 많이 먹어 생기는 문제들이 해소되지는 않는다.

우리나라에 처음 설탕이 전해진 것은 신라나 고려 때라는 주장이 있는데 귀족이나 왕실에서나 겨우 맛을 본 정도일 것이다. 아무튼 사탕수수를 처음 맛본 유럽인들이 받은 충격에 비하면 무덤덤한 편이었다고 한다. 왜냐하면 쌀을 주식으로 하는 우리는 이미 곡물에서 다양하게 당분을 섭취하고 있었기 때문이다. 설탕이나 쌀이나 몸 안에서는 똑같이 포도당을 만드는 탄수화물이다. 그런데 우리는 이미 쌀밥을 통해 몸 안에 필요한 당분의 75퍼센트를 섭취하고 있고, 엿이나 식혜로 단맛을 어느 정도 충족시켜왔기 때문에 충격이 덜했다는 것이다. 그러니 요즈음 우리들은 쌀밥에 설탕을 듬뿍 뿌려 먹는 꼴로 지나치게 많은 당분에 노출돼 있다.

유기농 설탕을 판매하는 곳마다 유기농 설탕이 일반 설탕보다 미네랄이 풍부하다는 것을 강조하는 성분분석표를 보여준다. 물론 화공약품처럼 정제된 설탕보다야 다양한 무기질이 들어 있으니 몸에는 더 좋을 것이다. 그러나 중요한 것은 유기농 설탕이나 관행농으로 재배해 정제 과정을 거친 일반 설탕이나 칼로리 차이는 거의 없다는 점이다. 설탕에 영양가가 있어야 얼마나 있겠는가. 설탕이 약으로도 귀하게 쓰였다는 것은 먹을거리가 태부족하던 옛날 사람들에게나 듣는 처방이었다. 우리는 오히려 칼로리 과잉으로 인한 온갖 질병에 시달리고 있다. 설탕을 오랫동안 과다하게 섭취하면 쉽게 짜증을 내고 신경질적이 되며 무기력과 불안, 초조 등의 증세가 나타날 수 있다고 한다. 아무리 집에서 설탕을 절제해도 학교급식, 군것질 등 나가서 먹는 음식에는 이미 설탕이 과하게 첨가돼 있다. 나는 이런 이유로 다리품을 팔아가며 유기농 설탕을 찾아다니던 쇼핑도 그만두었다. 우리 가족에게는 몸에 좋은 설탕이 필요한 게 아니라 설탕을 끊는 일이 더 시급했다.

그런데 수입 식품을 취급하지 않는 것이 원칙인 한살림에도 유기농 설탕 취급 문제로 인한 논란이 있다. 어차피 생협에서 공급하는 많은 가공식품들 속에 설탕을 사용하고 있기 때문에, 공정무역으로 수입한 유기농 설탕을 사용하자는 요구가 커지고 있다는 것이다. 실제로 다른 생협의 경우 설탕과 커피 수요가 크다고 한다.

살림의 밥상

나도 처음 유기농 설탕 파는 곳을 일부러 찾아다닐 때는 기왕이면 내가 이용하는 생협 안에서 해외 생산자에게 공정한 가격을 지불하는 유기농 설탕을 살 수 있으면 좋겠다는 생각을 했다. 하지만 생활 속 설탕 소비를 줄이고 다양한 재료들을 통해 천연의 단맛을 찾으려고 노력하고부터는 생각이 달라졌다. 설탕에 대한 의존도가 줄면서 오히려 기존에 즐겨 먹던 생협의 과자나 빵 등 설탕이 들어 있는 가공식품들이 너무 달다는 생각이 들기도 했다. 시중에 나오는 가공식품과 비교하면 생협 제품에는 설탕이 적게 들어 있는데도 말이다. 또 굳이 소비자인 내가 유기농 설탕을 찾지 않아도 생협에 가공식품을 공급하는 업체들 스스로가 차츰 일반 설탕을 유기농 설탕으로 대체해 물품을 만들고 있었다.

사탕수수를 재배하는 농민들을 돕기 위해 그들이 세계시장에 설탕을 팔아야만 살 수 있도록 하는 것보다는, 사탕수수를 뽑아낸 자리에 그 지역 사람들이 자급할 수 있는 먹을거리를 심도록 돕는 길을 모색하는 게 낫다는 생각도 들었다. 공정무역 커피와 설탕을 생산하는 농민들도 우선 자기 땅에서 난 농산물로 밥을 먹을 수 있어야지, 설탕과 커피로 주린 배를 채울 수는 없기 때문이다. 현대인의 건강을 위협하고 있는 설탕을 남을 돕는다는 것을 위안 삼아 열심히 사 먹어야 할지, 또 과연 그것이 궁극적으로 그들을 제대로 돕는 일인지 자꾸 고민하게 만든다. 설탕 말고 다른 것으로 그들을 도울 수 있으면 좋겠다.

우리 농업을 살려
단맛을
찾는다

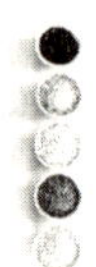

부엌에서 설탕을 치워버리자 새로운 고민이 시작되었다. 인생에 단맛이 없다면 얼마나 삭막한가. 나는 요리에 설탕 대신 넣을 단맛을 찾아야 했다. 그런데 설탕을 대신할 단맛은 내가 찾으려고 노력하지 않아도 이미 시장에 다양한 제품들이 출시돼 있었다. 식품회사들은 설탕이 몸에 해롭다는 소비자들의 생각을 역이용해, 설탕보다 달콤하면서 몸에 좋다는 식으로 광고하는 새로운 대체감미료 시장을 만들어냈다. 값은 싸면서 설탕보다 단 물질들은 식품업계의 생산원가를 절감해주기 때문에 그들의 요구에도 안성맞춤이었다. 가장 대표적인 것이 옥수수로 만든 액상과당HFCS이다. 1980년 코카콜라가 설탕 대신 액상과당을 사용하면서 콜라의 생산원가는 줄이고 단맛은 높여 큰 성공을 거두었다. 이에 펩시콜라도 이를 따라 하기 시작했고, 세상의 모든 식음료들이 줄줄이 설탕 대신 액상과당을 쓰게 되었다. 그런데 액상과당은 식욕을 억제하는 호르몬 분비를 줄이기 때문에 아무리 많이 먹어도 배부른 것을 느끼지 못해 계속해서 먹게 된다는 것이 문제다. 그래서 설탕보다 위험하고 중독성이 강한 비만의 주범으로 불린다. 문제는 설탕과 액상과당 중어느 것이 덜 해롭냐가 아니다. 국내 식품업계는 지난 2008년 국제 옥수수 가격 상승으로 액상과당의 가격이 오르자 다시 설탕 사용을 검토하기도 했다. 그런데 결론은 (주)대상, CPK, 삼양제넥스, 신동방CP 등이 속한 전분당협회가 값싼 미국산 GMO 옥수수를 수입하는 것이었다. 결국 식품업계에서 추구하는 단맛이란 식품안전성이나 소비자의 건강보다는 원가절감이 가장 큰 목표일 뿐이었다.

그러니 우리 몸을 이롭게 할 단맛은 우리 스스로 찾아야 한다. 나는 주로 생협에서 나오는 매실 효소나 유자청을 무침이나 조림요리에 설탕 대신 써왔다. 하지만 이것들 역시 과육을 설탕에 절여 발효시킨 것이다. 그래서 포도즙, 호박즙, 배즙 등 다양한 과일을 달여서 만든 과즙음료를 마시고 남는 것을 번갈아가며 요리에 넣어보았다. 설탕 맛만 알다가 다양한 천연식품으로부터 단맛을 찾으니 달달하고, 달콤하고, 달짝지근하고, 달보드레하고, 들큼하고⋯⋯ 단맛이 훨씬 풍성해졌다. 오랜 세월 입맛을 지배해온 설탕의 독재로부터 해방된 맛들이 톡톡 살아난다고나 할까.

이렇게 다양한 단맛이 있지만 한식요리에 두루 쓰기에는 단연 조청이 으뜸이었다.[7] 무엇보다 조청은 단맛이 은근해 재료가 가진

음식은 관계를 먹는 것: 우리는 무엇을 먹어야 하는가?

풍미를 지켜주고, 음식을 윤이 나게 해주었다. 조청은 설탕이 들어오기 전부터 조상들이 꿀 대신 만들어 먹은 전통 감미료다. 조청造淸, 이름 그대로 만들어진 꿀이다. 여러 가지 곡식을 엿기름으로 삭힌 다음 그 엿물을 졸여서 꿀처럼 만든 것인데, 재료로 쓰는 곡식에 따라 빛깔과 향기와 광택, 끈기도 달라진다. 곡물을 오랜 시간 고아 단맛만을 뽑아내면서도 원재료가 가진 본래의 영양소와 기질이 그대로 살아 있기 때문이다. 조청 역시 꿀만큼이나 귀한 대접을 받았다고 한다. 왕실에서는 세자가 공부를 시작하기 전에 늘 조청을 먹었고, 과거를 보러 떠나는 선비들의 보퉁이에도 빠지지 않는 것이었다. 명절이나 제사에 쓰던 한과에서나 겨우 맛볼 수 있던 귀한 조청을 요즘은 멸치볶음이나 오이무침 같은 데도 쉽게 쓸 수 있게 되었다. 여전히 값싼 설탕보다야 귀하지만, 조청을 간편하게 만날 수 있게 된 것만으로도 우리가 얼마나 단맛의 풍요 속에 살고 있는지 새삼 깨닫게 된다.

내가 평소 요리할 때 쓰는 조청은 화성한과에서 만드는 쌀조청이다. 경기도 화성시에 있는 화성한과는 조청과 한과, 떡과 미숫가루 등 다양한 가공식품을 생산하는 곳인데, 화학첨가제나 정제당을 사용하지 않고 먹을거리 본래의 맛을 찾아내는 것이 '우리맛 만듦집'이란 화성한과의 철학이라고 했다. 2010년 4월, 화성한과의 조청 생산현장을 돌아볼 수 있었다.

"조청 만드는 데만 꼬박 이틀이 걸려요. 오늘 아침부터 찌는 밥으로 만들면 내일에야 조청이 나와요."

송희자 실장의 안내로 들여다본 공장에서는 전날부터 대여섯 시간을 불린 쌀로 밥을 짓고 있었다. 커다란 전기솥으로 찐 밥을 엿기름과 물을 섞어가며 열 시간 정도 당화 과정을 거친 다음, 삭은 밥물을 면보에 짜서 압착한다. 그리고는 진공 솥에서 절반 정도 졸아들 때까지 센 불에서 끓이고, 다시 뚜껑이 없는 솥으로 옮겨 약한 불에서 오래 달여 농축시키면 조청이 완성된다. 이렇게 만든 조청은 '쌀조청'이란 제품으로 판매되고, 나머지는 모두 화성한과에서 만드는 한과 재료로 고루 쓰이고 있었다.

화성한과의 쌀조청은 국산 친환경 쌀 93퍼센트에 엿기름 7퍼센트를 사용해 전통 방식 그대로 고아낸다. 엿기름 대신 효소를 이용해 대량생산을 해내는 시중의 일반 조청과 다른 점이었다. 이 효소는 엿기름에 든 아밀라아제 성분만을 빼낸 것으로 주로 중국이나 네덜란드에서 수입한 것이다. 효소를 이용하면 곡물이 빨리 삭고 엿기름보다 값이 싸기 때문에 식품업계가 선호한다고 한다. 보통 화성한과처럼 전통 방식으로 조청을 만들면 80킬로그램 쌀 한 가마에서 조청 65킬로그램 정도를 얻을 수 있다. 하지만 효소를 사용하면 조청을 120퍼센트까지 더 뽑아낼 수 있다고 한다.

"우리도 조청의 단가를 낮추기 위해 효소를 써보려고 공부도 했어요. 소비자들이 워낙 가격에 민감해서요. 그런데 도대체 우리가 백방으로 노력해도 효소에 대한 정확한 정보를 알 수가 없었어요. 다만 천연 효소라고는 알려져 있지만 그 미생물도 GMO 농산물을 먹고 내뱉은 결과물이란 걸 알았죠. 그래서 효소를 쓸 수가 없었어요."

GMO 농산물은 아무리 적은 양이라도 절대 허용하지 않겠다는 것이 화성한과의 원칙이기 때문이다. 아예 방법이 없으면 몰라도 단지 엿기름이 몇 십 배 비싸다는 이유로 GMO로 만든 효소를 쓸 수 없었다는 것이다. 또 무엇보다 중요한 것은 엿기름을 쓰는 것이 보리를 재배하는 우리 농가를 돕는 일이기 때문이라고 했다.

화성한과는 본래 국산 농산물, 그중에서도 친환경농법으로 재배된 우리 쌀의 소비를 늘릴 방법을 고민하면서부터 시작된 가공업체이다. 직접 농사를 짓지는 않지만 땅도 살리고 사람도 살리자는 생각으로 땀을 흘리는 유기농업과 함께 발전해온 기업이다.

강석찬, 송희자 부부도 화성한과를 만들기 전 가톨릭농민회에서 활동하면서 처음 만났다. 1985년에 경기도 화성에 정착하게 된

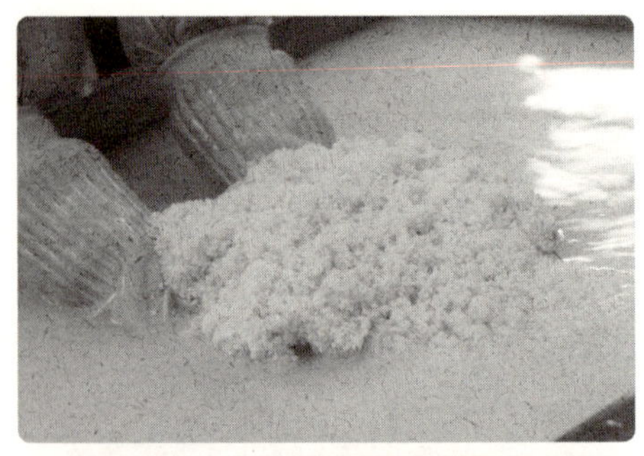

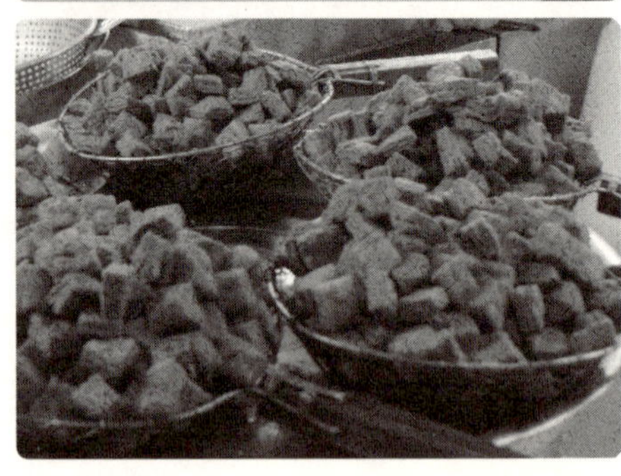

화성한과는 친환경 쌀을 비롯한 다양한 곡물로 여러 가공식품을 생산함으로써 농부들이 친환경 농사를 지속할 수 있도록 돕고 있다.

것도 농사를 짓기 위해 귀농한 것이었다. 그때만 해도 화성이 궁벽한 시골이었다. 그러나 농대를 졸업했지만 농사 경험이 없던 남편과 간호조산사이던 아내의 농사 실력만으로 생계를 꾸려가기 몹시 어려웠다고 했다.

"먹고 살려고 도시에 사는 친구들에게 미숫가루를 판 게 시작이었죠."

친구들이 알음알음 "희자가 농사지어 만든 미숫가루래. 우리가 팔아주자"며 팔을 걷어 부치면서 입소문이 난 것이다. 관계가 살아 있는 먹을거리는 이렇듯 따뜻한 결실을 낳는다. 이들 부부는 1991년부터 생협의 쌀 가공생산자로 참여하면서 조청과 찹쌀현미엿강정을 만들기 시작했다. 1994년에는 정부의 전통식품지원육성자금을 받아 본격적인 가공사업을 확장하게 되었다. 현재는 조청과 한과, 20여 종의 떡과 미숫가루와 선식 등의 곡물 가공가루와 식혜 같은 전통 음료까지, 국산 잡곡을 이용한 다양한 식품들을 생산하고 있다. 화성한과에서 가공하는 국산 잡곡만 해도 1년 동안 멥쌀 370톤, 찹쌀 60톤, 잡곡 140톤 등 총 570톤에 이른다고 했다. 이중 멥쌀의 절반 정도가 쌀조청의 원료로 쓰인다.

화성한과가 없었다면 소비자들이 소화하지 못한 친환경농산물들이 갈 곳을 잃어버렸을 것이다. 결국 화성한과는 직접 농사를 짓지 않아도 생산자들이 논과 밭에 계속 곡식을 심을 수 있는 기반을 마련해주는 다른 형태의 '큰 농사'를 짓는 셈이다. 이것이 한살림의 가공품 생산원칙이라고 했다. 무엇을 만들어 팔면 돈을 많이 벌 수 있을까가 아니라, 어떻게 하면 농부들이 안정적으로 계속 농사지을 수 있도록 도울까에서부터 고민을 시작하는 것이다. 특히 시중 가공식품들의 원료는 대부분 값싼 수입 농산물로 만들어지기 때문이다. 한살림 생협의 경우 전년도 소비량을 기준으로 매년 생산자와 이듬해 농사 물량을 정해 계약재배를 한다. 생산자들은 1년 전부터 약속대로 충실하게 농사를 짓지만 지갑을 손에 쥔 소비자들은 자유롭고 심지어 변덕스럽기까지 하다. 책임소비를 약속한 조합원들도 시중의 농산물 가격이 싸지면 금세 생협 물품 소비가 줄어들기 때문이다. 이런 경우 농산물이 적체되고, 남는 물량을 소화하기 위해서는 이듬해 생산량을 줄여야 한다.

화성한과는 매년 가을 생협에 참여하는 농민들과 가공업체, 소비자들이 한데 모여 머리를 맞대고 이듬해 농사 계획을 세우면서 한 해 동안 소비할 곡물의 양을 결정한다. 이때 적체된 농산물이 많으면 가공품 생산량도 늘어난다. 이렇듯 화성한과는 친환경농산물의 수급상황을 조절하는 중요한 역할을 맡고 있는 셈이다. 화성한과의 조청이 슈퍼마켓에 진열된 식품업계의 조청과 다른 가장 큰 차이는 바로 이것이다. 쌀가루에 효소를 써서 대량으로 뽑아낸 것과 달리 친환경 쌀과 엿기름만으로 고아낸 조청이라는 것은 단지 겉으로 드러난 차이였다. 화성한과 쌀조청의 단맛에는 우리 땅과 생태계를 건강하게 지켜내는 유기농 농부들의 생활을 책임져 주는 속 깊은 관계의 맛이 배어 있다.

"조청이 깊은 산속 바위틈에서 솟아난 옹달샘물이라면, 물엿은 실험실에서 나온 증류수나 마찬가지예요."

송희자 씨는 흔히 조청과 비슷한 용도로 쓰고 있는 투명한 물엿의 차이를 이렇게 설명했다. 시중의 물엿은 옥수수배아로 만드는데, 정제와 표백 과정을 거칠 뿐만 아니라 식품공장에서 쓰이는 수입 옥수수는 대부분 유전자조작 작물일 가능성이 높기 때문에 안심할 수 없다고 했다. 식당에서 파는 밑반찬들 대부분이 이 물엿을 듬뿍 써서 맛을 낸 것들이다.

송희자 씨의 표현대로 조청에는 원재료인 곡물에 담겨 있던 미네랄 성분이 온전히 살아 있다. 설탕이 해로운 것은 칼로리를 높이는 것뿐만 아니라 많이 먹을수록 몸 안에 애써 비축해둔 칼슘 같은 무기질을 빼앗아간다는 데 있다. 하지만 조청은 곡물의 영양을 그대로 간직하고 있다. 설탕을 먹을 때 느껴지는 자극에 비해 조청의 단맛은 은근하고 부드럽다. 밥을 꼭꼭 씹어 먹으면 입 안에 단물이 배는 것처럼, 조청도 곡식에 든 단맛을 천천히 오래 기다려서 고아냈기 때문이다.

"거의 모든 곡식으로 조청을 만들 수 있는데, 곡식의 본성이 그대로 조청에 나타나는 게 놀라워요. 찹쌀로 하면 윤기가 자르르 흐르고 보리는 풀같이 끈기가 덜하죠."

송희자 씨는 조청을 만들면서 새롭게 삶을 배웠다고 했다. 자연 그대로 생명의 본성을 존중하는 방식으로, 화성한과도 그 원칙을 지키며 한 걸음 한 걸음 더디게 자라왔다. 대기업에서 화성한과가 1년 동안 생산하는 물량을 단 한 달 안에 소비할 수 있게 해주겠다며 사업 제안을 해온 적도 있지만, 그런 이유로 거절했다.

"그러면 빨리 죽는다. 우리는 생산자와 소비자가 느는 만큼 같이 커 나갈 뿐이다."

음식은 관계를 먹는 것: 우리는 무엇을 먹어야 하는가?

강석찬 씨가 올곧게 지켜온 원칙이다.

화성한과는 2010년부터 조청의 원료로 쓰던 무농약 쌀을 비싼 유기농 쌀로 모두 바꾸었다고 한다. 내가 공장을 찾아갔을 때는 아직 원재료 변경으로 인한 생산원가가 제품 가격에 반영되지 않았던 때였다. 이로 인해 상반기에만 매달 1,000만 원 정도 원가부담이 늘었다고 했다. 하지만 기꺼이 그렇게 할 수 있었던 것은 "생산자는 소비자의 생명을 책임지고 소비자는 생산자의 생활을 책임진다"는 원칙을 지켜온 한살림이 성장하면서, 소비자도 늘어나고 농민 생산자도 늘어났기 때문이라고 했다. 원칙을 지키며 생명이 살아 있는 농사를 짓는 농민들이나, 믿음을 가지고 구매해주는 소비자들 모두를 위한 선택이라는 생각에 주저함이 없었기 때문이다. 나는 유기농 쌀로 만든 조청을 무농약 쌀로 만든 조청 가격으로 받아먹고 있었다. 이런 것을 시장과 경제의 논리로만 바라본다면 바보들이라 비웃을 것이다. 협동조합의 경제학은 이렇듯 돈보다 관계의 가치를 높이 산다. 이런 관계의 힘은 한쪽이 어려울 때는 손해를 감수하는 것도 마다하지 않는다. 서로 돕는 두레 정신은 당장 손해를 보는 순간이 있는 것 같아도, 길게 보면 모두가 고루 호혜의 가치를 만들어낸다.

일부 생협들마저도 가격 비교를 통한 경쟁을 유도하는 일이 늘고 있다. 대형할인점들의 경쟁 방식을 그대로 닮아가는 것이다. 유통업체는 생산원가를 낮추도록 생산자를 압박하는 것으로 고객을 붙잡는다. 우리는 손해 보면서 장사한다는 말을 쉽게 믿지 못한다. 오로지 손해를 보면서도 물건을 내는 것은 힘없는 농민들뿐이다. 그러나 농산물을 가공하는 식품업계는 다양한 방법으로 원가를 절감할 수 있다. 식품업계가 가격을 낮추기 위해 값싼 원료를 찾는 데 혈안이 되면서 각종 유해식품들이 만들어지는 것이다.

실제로 이런 변화된 환경 때문에 생협 조합원들의 책임소비도 흔들리고 있다. 결국 화성한과에서도 조청 가격을 낮추기 위해서 친환경 쌀 가운데 '싸래기쌀'을 원료로 써볼까 고심했지만 수급상황이 원활하지 않아 포기했다. 똑같은 쌀이지만 잘게 부서져 있는 싸래기쌀은 오히려 빨리 삭아 조청을 만드는 데 더 좋기 때문이다. 하지만 현재 생협 내 최대 쌀 생산지인 아산 지역에서 생산되는 싸래기쌀은 전량 유기축산의 사료로 쓰이고 있었다. 인터넷을 통해 실시간 가격 비교를 하고 값싼 물품을 찾아 빠르게 옮겨 다니는 것이 소비의 지혜처럼 여겨지는 세태가 결국은 좋은 먹을거리의 생산 기반을 위태롭게 할 수도 있다는 점을 생각하게 되는 가슴 아픈 대목이었다.

500그램들이 쌀조청이 생협 회원들에게 팔리는 값은 5,300원이다. 조청 500그램을 만드는 데 유기농 쌀이 대략 660그램 정도 들어간다. 땅과 함께 살아가는 생명체를 살리며 자라난 착한 곡물에서 만들어낸 꿀맛, 생산자의 생활과 소비자의 생명을 책임지는 약속으로 만든造 꿀淸이 과연 비싼 것인지 다시 생각해보았다. 아무리 몸에 좋은 꿀이라도 지나치게 많이 먹으면 건강에 좋은 것만은 아니다. 결국 제값을 주고 산 귀한 단맛을 살뜰히 아껴 먹는 것만이 건강을 유지하는 비결 아닐까.

음식은 관계를 먹는 것: 우리는 무엇을 먹어야 하는가?

유기농업의 완성은
남과 북의
평화로부터

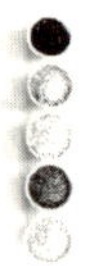

우리나라가 남북으로 긴 땅을 가졌다는 것은 밥상을 놓고 생각하면 분명 축복이다. 땅덩어리 하나에도 연평균 기온차가 커서, 같은 시기에도 다양한 농작물들이 자랄 수 있기 때문이다. 그래서 부족하고 넘치는 것을 고루 나누어 먹을 수 있다면 우리의 밥상은 훨씬 평화롭고 풍성해질 것이다. 나는 시장에 '북한산' 고사리와 표고버섯, 호두, 한약재 같은 것이 처음 나올 때 신기하고 반가운 마음과 함께 안타까움도 컸다. 남과 북에서 나는 먹을거리들 모두 똑같은 '국내산'이 되어 자유롭게 나눌 수 있다면 얼마나 좋을까.

그런 의미에서 한반도의 허리를 끊어놓은 휴전선은 이념을 떠나 우리의 밥상도 왜곡시켰다. 남쪽 농민들은 쌀이 남아서 걱정이고 북쪽 사람들은 굶어죽는 것이 두려워 목숨을 걸고 고향을 탈출하고 있다. 평화롭게 나눌 수만 있다면 남북의 어려움을 함께 풀 수 있을 텐데, 밥상 앞에서마저 이데올로기를 들이대는 현실이 무섭다.

　　북쪽 농산물을 만나면 일단 중국산보다는 신뢰하는 마음이 들었다. 같은 민족이라 이끌리기도 하지만, 상대적으로 농약이나 화학비료에도 덜 오염되었을 것이라는 생각 때문이었다. 가슴 아픈 이야기지만 경제적으로 어려운 그들이 농약이나 화학비료를 쓸 여력이 없을 테니 말이다. 금강산에 갔을 때 처음 맛본 북쪽 식당의 음식들을 대하면서도 가난해서 오히려 오염되지 않은 안전한 밥상이라는 느낌이었다. 그런데 이런 생각은 오해였던 모양이다.《굶주리는 세계》라는 책은 북한의 굶주림이 석유농사에 의존했기 때문이라 분석하고 있었다. 일찍이 북한은 남한보다 먼저 식량 자급을 이루었는데 왜 오늘날 이토록 굶주리게 되었을까. 1960년부터 1980년대까지 북쪽은 남쪽보다 전기와 석유를 풍족하게 쓰면서 더 많은 화학비료와 기계화를 통해 식량 자급을 이루었다고 한다. 하지만 1990년대 초 구소련의 몰락으로 값싸게 공급받던 석유가 끊기면서 심각한 에너지 위기를 맞았고, 농업도 일시에 무너졌다는 것이다. 비슷한 처지의 쿠바는 굶주림을 겪은 뒤 도시의 자투리땅은 물론 흙상자까지 만들어서 유기농업에 매진한 결과 기근에서 벗어났다. 하지만 북쪽 사람들은 여전히 땅을 수탈하는 농업 방식에서 벗어나지 못한 것 같다. 오래 지속해온 화학농법으로 지력이 떨어진 땅에 비료를 계속 공급하기 어려워지자 생산량은 급격히 줄어

음식은 관계를 먹는 것: 우리는 무엇을 먹어야 하는가?

들었고, 결국 산비탈까지 개간해 다락밭에 옥수수를 밀식재배하는 이른바 '주체농법'이 또 다른 재앙을 불러왔다는 것이다. 옥수수야 말로 지력을 많이 소모하는 작물인데다, 에너지 부족으로 땔감용 나무들이 베어지면서 산은 급속하게 황폐해졌다. 민둥산으로 변한 국토는 홍수와 가뭄을 이겨낼 힘이 없었던 것이다. 결국 1995년에서 1997년까지 연이어 발생한 자연재해는 북한의 사회와 자연시스템을 완전히 무너뜨리고 말았다. 그렇기 때문에 북한 농업을 다시 일으켜 세우는 데 가장 중요한 것은 에너지, 즉 석유에 매달리던 농업에서 벗어나려는 새로운 모색이어야 한다.

북한의 사례는 에너지의 97퍼센트를 외국에서 수입하고 있는 우리에게도 시사하는 바가 크다. 우리는 석유 수입 세계 4위, 소비는 세계 6위라고 한다. 또 우리 밥상에 올라오는 먹을거리 대부분이 석유 없이 자라기 힘든 것들로 채워져 있다. 한겨울에도 신선한 채소를 양껏 먹고 과일도 제철 구분 없이 마음껏 먹을 수 있는 석유로 만든 밥상이, 과연 언제까지 지속될 수 있을까. 밥상의 질은 생각하지 않더라도 우리의 식량 자급률은 25퍼센트 남짓인데, 처절한 굶주림을 겪고 있는 북한은 60퍼센트 넘게 식량을 자급하고 있다고 한다. 우리 밥상이 얼마나 위태로운 상황인지 생각하면 두렵기까지 하다.

인도적인 차원으로 남한에 남아도는 쌀로 북한을 돕는 일은 결과적으로 우리 자신을 지키는 길이 될 것이다. 그런데 경제학자 우석훈 씨는 우리 정부가 북쪽 동포들에게 남아도는 남쪽의 잉여농산물을 보내면서 화학비료와 농기계 등을 전제로 한 화학농법으로 북한 농업을 지원하는 방식에도 문제제기를 하고 있다.

북한과 같은 저소득 국가는 식량증산 혹은 병충해나 추위에 강한 품종을 개량한다는 명분으로 유전자조작식품의 실험지가 될 위험성이 많기 때문에, 농업 부분에서의 건전성 유지를 위해 종합적인 방안을 만들 필요가 있다. 현재의 북한은 그런 사업이 원조 혹은 지원이란 명분을 걸고 들어온다면 이로부터 스스로를 지킬 능력이 없기 때문이다.

누군가 특별히 관심을 기울이지 않으면, 북한은 생태농업은커녕 국제적인 유전자조작식품의 거대한 실험장으로 전락한 채 집중적 화학농법으로 대규모 토양유실만 늘어날 위험이 높다.

《촌놈들의 제국주의》, 우석훈

만일 우석훈 씨 주장대로 북한 땅이 '국제적인 유전자조작 식품의 거대한 실험장으로 전락'한다면 우리에게 어떤 일이 닥칠까. 우리 땅에서 자라는 농작물의 안전을 보장할 수 없지 않을까. 휴전선은 어리석은 인간들만의 장벽이다. 이북과 우리는 농사의 조력자인 땅과 물줄기와 바람을 공유하고 있으며 그 안에 깃들어 사는 짐승, 새들과 곤충들은 자유로이 남과 북을 드나들지 않는가. GMO 작물은 마치 바이러스처럼 바람과 나비와 벌만 있으면 어디든 번식할 수 있다. 실제로 GMO 작물을 직접 재배하지 않아도 곡물을 수입하는 과정에서도 얼마든지 퍼져간다. 우리나라는 인천, 부산, 울산항을 통해 GMO 콩과 옥수수를 사료용과 식용으로 수입하는데,

음식은 관계를 먹는 것: 우리는 무엇을 먹어야 하는가?

인천항 근처 길가에서 재배하는 옥수수의 유전자검사를 해본 결과 GMO 옥수수였다는 사실이 밝혀졌다.[8] 단지 수입을 통해서도 우리나라에서 GMO 옥수수가 절로 자라났다는 사실이 충격적이다.

만일 우리가 반공이데올로기와 적대감에 사로잡혀 굶주린 동포들을 돕는 일에 미적거리는 사이 북쪽 땅에 외국 거대 곡물기업들의 손길이 먼저 닿는다면 어떻게 될까. 우리는 이라크의 비극을 통해 북쪽 동포들이 겪고 있는 위기에 어떻게 접근해야 하는지 교훈을 얻을 수 있다. 이라크전쟁 이후 미국은 이라크 땅을 몬산토의 GMO 종자시험장으로 바꾸어버렸기 때문이다. "우리가 이라크에 온 것은 이 나라에 민주주의 씨앗을 심고, 그 씨앗이 잘 자라 권위주의자가 지배하는 지역에까지 널리 퍼져나가도록 하기 위해서다." 부시 대통령이 이라크를 점령하면서 했던 이 '민주주의의 씨앗'이란 결국 몬산토의 GMO 종자였던 셈이다. 미국 식량제국주의의 역사와 실체를 파헤친 윌리엄 엥달의 책 《파괴의 씨앗 GMO》는 미국의 폭격으로 이라크의 종자은행이 파괴되고, 농민들은 티그리스 강과 유프라테스 강 사이 비옥한 땅에서 태어난 이라크의 토종 씨앗 대신 해마다 기술사용료와 로열티를 지불해야 하는 몬산토의 특허종자를 심도록 강요된 과정을 낱낱이 고발하고 있다.

우리의 경우도 크게 다르지 않았다. 한국전쟁으로 온 나라가 폐허가 되고 우리 민족이 굶주리던 때는, 미국 땅에 남아도는 밀가루 세례를 퍼부어준 애그리비즈니스기업들이 막대한 돈을 벌며 눈부시게 성장하던 시기였다. 이를 통해 우리 땅에는 우리밀 씨앗이 사라졌고, 식량증산을 위해 도입한 다수확종자와 이를 활용한 벼농

사의 녹색혁명도 실은 모두가 미국의 농화학, 곡물기업들이 원하는
방식이었다.

> 미국의 거대 애그리비즈니스기업들은 농화학제품과 교잡종자를
> 독점함으로써 세계시장을 틀어쥐는 데 골몰했다. 결국 1970년대 키
> 신저가 언급한 대로, 만일 당신이 식량을 장악한다면 전 세계 인민들
> 을 장악하는 것이다. 머잖아 개발도상국이나 유럽공동체, 소련, 중국
> 도 흉년이 들 경우 그들의 정치안정을 지키는 데 필요한 식량을 제공
> 하기 위해 막강한 곡물카르텔에 의존하게 된다.
>
> 미국 정부가 진정으로 관심 있었던 것은, 민간이 후원하는 농업 투
> 입요소라는 형태로 식량 원조를 제공함으로써 1960년대에 개발도상
> 국에서 공산주의 운동이나 민족주의 운동을 봉쇄하려는 것이었다.
>
> 《파괴의 씨앗 GMO》, 윌리엄 앵달

이런 사실을 알아가면서 소름이 돋았다.

미국이 이라크를 다시 침공한 2003년, 딸아이들에게 줄 크리
스마스 선물 대신 이라크 난민돕기 자선콘서트를 함께 보러 갔던
기억이 난다. 그때는 단지 전쟁으로 죽어가는 먼 나라 아이들에 대
한 연민뿐이었는데, 전쟁의 이면에 이토록 추악한 자본의 음모가
있었다니. 이라크에 뿌려진 GMO 씨앗은 전쟁이 끝난 뒤에도 계속
그 땅과 생태계의 미래를 파괴하는 무서운 생물무기라는 사실이 더
끔찍했다.

그런데 최근 우리 정부는 국내에 남아도는 쌀 대신 외국 옥수

수를 사서 북한에 지원하겠다는 제안을 했다.' 그것이 GMO 옥수수일 것은 불을 보듯 빤한 일인데도 말이다. 기근에 시달리는 아프리카 짐바브웨의 대통령도 미국 원조기관의 GMO 옥수수 원조를 거부한 바 있다. 아무리 배가 고파도 아프리카가 미국 잉여 농산물의 쓰레기장이 될 수 없다는 생각인 것이다. 그런데 우리가 그런 쓰레기를 사다가 동포를 돕겠다니. 굶어 죽어가는 동포들을 그대로 두고서, 남아도는 쌀을 처분하기 위해 축산사료로 쓰거나 막걸리 원료를 고급화하는 등의 배부른 궁리만 하고 있는 것이 과연 사람의 도리일까. 만일 쌀을 먹인 소고기와 쌀로 만든 명품 막걸리를 마시면서 뼈만 앙상하게 남은 북쪽 어린이들을 생각하지 못한다면 우리는 모두 분단의 상처로부터 눈이 먼 장님들일 것이다.

하루빨리 남는 쌀을 이북의 동포들과 나누어 쌀을 지키는 우리 농민들을 살리면서, 한편으로는 지속적인 농업교류를 통해 북한이 생태농업으로 거듭날 수 있도록 관심을 가져야 한다. 그것은 결국 우리 밥상의 안전을 지키는 일이다. 남과 북 사이에 한참 훈풍이 불던 시절, 이북의 삼일포 협동농장에서 통일 모내기와 벼 베기를 함께하며 남쪽의 시민사회단체들이 북쪽 동포들과 가슴 뜨겁게 교류하던 일들이 얼마나 소중한 시간이었는지를, 모든 관계가 단절된 지금에야 절실하게 깨닫는다. 사상과 이념에 앞서 남과 북은 하나의 땅덩어리로 연결돼 함께 살아가는 유기적 관계라는 사실이 가장 중요하다. 그러므로 이 땅의 진정한 유기농업은 남과 북의 평화로운 관계 속에서 완성될 것이다.

살림의 밥상

주부와 농부가
손을 잡으면
더 나은 세상이

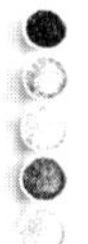

다니던 직장을 그만두려고 할 때 초등학교 5학년이던 둘째 딸 아이가 "엄마는 장래희망이 뭐야?"하며 깜찍하게 물은 적이 있다. 나이 마흔을 바라보던 엄마에게 아직 꿈과 기회가 남아 있다고 속삭여주는 것 같아 가슴 찡했다. 나는 '살림 잘하는 사람'이라고 대답했다. 온전한 생명이 살아 있는 평화로운 밥상을 차리는 일, 직장일을 포기하는 대신 하루하루의 밥상을 온전하게 차리는 부엌일에도 충분히 새로운 가치와 뿌듯한 성취가 있다고 믿었다. 살림이란 말이 단순히 밥 짓고 청소하고 빨래하는 일만이 아니라, 생명이 있는 것을 죽이지 않고 제대로 살리는 일이라는 것을 알게 되었기 때문이다. 밥상 살림만 제대로 해도 나는 많은 생명을 되살리는 선한 일에 동참할 수 있다는 것을 깨달으며 뒤늦게 철이 들었다.

　돌아보면 스무 살까지는 그저 주는 대로 받아먹고만 살았다. 결국 어른이 된다는 것은 스스로 먹을 것을 선택하고 제 밥벌이로 마련한 음식으로 내가 아닌 남을 위해서도 밥상을 차리게 되는 과정이 아닐까. 자기 밥그릇에 들어오는 음식으로부터 제대로 독립하지 못한다면 아무리 어른이라 해도 계속 의존적인 삶을 살 수밖에 없다. 그래서 나는 딸아이들이 중고등학생이 된 다음에야 겨우 양가 어른들께 의존하던 식재료들로부터 독립을 꿈꾸게 되었다. 특히 우리 음식에서 없어서는 안 될 간장, 된장, 고추장을 직접 담그는 일이 부엌에서 진정한 어른이 되는 마지막 관문이라 생각했다. 그런 마음으로 마흔두 살이 되던 해 정월, 처음 장을 담갔다. 그리고 여전히 부족하지만 철 따라 제철 김치를 담그려고 노력한다. 더디고 서툴게나마 우리 집 밥상의 '독립운동'을 하고 있다고 말하면 우스운 것일까.

　하지만 시야를 넓혀 밥상의 재료가 되는 먹을거리들의 관계를 따져본다면 여전히 위태롭다는 것을 깨닫는다. 어른이 되어 직접 자기 먹을거리를 선택했다고 하지만, 사실은 시장이 내주는 것을 수동적으로 사다 먹었을 뿐이다. 시장의 먹을거리가 안전하지만은 않다는 것은 이미 몸으로 체험해온 일이다. 먹을거리가 생존의 기본권리가 아니라 이윤의 대상이 될 때 생명을 위협하는 것들이 버젓이 활개 치는 세상이 되었기 때문이다. 그런 시장에는 자유로운 선택이 있는 것 같지만 사실은 경제적 능력에 따른 엄격한 차별과 제한만이 있을 뿐이다. 따라서 개인의 밥벌이라는 것도 결국 시장

살림의 밥상

에서 얼마나 주도적으로 자기 밥그릇을 안전하게 지킬 능력을 갖느냐에 달린 문제다. 결국 온전한 밥상의 독립은 시장을 지배하는 힘으로부터 자기결정권을 갖고 자유로워지는 길이라 믿게 되었다. 그래서 먹을거리만이라도 시장에 끌려다니지 않는 다른 선택을 하고 싶었다. 그것이 생협을 선택한 중요한 이유 중 하나였다.

얼마 전 저녁 밥상에 올라온 빈대떡을 보고 딸아이가 이런 이야기를 했다.

"내가 어릴 때 배고프다고 하니까 엄마가 가위랑 바구니를 줬는데……."

시골집 텃밭에 지천이던 부추를 어린 딸에게 뜯어 오라고 해서 부추전을 만들어주었다는 것이다.

"엄마가 뜯어다 해준 게 아니라 널 시켰단 말이지? 야! 그거 진짜 맛있었겠다, 그치?"

나는 이렇게 맞장구를 치며 웃었다. 초등학교 2학년이던 딸아이에게는 잊을 수 없는 추억의 한 장면이었던 모양이다. 아이가 출출하다고 하면 빵집이나 가게로 달려가는 일이 잦아진 도시살이에 비하면 정말이지 멋진 일이었다. 그 부추전 한 장에 얼마나 깊은 맛이 담겨 있었는지 떠올려보았다. 그날 밥상에 올린 빈대떡도 생협에서 공급받은 재료들로 만든 것이었다. 옥천 배바우공동체의 밀밭을 떠올리게 해주는 우리밀 통밀가루에 해남에서 올라온 향긋한 양파와, 아산에서 자란 알싸한 부추와 풋고추를 잘게 썰어 넣고 반죽해, 국산 쌀겨로 만든 현미유를 두른 무쇠 프라이팬에 노릇노릇 부쳐냈다. 빈대떡에 들어간 채소들은 모두 우리 집에 도착하기 전날

음식은 관계를 먹는 것: 우리는 무엇을 먹어야 하는가?

생협 생산자들이 자기 밭에서 바로 수확한 것들이다. 그것이 모두 농약이나 화학비료를 모르는, 땅강아지와 지렁이가 살아 있는 흙에서 느긋하게 자연의 속도대로 자랐다는 것을 의심하지 않는다. 언제 어디서 어떻게 만들어졌는지 모를 공장 식재료들을 듬뿍 얹은 외국계 프랜차이즈 업체의 배달 피자가 그런 빈대떡 속에 담긴 풍미를 흉내 낼 수 있을까.

그런데 내가 풋내기 주부로 살림을 시작할 무렵부터 우리의 먹을거리 시장은 이미 세계화되어 있었다. 1993년 결혼을 했는데, WTO 체제가 본격 출범한 것이 1995년이었다. 결혼 전에는 콩나물국 한번 끓여본 적 없던 내가 이제 손수 장을 담그게 되기까지 17년의 세월이 흘렀다. 그사이 동네 슈퍼마켓에서도 지구 반대편에서 실려 온 먹을거리들을 손쉽게 만나게 되었다. 이제 우리 땅에서 나고 자란 농산물과 가공식품을 골랐다 해도 온전히 우리 것인 먹을거리는 거의 없다. 왜냐하면 국산농산물이라 해도 다국적기업의 종자와 농약과 화학비료로 자란 것들이 대부분이기 때문이다. 이런 상황에서 우리 땅에서 제대로 기른 유기농산물만 골라 먹자는 주장은 고리타분한 소리로 들릴 수도 있다. 따지고 보면 내 몸을 만든 세포 역시 원조받은 구호식량을 먹고 자랐을 부모 세대의 유전자로부터, 이미 세계화된 밥상의 힘으로 만들어졌을 것이다. 그것을 완전히 거부할 수는 없을지도 모른다.

만약 세계화라는 것이 남는 것을 모자란 이웃과 나누고 서로에게 부족한 것을 주고받는 호혜의 관계라면, 지구라는 거대한 유기물은 인류가 공유하며 한 가족으로서 살아가는 데 더할 나위 없

살림의 밥상

이 좋은 방편일 것이다. 그러나 현실은 그렇지 않다. 우리는 세계 곳곳에서 날라온 먹을거리들을 고루 먹을 수 있게 되었지만 지구상에서 굶주린 사람들은 더욱 늘어났다. 또 먹을거리가 풍성해졌다고는 해도 음식다운 음식은 줄었고 온갖 화학첨가물들로 만들어낸 가공식품들과 실험실에서 만든 GMO 종자들로부터 태어난 기형적인 농산물이 넘쳐나고 있다.

지난 2003년 멕시코의 칸쿤에서 할복 자결한 농부 이경해 씨는 "WTO가 농민들을 다 죽인다, WTO 협상에서 농업 부문을 제외하라!"고 외치며 죽어갔다. 우리가 애써 외면하고 잊어버리는 동안 세계의 농민 운동가들은 그의 죽음 앞에 "우리 모두가 이경해다!"[10]라며 여전히 그를 기리고 있다. 지난 2008년 국내에 출간된 피터 M 로셋의 책《식량주권》도 "대한민국 농민 대표였고 비아 캄페시나Via Campesina, 농민의 길 회원이었으며, 충분히 가능한 더 나은 세계를 위해 WTO에 맞서 2003년 9월 10일 멕시코 칸쿤에서 장렬히 희생한 이경해 열사에게" 바친다고 했다. 전 세계 농부들이 WTO 아래 농산물의 자유무역협정에 반대해 싸우는 것은 곧 자국민의 식량주권[11]을 지키는 의로운 투쟁이라는 사실을 상기시키면서 말이다.

그러나 "열 사람을 위해 한 사람이 죽는 것이 매일 열 사람이 죽는 것보다 낫다"고 말하며 자신의 죽음을 선택했던 농민 이경해의 절규에도 아랑곳하지 않고, 우리나라는 WTO 체제 아래 세계 여러 나라들과 개별적인 자유무역협정FTA을 꾸준히 체결했고 계속 추진 중에 있다. 우리가 한겨울에도 칠레산 포도를 만날 수 있고,

식당에서 먹는 보쌈이나 삼겹살이 대부분 수입산 돼지고기가 된 배경이다. 우리나라와 다른 나라 사이의 FTA는 국내의 농업을 시장 경쟁력이 없다고 못 박고 자유무역의 희생양으로 삼는 것이다. 이것은 식량주권을 내팽개치는 일이라며 목숨을 걸고 저항해도, 그것이 농민들의 밥그릇 싸움이라고 폄하하는 소비자들도 적지 않다. 하지만 휴대전화와 자동차를 팔아 돈을 벌면 식량은 언제든지 값싸게 살 수 있다는 정부의 주장과는 달리, 자국 농업을 포기한 필리핀과 아이티 같은 나라에서 벌어진 식량폭동과 대규모 기아 사태들은 외국에 의존한 우리의 식량 사정을 경고하고 있다. 식량은 주권이고 인권이고 생명권이라고.

세계화는 우리를 둘러싼 삶의 대부분을 장악하고 있다. 하지만 시장의 물건 앞에서 지갑을 여는 것은 여전히 개인의 선택에 달려 있다. 그리고 도시의 주부들이 우리 땅을 지키고 있는 유기농 농부들과 손을 맞잡는 일은 내 밥상을 안전하게 지키기 위한 불가피한 선택이다. 결국 살림을 하는 사람의 작은 선택이 세상을 바꿀 수 있다. 해방 이후 우리나라의 신여성들은 '혁명은 부엌으로부터!'라고 외쳤다. 당시 여성들은 고된 가사노동과 가부장제의 억압을 개선하는 것이 시급했다. 결과적으로 현대식 부엌과 대량소비사회에서 손쉽게 구할 수 있는 간편한 식재료들은 여성들의 가사노동을 많이 줄여주었을 것이다. 하지만 이제 세상을 가치 있고 평화롭게 바꾸어갈 혁명은 부엌의 외관이 아니라 부엌에서 만들어지는 음식에서 이루어져야 한다.

직접 길러 먹을 수 없다면, 적어도 누가 어떻게 키워냈는지 제

살림의 밥상

대로 알 수 있는 먹을거리들로 가족의 밥상을 차리고 싶다. 식재료를 살 때 지불하는 돈이 그것을 길러낸 사람의 생활을 안정시키고 그이가 지속적으로 좋은 농작물을 생산할 수 있게 하는 데 온전히 쓰였으면 좋겠다. 식량을 정치적 거래나 이윤을 극대화하기 위한 투기의 대상으로 삼는, 밥이 무기가 되지 않는 세상. 먹을 것은 사람의 생명을 유지시키고 삶을 풍요롭게 하는 생존의 수단으로써만 그 가치가 존중되는 세상. 그런 세상을 위한 착한 경제활동에 지갑을 열고 싶은 것이다.

농산물은 다르다. 그저 그런 상품이나 물건이 아니다. 농산물은 농업이며, 농업은 농촌의 삶 자체를 의미한다. 전통이자 문화이며 생존이다. 농업은 농촌의 사회며 농경의 역사다. 농촌은 그 나라와 국민이 문화유산을 간직한 보고다. 농산물은 우리에게 즐거움을 줄 수 있고, 좋거나 나쁜 맛을 낼 수 있으며, 우리에게 좋을 수도 있고, 나쁠 수도 있다.

《식량주권》, 피터 M 로셋

착한 밥상이
건강한 밥상

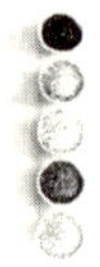

　　나는 주위 사람들로부터 생협에 가입하고 싶다는 이야기를 들을 때면 가슴이 철렁한 일이 많았다. 평소에는 '유기농은 비싸다'느니, '생협은 불편하다'느니, '유기농도 다 눈 가리고 아웅'이라는 식의 선입견으로 꿈쩍도 않던 사람들이 갑자기 생협을 찾게 될 때는 대부분 지푸라기라도 붙잡는 상황이 닥쳐왔기 때문이다. 안타깝게도 내게 생협을 이용하는 방법을 물어왔던 지인들의 경우가 대부분 그랬다. 고등학교 동창은 초등학생인 아들이 뇌종양 수술을 하면서, 대학 동창은 아버지가 건강검진으로 위암 말기라는 판명을 받고부터이고, 본인이 갑상선암으로 수술을 하게 된 친한 친구의 경우도 그랬다. 평소 육식을 즐기며 진짜 맛있는 소고기는 미국산이고 한우는 터무니없이 비싸다고 하던 집안 어른도, 췌장암 진단 이후 밥상의 식재료들을 바꾸었다. 암환자들이 유기농 자연식으로 밥상을 바꾸는 것은 살아남기 위한 마지막 선택이다.

그러면 유기농 식품만 골라 먹는 사람은 절대 암에 걸리지 않고 건강하기만 할까. 물론 그렇지는 않을 것이다. 하지만 음식은 단순히 먹는다는 행위 이상으로 우리 생활의 많은 부분을 지배하고 있기 때문에 건강과 가장 밀접하다는 사실만은 부정하지 못한다.

나는 유기농 식재료도 어떻게 대하느냐에 따라 밥상의 질이 달라진다고 생각한다. 단순히 상품으로 유기농 식품을 산 사람은 돈으로 환산된 가치만 먹는 것이겠지만 자연과의 조화, 농부와의 관계 아래 귀한 선물로 생각하고 받아먹는 사람에게는 밥상이 곧 예배당의 성찬처럼 거룩하게 느껴질 수 있다. 누구나 마음 상태에 따라 똑같은 밥이 꿀맛으로 느껴질 때도 있고 돌을 씹는 것처럼 거북할 때도 있다. 우리가 먹는 음식이 세상을 위해 많은 이로운 일을 하면서 태어났다는 사실을 알고 먹을 때, 그 밥은 이전에 먹는 밥과는 다른 맛이 될 것이다.

한살림운동으로 우리나라 생활협동조합에 새 장을 열었던 고故 박재일 회장그는 이 책의 마무리 작업을 앞둔 지난 2010년 8월 19일, 73세의 일기로 세상을 떠났다이 있다. 온 우주의 생명이, 도시와 농촌이, 소비자와 생산자가 하나의 생명의 끈으로 이어져 있다는 생각으로 한살림이란 이름을 붙였던 이다. 그는 고령에도 불구하고 위암으로 수술을 받은 후에도 한동안 정열적으로 한살림 회장으로 일을 했다. 어쩌면 사람들은 한살림을 만든 이라면 제일 좋은 유기농식품만 골라 먹었을 것 같은데 왜 암에 걸렸을까 하고 의아해할지도 모른다. 하지만 그뿐 아니라 이 땅에서 생활협동조합을 일구어온 초창기 1세대 유기농 생산자들 중에도 최근 몇 년 사이 암으로 세상을 떠난 사람들이 여럿 있다. 한살림운동의 스승이었던 무위당 장일순 선생이 위암으로 떠난 것도 1994년이었다. 그때 장일순 선생은 걱정하는 사람들에게 되레 '세상이 온통 병들어 있는데 내 몸만 건강하면 오히려 그게 이상한 일이 아니겠냐'고 위로 아닌 위로를 했다고 한다. 암은 우리 시대가 만든 피할 수 없는 질병임이 분명하다.

나는 지난 2009년 여름 박재일 선생 집에서 점심 밥상을 마주한 적이 있었다.[12] 위암 수술 후 반 년 정도 지났을 때였는데, 그는 많이 수척했지만 밝고 편안한 표정이었다. 젊은 시절 독재권력과 맞서 싸우다 쫓기던 피 끓는 청년 박재일이, 원주에 내려가 장일순 선생의 그늘 아래 보살핌을 받으면서 '서로 돕고 사는' 새로운 운동의 가치를 배웠던 이야기들을 듣는 자리였다. 그는 원주에서 다시 올라와 서울에 한살림이란 작은 쌀가게를 처음 열게 된 이야기를 들려주었다.

1987년 6월 항쟁을 전후로 한 격동의 시절, 서울에 온 박재일은 최루탄이 난무하는 거리로 나서는 사람들 틈바구니에서 묵묵히 쌀가게의 석발기를 돌렸다. 하루하루 농약을 치지 않고 길러낸 귀한 쌀에 섞인 작은 돌 알갱이를 골라내는 일을 수행하듯 해내야 했다. 젊은 시절 그에게 익숙한 몸짓과 습관은 그를 자꾸 거리로 달려 나가게 했다. 물론 아주 외면하지는 못해 거리에 나서는 일도 있었다. 그러나 그는 '내가 이러다가는 영원히 쌀가게로 돌아가지 못하리라'는 생각으로 마음을 다잡고 쌀가게를 지켰다고 했다. 원주에서 쌀가마니를 지고 상경할 때 품었던 생각은 눈앞의 정치를 바꾸는 일보다도 어쩌면 훨씬 더 원대한 것이기 때문이다.

폭력은 독재권력 속에만 있는 것이 아니었다. 더 크고 위험한 폭력이 우리 삶을 위협하는 밥상 위에 있었다. 그는 그 무렵 한 해 1,500명가량의 농민들이 농약중독으로 쓰러져 목숨을 잃는 것을 지켜보았다. 농부들이 돌보던 땅과 물도 마찬가지였다. 병든 땅에서 길러낸 먹을거리가 다시 사람을 병들게 하는 악순환을 어떻게든 벗어나게 해야겠다고 생각했다. 더 이상 미룰 수도, 망설일 수도 없는 절박함이 이미 그의 마음을 사로잡고 있었다. 그러나 당시에는 도시와 농촌이 유기농산물직거래를 통해 공생을 모색하는 일에 공감하는 사람이 많지 않았다. 심지어 배부른 소리를 한다고 여기는 이들도 있었다. 그는 '우리를 이용해먹는 거 아닌가? 자기 사업을 하려는 거 아닌가?' 하고 의심하는 눈초리도 있었다며 웃었다.

사회제도를 바꾼다고 하루아침에 세상이 달라지지는 않는다. 사람들의 가치관이 변하고 살아가는 방식부터 근본적으로 달라져야 하는데 왼손잡이가 오른손잡이가 되기 힘든 것처럼 생각의 틀과 생활습관을 바꾸기가 보통 어려운 게 아니기 때문이다. 그래서 생활 속에서 누구나 공감하는 절실한 문제로부터 출발하자는 것이 한살림운동을 시작한 본뜻이었다고 했다.

"그게 밥 아닙니까. 어느 누구도 피하거나 외면할 수 없는 게 밥이잖아요. 그러니 그 안에서, 밥과 세상과 사람들의 관계로부터 시작한 거예요. 우리가 제대로 된 생명의 밥상을 차리자. 그래서 가

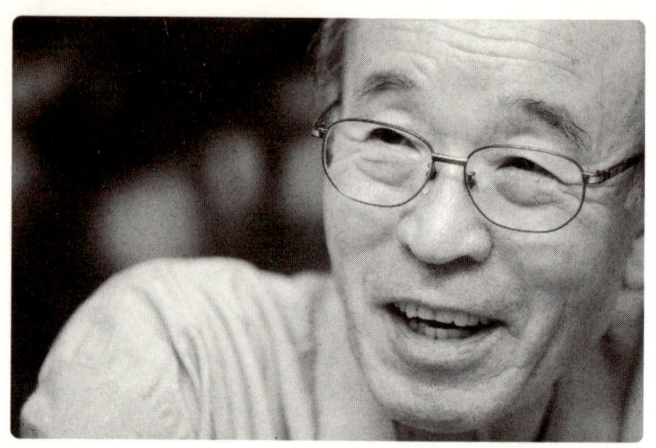

온 우주의 생명이, 도시와 농촌이 하나의 생명의 끈으로 이어져 있다는 생각으로 한살림이라 이름 짓고, 무농약 쌀을 파는 작은 쌀가게에서 시작해 우리나라 최대 생활협동조합이 된 한살림을 일구어 '밥상살림이 곧 농업살림과 생명살림'이라는 신념을 실천했던 인농仁農 박재일1938~2010

정의 밥상, 들판의 밥상, 도시의 밥상, 사회의 밥상을 다시 꾸리자고 말이죠. 그런데 의외로 좋은 생각을 가지고 그런 걱정을 하는 사람들이 많이 있었어요."

그는 오늘의 한살림을 만든 것은 생명의 밥상을 차리려고 노력한 엄마들의 힘이라고 강조했다. 어떤 당위나 거창한 무엇을 내걸고 한 일이 아니라 우리 자신을 위해 스스로 깨닫고 시작한 일이라 꾸준히 지속된 것이라는 말이었다.

밥상에서부터 세상을 살리자고 결심했던 사람, 그런데 정작 그는 왜 아픈 것일까.

"요새는 채식을 중심으로 양도 적게 먹어요. 그동안 내 자신이 너무 나를 돌보지 않고 건방진 삶을 살았구나 하고 이번 기회에 많이 배우게 되었어요."

이 말을 할 때도 그는 어린아이처럼 밝은 표정이었다. 가까이서 바라본 얼굴은 조금 야위었을 뿐, 칠순이 넘은 나이에도 피부가 맑았다. 그는 위를 다치고 나서야 비로소 위장의 기능에 대해 깊이 생각하게 되었다고 한다. 그동안 너무 많이 먹었다는 것, 그리고 어떻게든 몸이 신호를 보냈을 텐데 그것을 알아차리지 못할 만큼 자신에게 무관심했다는 데에도 생각이 미쳤다. 젊은 시절부터 집에서는 하숙생과 다를 바 없을 정도로 일에 쫓겼고, 늘 밖에서 음식을 사 먹는 경우가 많다 보니, 이것저것 가릴 처지가 아니었다고 한다. 또 농민들과 어울려 마음을 터놓고 일을 해야 하니 자연 술을 마실 기회도 많았다고 한다.

"저는 무엇이든 가리지 않고 잘 먹었어요. 그러면서 한살림운동을 열심히 해서 누가 언제 어디서 무엇을 먹더라도 모두가 안전하게 먹을 수 있는, 하루 빨리 그런 세상을 만드는 게 중요하다는 생각만 했어요."

정작 자기 몸에 좋은 것을 골라 먹어야겠다는 생각을 따로 해본 적이 없었던 것이다. 그것은 처음부터 한살림운동이 지향해온 일관된 생각이다. 그는 생협 물품 가운데 물을 취급하지 않는 원칙을 예로 들어 설명했다.

"조합원들 사이에는 좋은 물을 공급해달라는 요구들이 끊임없이 있었어요. 하지만 도저히 수돗물을 못 먹는 사람이라면 개인적으로 형편껏 생수를 사 먹으면 돼요. 우리는 어떻게 하면 모두가 먹는 수돗물을 안전하게 먹을 수 있을까 노력하는 데 힘을 쏟는 게 중요하다고 생각했어요. 한살림이 나만 잘 먹고 잘살자는 생각으로 시작한 것이 아니거든요."

　실제로 생협의 주부들은 지난 1999년 수돗물불소화반대국민
연대에 참여해 공공의 수돗물 안전을 지키는 일에 앞장섰다. 지난
광우병 사태로 인한 촛불집회 때 아쉬울 게 없는 생협의 주부와 아
이들이 가장 적극적으로 참여했던 것도 같이 이유다. 그 역시 칠순
이 넘는 나이에도 밤늦게까지 거리에서 촛불을 들고 서 있던 것을
나는 보았다.

　그는 건강이란 단지 먹을거리만으로 해결되는 문제는 아닌 것
같다고 했다. 자신을 둘러싼 물과 공기 같은 환경과 무수히 많은 관
계들이 유기적으로 작용한 결과라는 것이다.

　"결국 내 건강 문제는 자초한 거지요. 오히려 내 몸에 제대로
관심을 갖지 않은 것에 대해 반성하고 있어요."

　그러면서 요즘은 제대로 차근차근 씹으며 음식의 맛도 새롭게
느끼고 있다고 했다. 그러다 보니 자연스럽게 자신이 먹는 음식에
대한 생각이 깊어지고, 하루 세 끼 그에게 밥상을 차려주는 아내에
게 더욱 감사한 마음으로 산다고 했다.

　그는 자신의 몸에서부터 다시 한살림을 하고 있었다. 꿈을 꾸
는 머리와 따뜻하게 사람을 품는 가슴뿐 아니라, 하루하루 밥을 삼
켜 에너지를 만들어내는 인체의 기관들도 한 사람의 몸속에서 함께
살림을 해나가는 존재이기 때문이다. 그는 또 이렇게 말했다.

　"한살림은 끝없이 만들어가는 거예요. 완성된 게 아니라 생활
하는 사람들이 하루하루 삶을 통해서 만드는 거지요."

　하루하루 밥상을 통해 나와 먹을거리를 둘러싼 세상의 유기적

살림의 밥상

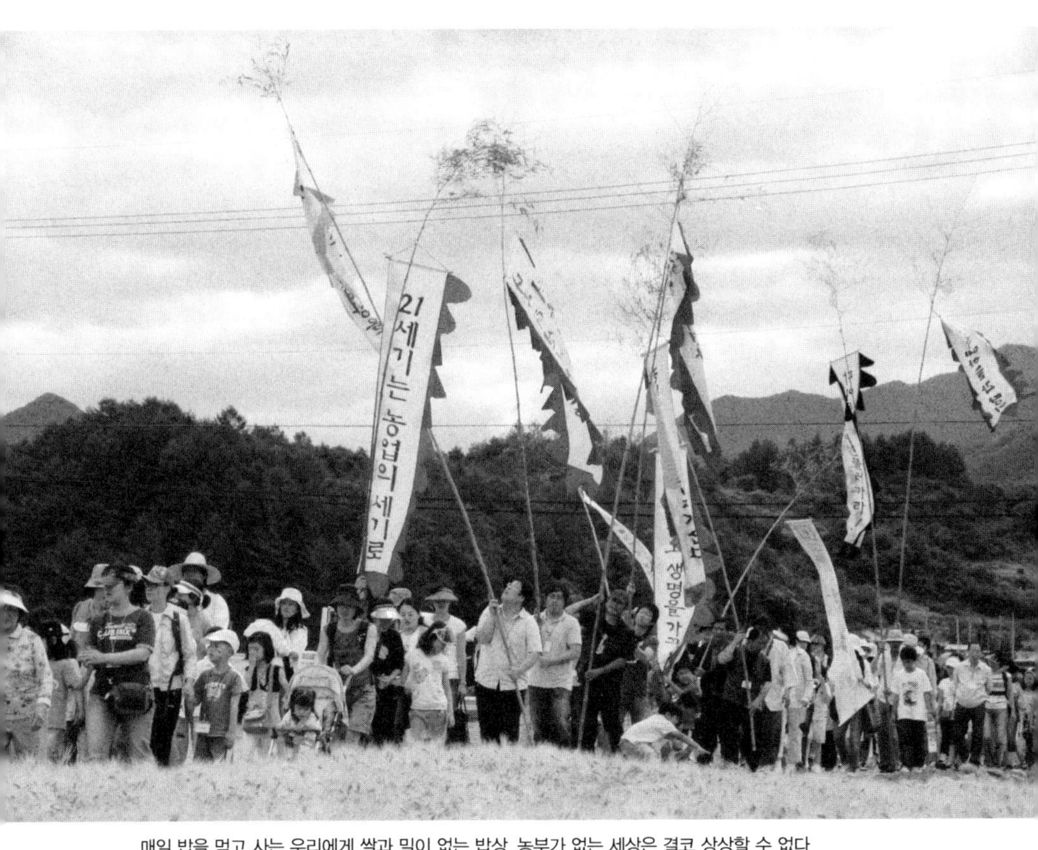

매일 밥을 먹고 사는 우리에게 쌀과 밀이 없는 밥상, 농부가 없는 세상은 결코 상상할 수 없다.

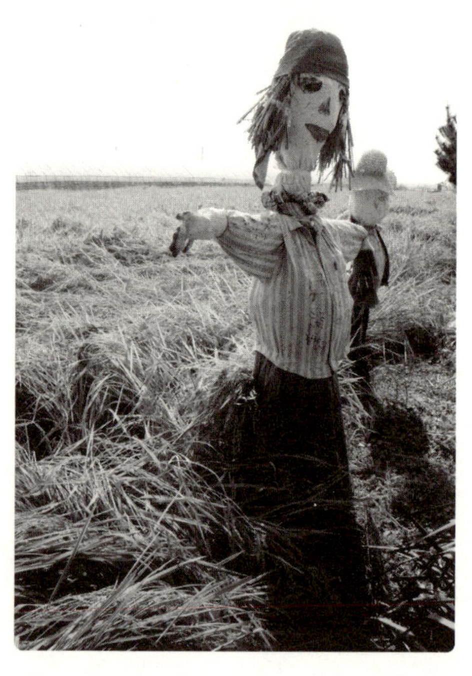

관계를 생각한다면, 우리는 분명 세상을 바라보는 눈이 달라질 것
이다. 밥상을 바꾸는 일은 보다 나은 가치를 추구하는 생활인으로
나를 길들이는 일이다. 세상을 살리는 가치 있는 밥상으로 우리 몸
이 길들여지면 많은 것이 달라 보일 것이다.

　저기를 좀 봐! 저기 밀밭이 보이지? 나는 빵을 먹지 않으니깐 밀
같은 건 쓸모가 없어. 밀밭을 바라보아도 아무 생각이 떠오르지 않아.
그건 서글픈 일이지. 하지만 황금빛 머리카락을 가진 네가 나를 길들
인다면 정말 멋있을 거야! 왜냐하면 황금빛으로 물든 밀밭이 나에게

네 추억을 떠올리도록 해줄 테니까. 그러면 나는 밀밭 사이를 스쳐가는 바람소리까지 사랑하게 되겠지…….

《어린 왕자》, 생텍쥐베리

황금빛 밀밭과 논을 생각한다. 우리는 모두 밥을 먹기 때문에 쌀과 밀이 없는 밥상, 농부가 없는 세상을 상상할 수 없다. 우리가 밥상에서부터 생명과 살림의 가치에 길들여지면 논과 밭 사이로 스쳐가는 바람소리까지 사랑하게 되지 않을까.

1 《충청신문》 2010년 3월 23일자로 보도된 '식량 자급과 유전자변형 콩의 개발'을 인용했다.

2 《농민신문》 2010년 1월 13일자로 보도된 'GMO, 축복인가 재앙인가—GMO 어디까지 왔나'를 인용했다.

3 《오마이뉴스》 2009년 10월 5일자로 보도된 "아이들의 발목이 썩어가고 있어요" 농약비 내리는 아르헨티나의 비극—'해외리포트' 다국적 GMO 기업 무차별 농약살포… 농민들 "살려달라"를 인용했다.

4 《농민신문》 2008년 8월 4일자로 보도된 '콩·옥수수 가공식품 원산지표시 '두루뭉술''을 인용했다.

5 권영근의 《위험한 미래 : 유전자조작식품이 주는 경고》를 참조했다.

6 권영근의 《위험한 미래 : 유전자조작식품이 주는 경고》를 참조했다.

7 이 글은 《살림이야기》 2010년 여름호 특집 '설탕, 그 달콤하고 씁쓸함에 대하여'에 쓴 본인의 기사 일부를 재구성한 것이다.

8 〈SBS 스페셜〉 ③ GMO 작물, 삶 속에 파고들다

9 지난 2009년 10월 26일 우리 정부는 대북쌀 지원 중단 이후 처음으로 대한적십자사를 통해 북한에 옥수수 1만 톤과 분유 20톤 등을 지원하겠다는 통보를 했다.

10 다니엘 트롬뱅 호자스 감독의 다큐멘터리 제목이기도 하다.

11 "식량주권은 인간이 자신의 식량생산과 농업활동을 결정할 수 있는 권리를 말하는데, 여기에는 국내에서 생산되는 농산품을 보호하고 규제할 수 있는 권리, 지속가능한 발전을 위한 교역의 권리, 자급자족 여부를 결정할 수 있는 권리, 자국시장에서 덤핑 판매를 제한할 수 있는 권리, 어업공동체가 수산물 자원을 우선적으로 이용할 수 있는 권리 등이 포함된다."— 피터 M 로셋, 《식량주권》 중에서

12 이 글은 《살림이야기》 2009년 여름호에 쓴 본인의 글 '살리는 사람을 찾아서—사단법인 한살림 박재일 회장' 인터뷰 일부를 재수록한 것이다.

《살림의 밥상》을 쓰는 동안 많이 아팠다. 양·한방 병원과 지압원까지 골고루 찾아다니고, 난생 처음 단식도 해봤다. '살리자'는 이야기를 하면서 스트레스 때문에 내 몸을 죽이고 있는 기분이었다. 그런데 지나고 보니 몸이 엄살을 부린 것 같다.

정작 크게 앓고 계시던 한살림의 아버지, 박재일 선생님은 병석에서도 우리 밥상의 미래에 대해 고민하고 계셨다. 올 초에 찾아뵈었을 때도 《밥상 혁명》이란 책을 읽으시고는, 어떻게 하면 살림하는 사람들에게 밥상에서부터 생명을 살리는 한살림운동을 더욱 쉽게 널리 알려낼 수 있을까에 대해 열정적으로 말씀하셨다.

글을 쓰는 내내 그 모습 떠올리면 숙연해졌다. 게으름 피우지 않았다면 건강하실 때, 영영 떠나시기 전에 책을 보여드릴 수도 있었을 텐데 생각하니 가슴에 맺힌다. 많이 부족하지만 그분 덕분에 밥상으로부터 거듭 태어나려고 애쓰게 된 이야기를 들려드리고·싶었다. 어머님께 내가 만든 된장으로 맛있는 찌개를 끓여드리고 싶었던 것처럼.

다 뒤늦었다. 그래서 두 분께 참 많이 "미안합니다, 고맙습니다. 사랑합니다"라고 적는다.

모든 생명의 어머니, 아버지들께도.

강변옥토에서 씨앗을 뿌리던 사람들이 쫓겨가던 해

김선미

국내도서

《21세기 희망은 농農에 있다》, 정경식, 안철환, 두레

《나락 한알 속의 우주: 무위당 장일순의 이야기 모음》, 장일순, 녹색평론사

《내가 먹는 것이 바로 나: 사람·자연·사회를 살리는 먹거리 이야기》, 허남혁, 책세상

《논 왜 지켜야 하는가: 벼농사와 논의 공익기능》, 김동수 외, 따님

《농부의 밥상: 유기농 대표농부 10집의 밥상을 찾아서》, 안혜령, 소나무

《도마 위에 오른 밥상: 건강한 사회를 위한 먹거리의 대반란》, 우석훈, 생각의나무

《도시사람을 위한 주말농사 텃밭 가꾸기》, 전국귀농운동본부, 들녘

《라이스 워: Rice War》, 이완주, 북스캔

《밥상 혁명: 세상을 바꾸는 21세기 생존 프로젝트》, 강양구, 강이현, 살림터

《생존의 밥상: 광우병부터 멜라민까지 죽음을 부르는 끔찍한 공포》, 김수현, 넥서스

《소농 버리고 가는 진보는 십리도 못 가 발병 난다》, 천규석, 실천문학사

《스무살 한살림 세상을 껴안다: 한살림 20년의 발자취》, 모심과살림 연구소, 그물코

《쌀과 민주주의》, 천규석, 녹색평론사

《쌀밥 전쟁: 아주 낯선 쌀의 역사》, 김환표, 인물과사상사

《쌀을 알자》, 최해춘, 신구문화사

《우리 농작물 백 가지》, 이철수, 현암사

《우리 김치 백 가지: 우리가 정말 알아야 할》, 한복려, 현암사

《위험한 미래: 유전자조작식품이 주는 경고》, 권영근, 당대

《이 땅덩이와 밥상》, 천규석, 창비

《잡곡의 과학과 문화》, 박철호 외, 강원대학교 출판부

《잡초는 없다》, 윤구병, 보리

《제초제를 쓰지 않는 벼농사: 20여 가지의 생태적 제초법과 다양한 응용방법》, 민간
    벼농사연구소, 들녘

《천규석의 윤리적 소비》, 천규석, 실천문학사

《촌놈들의 제국주의》, 우석훈, 개마고원

《흥부처럼 먹어라, 그래야 병 안 난다》, 임락경, 농민신문사

《WTO 체제하에서 농업정책》, 사공 용, 서강대학교 출판부

국외도서

《고기: 욕망의 근원과 변화》, 난 멜링거, 해바라기

《굶주리는 세계: 식량에 관한 열두 가지 신화》, 프란시스 무어 라페 등, 창비

《나쁜 기업: 그들은 어떻게 돈을 벌고 있는가》, 한스 바이스, 클라우스 베르너, 프로
    메테우스

《누가 우리의 밥상을 지배하는가: 식량으로 세계를 지배하려는 '카길'의 음모를 파
    헤친다》, 브루스터 닌, 시대의창

살림의 밥상

《로컬푸드: 먹거리-농업-환경, 공존의 미학》, 브라이언 헬웨일, 이후

《마이클 폴란의 행복한 밥상: 잡식동물의 권리찾기》, 마이클 폴란, 다른세상

《먹을거리 위기와 로컬 푸드: 세계 식량 체계에서 지역 식량 체계로》, 김종덕, 이후

《미래를 살리는 씨앗: 도시인들에게 들려주는 농업 이야기》, 조제 보베, 프랑수아
  뒤프르, 울력

《설탕과 권력》, 시드니 민츠, 지호

《쇠고기 문제: 가족에게 이야기하고픈》, 시라이 카즈히로, SRM

《슬로 라이프: 우리가 꿈꾸는 또 다른 삶》, 쓰지 신이치, 디자인하우스

《식량주권: 식량은 상품이 아니라 주권이다》, 피터 M 로셋, 시대의창

《우리 문명의 마지막 시간들》, 톰 하트만, 아름드리미디어

《우리가 꼭 알아야 할 음식에 관한 47가지 진실》, 크래이그 샘스, 휴먼앤북스

《위장은 말한다》, 신야 히로미, 국일미디어

《육식의 종말》, 제레미 리프킨, 시공사

《자연을 닮은 식사: 건강과 환경을 생각하는 행복한 밥상》, 에릭 마르쿠스, 달팽이

《잡식동물의 딜레마》, 마이클 폴란, 다른세상

《파괴의 씨앗 GMO: 미국 식량제국주의의 역사와 실체》, 윌리엄 엥달, 길

《항생제 중독: 내 아이의 안전한 밥상을 위한 긴급진단》, 고와카 준이치, 시금치

《헬렌 니어링의 소박한 밥상》, 헬렌 니어링, 디자인하우스

《희망의 경계: 풍요로운 세계에서의 빈곤과 굶주림의 역설》, 프란시스 무어 라페,
  안나 라페, 이후

《희망의 밥상》, 제인 구달, 사이언스북스

그 외

《한국인의 식품소비 트렌드 분석》, 이계임, 한혜성, 손은영, 한국농촌경제연구원

도움을 주신 분들

경종호, 구기홍, 김동수, 김명래, 김병칠, 김종북, 배영태, 백운장, 이호열, 정진권, 주교종, 지완선, 홍진희 님, 눈비산마을 조희부 님 외 여러분, 해남참솔공동체, 괴산잡곡, 푸른들영농조합, 푸른들축산, 한들식품, 선은농장, 두레식품, 화성한과, 논살림팀, 계간 《살림이야기》 김성희 님 외 여러분